Friedrich
Multiple Sklerose – das Leben meistern

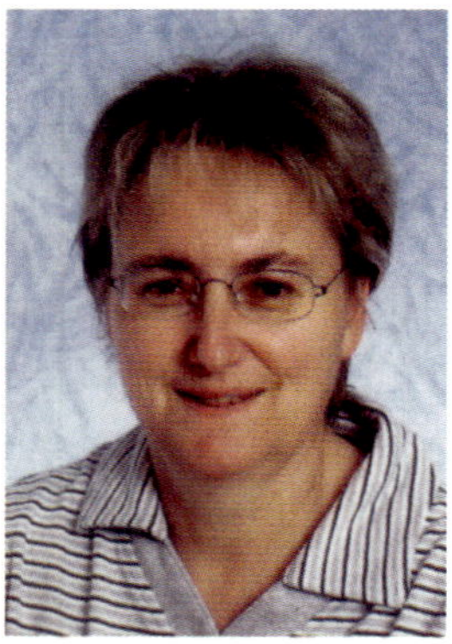

Doris Friedrich (*1958) erkrankte im Alter von 27 Jahren an Multipler Sklerose. Sie arbeitete mehrere Jahre in einer MS-Schwerpunktpraxis und hat sich intensiv mit der Krankheit und den Therapiemöglichkeiten auseinandergesetzt.

Doris Friedrich

Multiple Sklerose – das Leben meistern

Eine Patientin gibt Rat und Informationen

DMSG

DEUTSCHE MULTIPLE SKLEROSE GESELLSCHAFT
BUNDESVERBAND E.V.

TRIAS

Inhalt

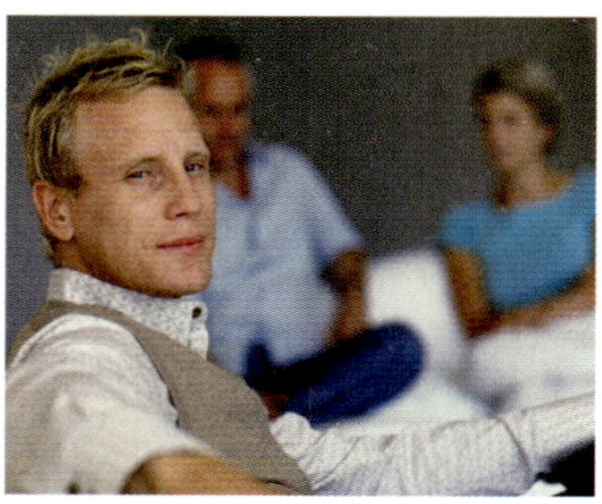

Geschichte der Multiplen Sklerose

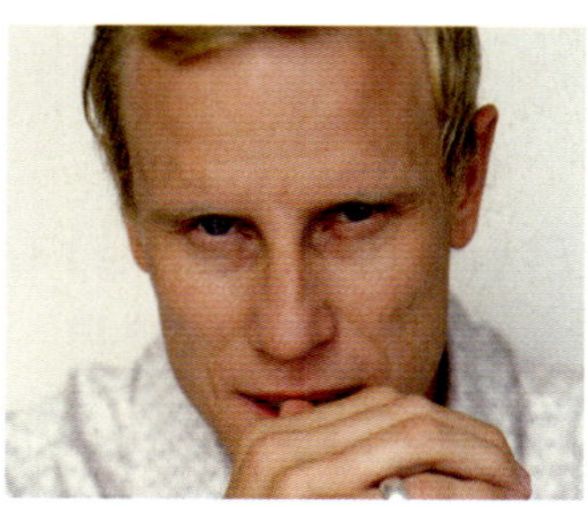

Verbreitung und Ursachen

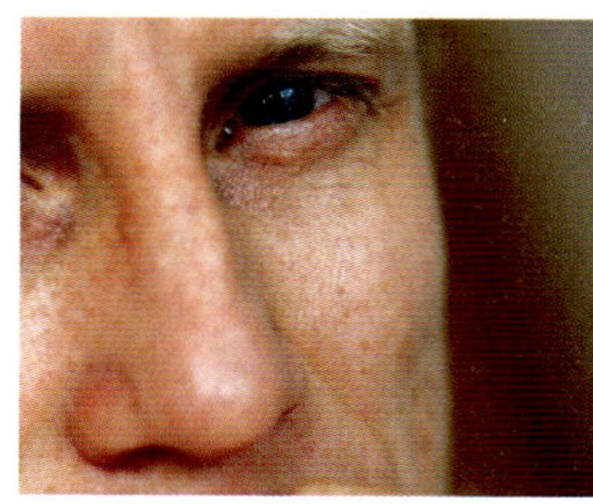

Was geht im Körper vor?

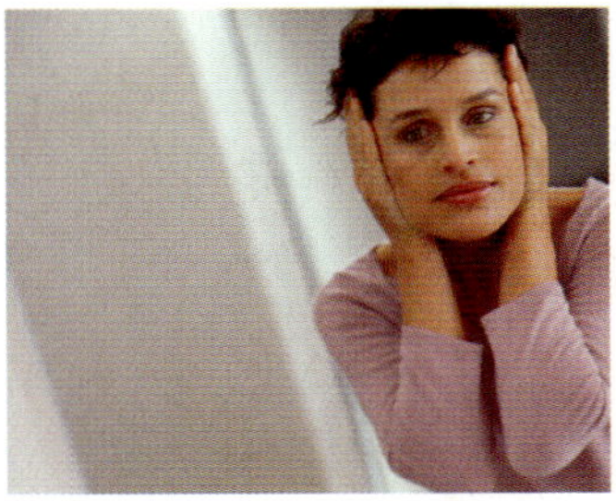

Krankheitssymptome und Krankheitsverlauf

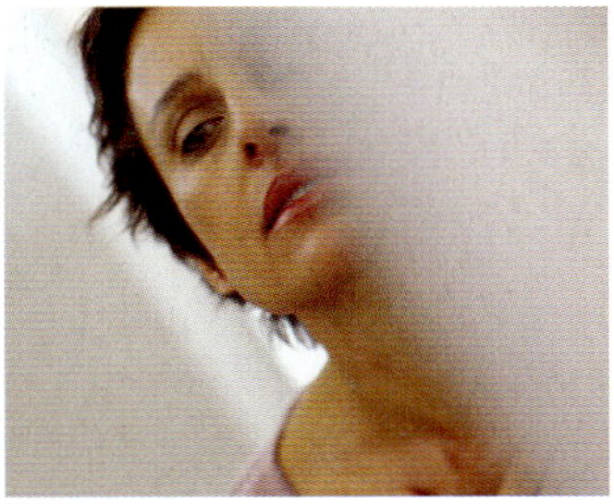

Diagnose

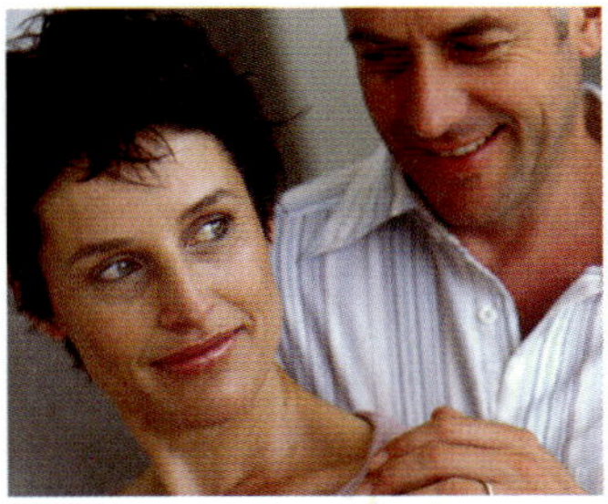

Therapie

Inhalt

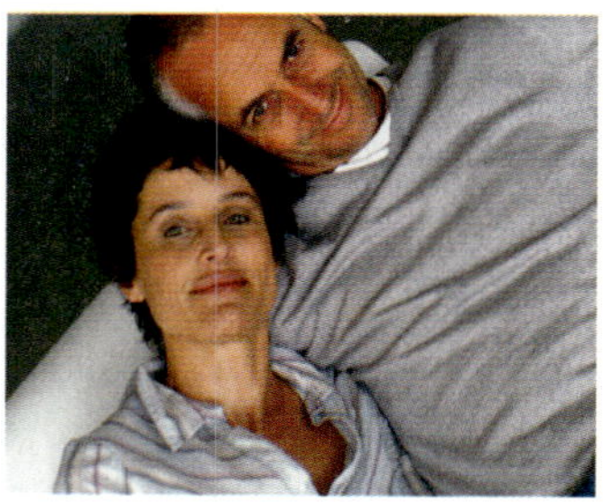

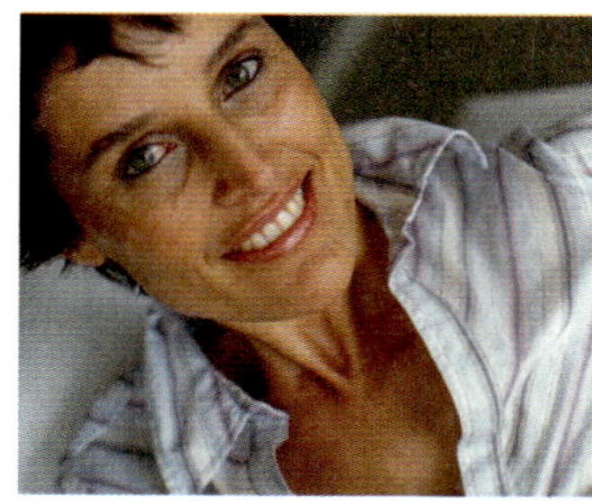

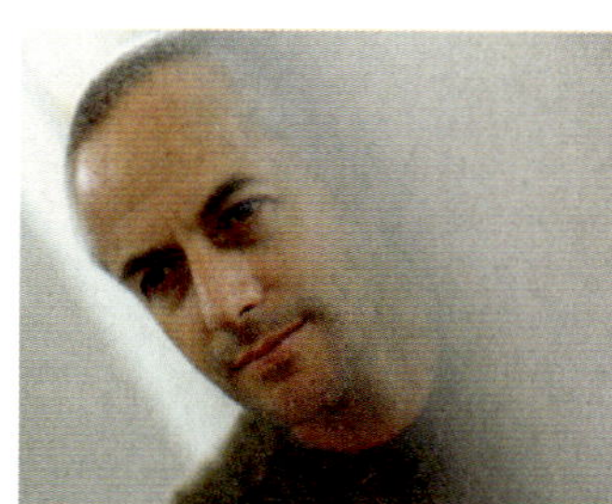

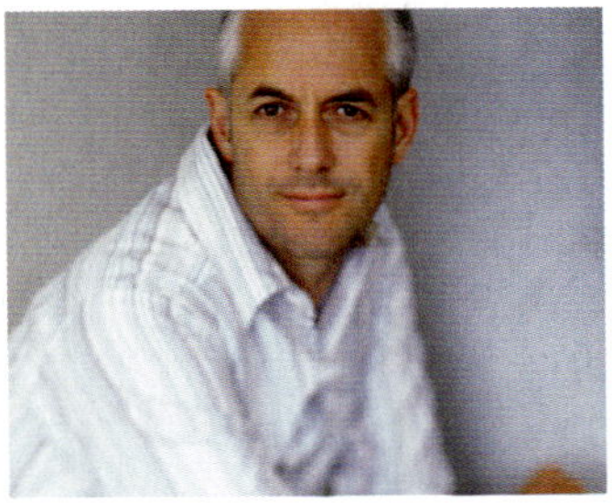

MS-Studien

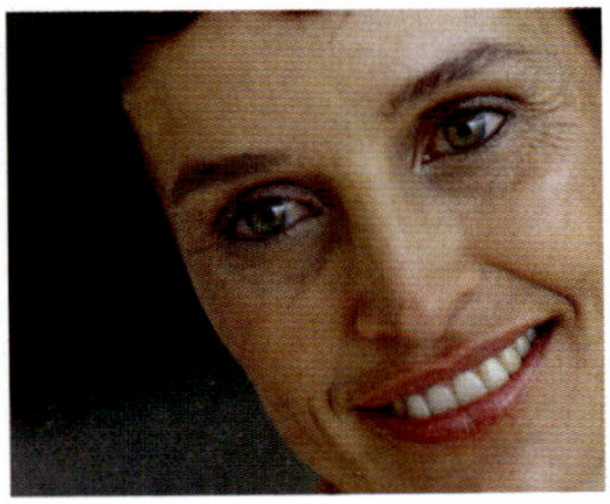

Weiterführende Informationen

Vorwort

Vorwort der Autorin

Die Multiple Sklerose (MS) ist eine entzündliche Erkrankung des Zentralen Nervensystems (ZNS), an der in Deutschland rund 120000–140000 Menschen leiden, mit steigender Tendenz: Jährlich kommen etwa 3000 Neuerkrankungen hinzu.

Die Betroffenen haben natürlich Fragen über Fragen: Wie gehe ich mit der Erkrankung um? Was muss ich im Alltag beachten? Was begünstigt oder verschlechtert meinen Zustand? Und nicht zuletzt: Welche Therapiemöglichkeiten gibt es?

Selbst seit über 20 Jahren von MS betroffen, möchte ich in patientenverständlicher Form und aus eigener Denk- und Sichtweise mein Wissen an Betroffene, Angehörige, sonstige Interessierte, aber auch an Fachärzte und fachärztliches Personal weitergeben und die Betroffenen ermutigen, trotz der Erkrankung ein möglichst normales, aktives und engagiertes Leben zu führen. Aber auch in der Öffentlichkeit möchte ich mehr Aufmerksamkeit für das Thema MS wecken und versuchen, den leider weit verbreiteten negativen Beigeschmack des Krankheitsbilds MS aus dem Weg zu räumen.

MS wird auch »Krankheit mit den 1000 Gesichtern« genannt. Somit könnte ich auch 1000 Kapitel in diesem Buch schreiben. Ich habe versucht, im Rahmen meiner Möglichkeiten das gesamte Spektrum wiederzugeben. Manches ist für einen Laien sicherlich sehr wissenschaftlich bzw. medizinisch dargestellt. Jedoch bin ich der Meinung, dass dies zum gesamten Verständnis der komplexen Erkrankung und Therapiemöglichkeiten erforderlich ist. Neben meinen eigenen Erfahrungen diente mir hierbei ebenso auf dem Markt befindliche Fachliteratur als Grundlage sowie mein erworbenes Wissen aufgrund meiner mehrjährigen Tätigkeit als Mitarbeiterin eines Facharztes für Neurologie, Psychiatrie und Psychotherapie in einer MS-Schwerpunktpraxis.

1986 habe ich erfahren, dass ich an MS erkrankt bin. Es hatte mich sozusagen kalt erwischt, oder – im Nachhinein betrachtet – hatte ich schon seit längerem gemerkt, dass »irgendetwas mit mir nicht stimmt«. Dann war wieder alles in Ordnung und schon fast vergessen, und dann tauchten plötzlich wieder Symptome stärker oder schwächer auf. Und wenn ich zurückdenke, wie das bei mir war – ich war wütend auf meinen Körper, weil er mir solch eigenartige Schwierigkeiten machte und ich nicht wusste, warum. Einerseits habe ich die Diagnose fast geahnt und gefürchtet, andererseits war ich sogar froh, als ich dann endlich Klarheit hatte.

Danksagung/Widmung

Mein ganz besonderer Dank gilt Frau Gertrud Klima, ebenfalls MS-betroffen, die mir immer wieder mit ihren eigenen Erfahrungen ratgebend zur Seite stand und mit ihrer kritischen Meinung beim Redigieren meines Manuskriptes auch wesentlich zum Gelingen dieses Buches beitrug.

Dank gilt auch meinem seit 1986 behandelnden Neurologen, Dr. med. Gerhard Bittenbring, der sofort die richtige Diagnose stellte, immer Verständnis für meine Situation aufbrachte und mir auch half, immer wieder auftretende Tiefs oder mit der Krankheit verbundene Probleme zu überwinden.

Gleichermaßen gilt mein Dank auch Herrn Dr. med. Gerd Reifschneider, der mich ebenfalls die letzten Jahre medizinisch betreut hat und in dessen MS-Schwerpunktpraxis ich einige Jahre MS-projektbezogen gearbeitet habe.

Ebenso gilt mein Dank Herrn Priv.-Doz. Dr. med. Peter Flachenecker, der sich freundlicherweise bereit erklärte, mein Buch mit einem Geleitwort zu kommentieren. Ihn lernte ich während eines Rehabilitationsaufenthaltes 2005 im Quellenhof in Bad Wildbad/Schwarzwald kennen und schätzen.

Des weiteren danke ich Frau Pitschnau-Michel, Bundesgeschäftsführerin der Deutschen Multiple Sklerose Gesellschaft (DMSG) und Präsidentin der European MS Platform (EMSP) für ihr Geleitwort zu meinem Buch.

Nicht vergessen und danken möchte ich aber auch Herrn Uli Ellwanger und Herrn Thomas Kleeberg vom TRIAS-Verlag, die mich vom Manuskript bis zum fertigen Buch hervorragend betreuten.

Widmen möchte ich das Buch meinen Eltern, insbesondere meinem im Juni 2006 verstorbenen Vater, der schwer krank starb, mir somit vor Augen geführt hat, wie wichtig es ist, über die eigene Krankheit und die der Angehörigen informiert zu sein. Und der sich aufgrund meiner Erkrankung bis zuletzt um meine Gesundheit und Zukunft gesorgt hat.

Alle müssen wir Schweres tragen,
denn es ist mit dem Leben ja untrennbar verbunden.
Eins aber gibt es: Freundschaftlich zusammenhalten und einander tragen helfen.
(Albert Einstein)

Vorwort

Meine Krankengeschichte: »Ich lebe mit MS – nicht die MS mit mir«

Ich bin 1986, im Alter von 27 Jahren, an MS erkrankt. Ich hatte eigentlich einen ganz typischen Krankheitsbeginn mit eindeutigen Symptomen, und zwar einer Sehnerventzündung am linken Auge mit einer Restsehschärfe von 10%, so dass die Diagnose gleich gestellt, mir allerdings nicht sofort mitgeteilt wurde. Auch die sonstigen Diagnosekriterien, wie positiver Liquorbefund und Entzündungsherde in den MRT-Aufnahmen, waren erfüllt. Ich habe eine rein schubförmige Verlaufsform mit nahezu kompletter Rückbildung.

Insgesamt hatte ich bisher etwa 20 mit Kortison behandlungsbedürftige Schübe, schwerpunktmäßig die Augen betreffend in Form von Sehnerventzündungen, aber auch Doppelbilder, links und beinbetonte Tetrasymptomatik in Form von Sensibilitätsstörungen der unteren Extremitäten und des Rumpfes, Schnürgefühl bis zum Brustkorb. Zudem Trigeminusneuralgien, Gürtelrosen und einen Hörsturz.

1986 bekam ich quasi über Nacht Sehstörungen auf dem linken Auge, die man zuerst als allergische Bindehautentzündung mit Augentropfen behandelte und als unbedeutend einstufte. Innerhalb von zwei Tagen nahmen die Sehstörungen erheblich zu. Und nach augenärztlicher Untersuchung sagte man mir dann, ich hätte eine Retrobulbärneuritis mit einem Netzhautödem und einer Restsehschärfe von 10%. Es könne Wochen, Monate, Jahre dauern. Die Garantie, dass ich jemals wieder etwas sehen würde, könne man mir nicht geben. Operativ könne man nichts machen, sondern nur Kortison geben. So nebenbei sagte man noch – eigentlich nicht für meine Ohren bestimmt –, man vermute eine MS. Und ich dachte, ich habe doch was am Auge, mit MS sitzt man doch im Rollstuhl. Und nahm die Bemerkung nicht ernst.

Ein Neurologe nahm sofort eine Lumbalpunktion vor, überwies mich zum Radiologen und gab mir Kortison. Er stellte auch sofort die richtige Diagnose, teilte sie mir jedoch nicht mit. Das nahm ich ihm damals sehr übel. Heute verstehe ich, warum. Ich hatte damals gerade meine Arbeitsstelle gekündigt und die neue Stelle noch nicht angetreten. Mein Neurologe wollte mir nicht unnötige Angst machen und hoffte, dass ich erst einmal längere Zeit schubfrei bleiben würde. Er erklärte mir, ich hätte eine Nervenentzündung im Kopf, die jederzeit wieder auftreten könne. Ich solle mich schonen und sofort kommen, wenn ich mal über meine eigenen Füße stolpern, mir ein Glas aus der Hand fallen oder ich neben den Henkel meiner Kaffeetasse greifen würde. Natürlich dachte ich auch hier wieder: Was soll das, ich habe doch was am Auge.

Etwa acht Wochen später bekam ich den zweiten Schub in Form von Doppelbildern. Die Ärzte sagten mir, das seien Kreislaufprobleme aufgrund des schwülwarmen Sommerwetters, das verginge wieder.

So war es erst mal auch. Aber wiederum acht Wochen später bekam ich den dritten Schub, eine Lähmung im linken Bein. Unter hochdosiertem Kortison bildete sich dieser Schub jedoch nicht so schnell zurück, zudem bekam ich eine extreme Kortisonakne, so dass die Behandlung abgebrochen werden musste.

Aber man sagte mir immer noch nicht die Diagnose. Auch meine Eltern und mein Bruder waren zunächst nicht in der Lage, mir die Wahrheit zu sagen, bis ich zu ihnen sagte: »Ich glaube, ich habe MS.« Dann bestand ich darauf, die Diagnose von einem zweiten Arzt absichern zu lassen, wurde stationär in eine neurologische Klinik aufgenommen, wo nochmals alle neurologischen Untersuchungen einschließlich einer zweiten Lumbalpunktion vorgenommen wurden und man letztlich zum selben Ergebnis kam.

Dieser Arzt meinte dann, da die Krankheit so massiv ausgebrochen sei – drei Schübe innerhalb weniger Monate –, hätte ich eine schwerwiegende Verlaufsform, solle meine Wohnung (zweiter Stock ohne Aufzug) aufgeben und zu meinen Eltern zurückziehen (was ich jedoch beides bis heute nicht getan habe). Er stellte mich vor die Entscheidung: Azathioprin-Therapie mit Krebsrisiko oder keine Therapie und dann in kurzer Zeit im Rollstuhl (damals gab es noch keine weiteren Basistherapien).

Ich entschied mich für Azathioprin, das ich von 1986 bis 1989 nahm. In dieser Zeit hatte ich nur einige leichte, aber doch behandlungsbedürftige Schübe. Nach einer Magnetresonanztomografie (MRT) im Jahr 1989 war mein Neurologe damit einverstanden, versuchsweise Azathioprin abzusetzen. Ich hatte dann bis September 1998 keine MS-spezifische Therapie mehr. Alle in diesen Jahren aufgetretenen Schübe hatten sich unter Kortison immer wieder zurückgebildet.

Ende 1998 bekam ich jedoch einen sehr schweren Schub in Form von Doppelbildern. Ein beidäugiges Sehen war absolut nicht mehr möglich. Dieser Schub bildete sich auch unter Kortison nicht so schnell zurück wie in der Vergangenheit. Eine volle Belastbarkeit der Augen wollte sich nicht wieder einstellen. Trotzdem meinten mein Neurologe und auch die Ärzte in der MS-Ambulanz einer Klinik, ich sei noch kein Fall für eine Interferon-Therapie.

Allerdings kamen Probleme durch meinen Arbeitgeber beim Wiedereingliederungsversuch an meinem Arbeitsplatz hinzu, die letztlich zur Erwerbsunfähigkeitsrente führten, so dass ich innerhalb weniger Monate weitere Schübe erlebte, die eine stationäre Behandlung erforderlich machten und eine anschließende Rehabilitationsmaßnahme in einer MS-Spezialklinik sowie den Beginn einer Interferon-Therapie.

Man drückte mir damals drei Broschüren über Interferone in die Hand und riet mir, sie durchzulesen und mich dann für ein Präparat zu entscheiden. Letztendlich kämen alle aufs Gleiche heraus – was, wie ich heute weiß, nicht stimmt. Ich entschied mich für ein Präparat, das als Fertigspritze angeboten wurde und daher leichter in der Handhabung war. Eine orale Therapie wäre mir natürlich weitaus lieber gewesen.

Vorwort

Unter dieser Behandlung ab April 1999 war ich bis Sommer 2005 weitgehend schubfrei, bzw. die Schubintervalle wurden größer und die Schübe schwächer und kürzer. Allerdings bin ich auch seit dieser Zeit in Rente. Die üblichen Nebenwirkungen in Form von grippeähnlichen Symptomen sind im Laufe der Jahre auch erheblich weniger geworden und beeinträchtigen mich kaum noch.

Anfang 2005 beging ich dann den Fehler, die Interferonbehandlung abzusetzen. Ich dachte, da sich mein Gesundheitszustand deutlich stabilisiert und verbessert hatte, die MRT-Aufnahmen keine neuen Herde aufwiesen, tendenziell sogar eine leichte Rückbildung der Herde zu verzeichnen war, könnte ich einen »Auslassversuch« wagen. Aber nach drei Monaten bekam ich die Quittung in Form einer Sehnerventzündung sowie Gangstörungen. Neue MRT-Aufnahmen des Schädels und des Rückenmarks brachten es dann zutage: Es hatten sich jede Menge neuer Entzündungsherde gebildet. Natürlich nahm ich die Interferontherapie sofort wieder auf und verdoppelte die Dosis. Ich hatte Glück im Unglück und konnte wieder eine Stabilisierung erreichen, minimale Krankheitsaktivitäten und Einschränkungen lassen sich allerdings auch so weiterhin nicht ausschließen.

Insgesamt kann ich sagen, dass sich unter der Interferontherapie in den letzten Jahren mein Gesundheitszustand deutlich stabilisiert und verbessert hat. Lediglich die Müdigkeit macht mir zeitweise erheblich zu schaffen, und im Sommer sind es die schwülwarmen Temperaturen (eine Kühlweste verschafft mir hierbei deutliche Linderung). Auch depressive Phasen treten immer wieder auf. Nachdem ich anfangs einer Behandlung mit einem leichten Psychopharmazeutikum skeptisch gegenüberstand, habe ich heute den Sinn und Nutzen einer solchen vorübergehenden Behandlung eingesehen und schätzen gelernt.

Überraschenderweise bin ich bedeutend weniger erkältet und habe keine asthmatischen Probleme mehr, die mich früher erheblich beeinträchtigt haben. Die Belastbarkeit hat langsam wieder zugenommen, aber auch anfängliche leichte kognitive Beeinträchtigungen sind verschwunden.

In den letzten Jahren arbeitete ich in einer größeren neurologisch-psychiatrischen Gemeinschaftspraxis (die Ende 2005 von der DMSG als eine der ersten MS-Schwerpunktpraxen zertifiziert wurde) auf Minijobbasis bei freier Zeiteinteilung schwerpunktmäßig MS-projektbezogen. So paradox das klingen mag: Letztendlich hat die Diagnose MS mir eine neue Perspektive aufgezeigt, mir eine sinnvolle Beschäftigung beschert und Auftrieb gegeben. Daraus ist auch die Idee entstanden, mein Wissen und meine Erfahrungen zur Multiplen Sklerose in einem Buch festzuhalten und an andere Betroffene und interessierte Personen weiterzugeben.

Glücklich ist, wer vergisst, was nicht mehr zu ändern ist.
(Eugen Roth)

Geleitwort

Die Multiple Sklerose (MS) ist die häufigste neurologische Erkrankung, die bereits im jungen Erwachsenenalter zu einer bleibenden Behinderung führen kann. Schätzungen zufolge dürften in Deutschland zwischen 120 000–140 000 Menschen von dieser Erkrankung betroffen sein. Plötzlich auftretende Schübe mit Verschlechterung von Sehvermögen, Gehfähigkeit, Blasenstörungen und anderen, erheblich einschränkenden Symptomen machen es für die Betroffenen besonders schwer, mit der Krankheit und deren Folgen umzugehen. Hinzu kommt der in der Regel wechselhafte und unvorhersagbare Verlauf, der ein breites Spektrum von weitgehend uneingeschränkter Funktion über viele Jahre, ja Jahrzehnte, bis hin zum raschen Verlust der Gehfähigkeit umfassen kann. Damit sind ständige Auseinandersetzungen mit der Erkrankung und Anpassungsvorgänge an eintretende Funktionseinbußen erforderlich. Gerade zu Beginn der Erkrankung, wenn die Diagnose neu gestellt wird, existiert eine große Unsicherheit bei den Betroffenen. Fragen stellen sich: Wie wird die Krankheit weiter verlaufen? Werde ich bald nicht mehr gehen können und einen Rollstuhl benutzen müssen? Werde ich meinen Beruf noch weiter ausüben können? Werde ich eine Familie gründen und Kinder bekommen können? Welche Therapie ist für mich die richtige? Viele andere solcher Fragen drängen sich auf. Besonders in dieser frühen Krankheitsphase sind umfangreiche und zuverlässige Informationen von allergrößter Bedeutung, damit Fehlanpassungen vermieden und ein Leben in größtmöglicher Selbstkompetenz geführt werden kann.

Dazu stehen auf dem Informationsmarkt eine Fülle von Materialien bereit. Neben Informationsbroschüren verschiedener Anbieter, wobei vor allem die der Deutschen Multiple Sklerose Gesellschaft (DMSG) gut über spezielle Themen der MS aufklären, Aufklärungsfilmen auf Video oder DVD (hier sei insbesondere auf den Spielfilm »Nina – ein Leben mit MS« verwiesen, der bei der DMSG kostenfrei erhältlich ist und der in leicht verständlicher Form über Entstehung und Diagnose der MS aufklärt) existiert eine Vielzahl von Patientenratgebern in Buchform. Obwohl sich diese Schriften bemühen, allgemeinverständlich die verschiedenen Aspekte der MS zu behandeln, sind sie doch von Ärzten verfasst. Mittlerweile ist durch mehrere Untersuchungen gut bekannt, dass die Sichtweisen von Ärzten und Patienten durchaus verschieden sein können. Damit mag es sein, wenn gleich unbewusst und unbeabsichtigt, dass sowohl die abgehandelten Schwerpunkte als auch die Darstellung von den Wünschen der Zielgruppe abweichen.

Das vorliegende Buch schließt eine Lücke. Die Verfasserin ist selbst seit vielen Jahren an MS erkrankt, andererseits aber auch langjährig in der medizinischen Betreuung von MS-Betroffenen in einer großen Schwerpunktpraxis tätig. Damit vereinigt sie die Sichtweisen von Patient und Therapeut. In dankenswerter Weise hat sie die

Vorwort

umfangreichen Daten zur Multiplen Sklerose zusammengetragen, aus ihrer langjährigen, eigenen Erfahrung und aus der Sicht der von ihr betreuten Neuerkrankten gewichtet und schließlich in einem Buch zusammengefasst.

Herausgekommen ist ein umfassendes Werk zur MS, das sowohl als erste Informationsquelle für Neuerkrankte und deren Angehörige als auch als Nachschlagewerk für bereits »erfahrene« Patienten dienen kann. Entsprechend dem neuesten wissenschaftlichen Stand werden die Kapitel Entstehung der MS, Symptome, Diagnose und Therapie abgehandelt und dabei auch nicht die alternativen und komplementären Therapieformen ausgespart. Ein besonderer Schwerpunkt liegt auf dem Kapitel der Krankheitsbewältigung, also den Fragen, wie gehe ich mit der MS um und wie kann ich trotz dieser Diagnose mein Leben nach meinen eigenen Wünschen und Vorstellungen gestalten. Insofern dürfte dieses Buch die meisten Fragen, die Betroffene haben, beantworten und somit einen wichtigen Beitrag zur Krankheitsbewältigung gerade der jungen und neu erkrankten Patienten leisten.

Ich beglückwünsche Autorin und Verlag zu diesem umfassenden, aktuellen Patientenratgeber aus Sicht einer MS-Betroffenen, und wünsche dem Buch eine breite Akzeptanz und Verteilung. Möge es denen, die es aus eigener Betroffenheit heraus lesen, dabei helfen, mit ihrer Erkrankung besser umzugehen und ein Leben in größtmöglicher Selbstständigkeit, Selbstkompetenz und »Normalität« zu führen.

Bad Wildbad, im März 2007

Priv.-Doz. Dr. med. Peter Flachenecker

Chefarzt des Neurologischen Rehabilitationszentrums Quellenhof (Anerkanntes MS-Zentrum der DMSG), Bad Wildbad/Schwarzwald, und Mitglied des Ärztlichen Beirates der DMSG, Bundesverband e.V.

Geleitwort

Der Diagnose MS geht oft eine lange, verwirrende Zeit des Fragens nach den Ursachen, warum Körper und Geist nicht mehr dem eigenen Willen gehorchen, voraus. Doppelbilder, Taubheitsgefühle, Unkonzentriertheit und eine unendliche Müdigkeit tauchen quasi aus dem Nichts auf, beeinträchtigen das Wohlbefinden, verschwinden plötzlich wieder. Und dann, wiederum ohne Vorwarnung, fängt das gleiche ungute Spiel von neuem an.

Fällt endlich die Diagnose, hat die Krankheit zwar einen Namen bekommen, aber gleichzeitig beginnt eine Reise ins Ungewisse und eine Achterbahnfahrt der Gefühle. Denn Multiple Sklerose ist eine Erkrankung, deren Verlauf und Auswirkungen nicht vorhersagbar sind. Nicht nur der Körper, auch die Seele ist betroffen, und sehr oft beeinträchtigen Ängste und die Unsicherheit, welche »Kapriolen« die Krankheit schlagen wird, die Lebensqualität fast mehr, als es die vorhandenen MS-

Symptome tun. Immerzu daran zu denken, was die Zukunft möglicherweise mit sich bringen könnte, kann einerseits dazu führen, dass man sich so fühlt, als sei das Befürchtete bereits eingetreten. Andererseits wirkt es lähmend und erstickt die Energie, Lösungen für die tatsächlich vorhandenen Probleme zu finden. Die Folge sind oft Depressionen, Resignation, ein Rückzug vom Leben.

Um diesem Teufelskreis zu entkommen, ist die Auseinandersetzung mit der Krankheit und der eigenen Situation unumgänglich. Um das Leben mit der Multiplen Sklerose und ihren möglichen Folgen akzeptieren zu lernen, sind Aufklärung und Information die wichtigsten Voraussetzungen.

Die Deutsche Multiple Sklerose Gesellschaft (DMSG) ist mit Bundesverband und 16 Landesverbänden als Selbsthilfe- und Betreuungsorganisation, Interessen- und Fachverband, die starke Partnerin, die mit zielgerichteten Angeboten Information, Aufklärung und Beratung bietet; die darüber hinaus die MS-Forschung unterstützt, immer wieder neue Projekte initiiert und durchführt, um die Lebensqualität MS-Erkrankter und ihrer Angehörigen zu verbessern, ihnen Hilfestellung für mehr Lebensfreude und ein selbst bestimmtes Leben mit und vor allem trotz dieser unberechenbaren Krankheit zu geben.

Sehr hoch einzuschätzen ist dabei insbesondere die Hilfe und Unterstützung, die von den Menschen kommt, die aus eigener Erfahrung wissen, wie einschneidend die »Krankheit mit den 1000 Gesichtern« den Lebensentwurf und alle Lebensbereiche mitbestimmt. Das vorliegende Buch dokumentiert dies in hervorragender Weise. Ausführlich, aber nicht überbordend, sachlich, aber einfühlsam, darüber hinaus gut strukturiert und verständlich geschrieben, stellt die Autorin alle MS-relevanten Themen, Entwicklungen und Erkenntnisse dar und legt damit einen aktuellen Patientenratgeber vor, der gebündelt Fachwissen und Selbsterfahrung enthält, kurz: der all das beinhaltet, was zur Krankheitsbewältigung notwendig ist.

Hannover, im März 2007

Dorothea Pitschnau-Michel M. A.

Bundesgeschäftsführerin der DMSG, Bundesverband e. V.

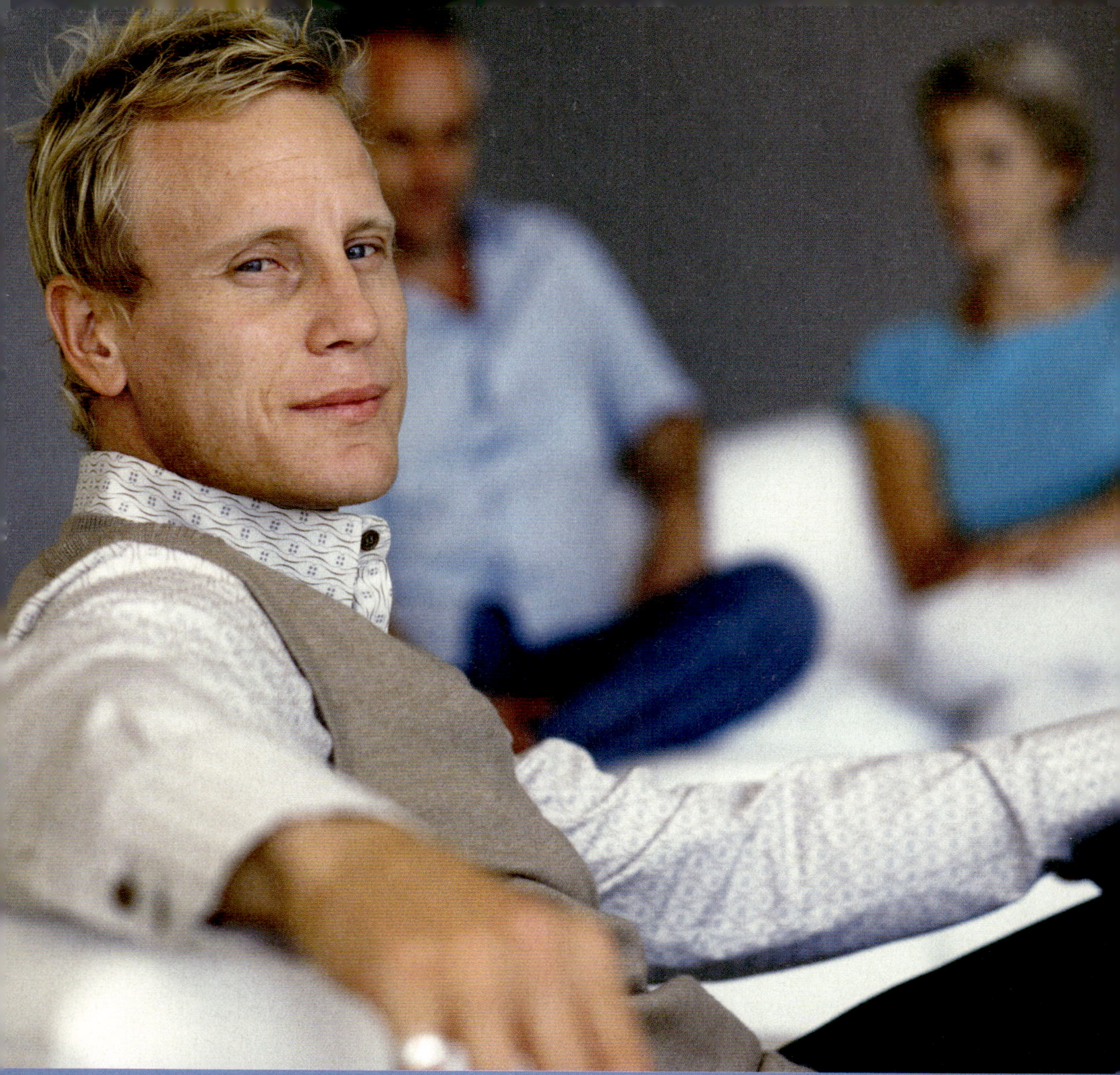

Geschichte der Multiplen Sklerose

Vom Mittelalter bis ins 21. Jahrhundert – die MS im Wandel der Zeit

Zufällig überlieferte Beschreibungen lassen vermuten, dass die Geschichte der MS als unbekannte Krankheit mehrere Jahrhunderte zurückreicht: In der Island-Saga von St. Thorlakr wird von der Wikingerfrau Hala berichtet: Ihre vorübergehende Blindheit und Sprachstörungen in den Jahren 1293–1323 sollen sich unter Opfern und Gebeten nach wenigen Tagen zurückgebildet haben. Poser (1995) ordnet in seiner Studie über die Raubzüge der Wikinger diese Erkrankung der MS zu.

Ob die MS bereits in noch früheren Zeiten aufgetreten ist, wird wohl nie geklärt werden können. Neben dem Mangel an schriftlichen Belegen aus früheren Jahrhunderten war die MS als eigenständiges Krankheitsbild damals auch noch unbekannt, so dass Symptome, die aus heutiger Sicht für eine MS sprechen, noch nicht entsprechend gedeutet werden konnten.

Auch im Mittelalter litten schon Menschen unter MS, so die Meinung heutiger Wissenschaftler. Ihre Annahme stützen sie u.a. auf die Aufzeichnungen des Holländers Jan van Beieren aus dem Jahr 1421. Dieser beschreibt bei der Nonne Lydwina von Schiedam (1380–1433) Symptome, die für die Erkrankung der MS typisch sind. Es handelt sich hierbei um die früheste bekannte Schilderung eines Falles von MS:

»Die Krankheit von Lydwina begann im Alter von 16 Jahren. Kurz nach einem Sturz beim Eislaufen, bei dem sie sich eine Rippe brach, mit anschließender Abszessbildung und heftigen Kopfschmerzen und Fieber. Seitdem verspürte sie vor allem beim Laufen große Schmerzen. Die Lähmung ihrer beiden Beine und zunehmende Sehstörungen traten im Alter von 19 Jahren ein. In den nächsten 34 Jahren verschlechterte sich ihr Zustand trotz Phasen scheinbarer Besserung zunehmend. Die Erkrankung führte zu Lichtempfindlichkeit und zur Erblindung des linken Auges sowie zur Lähmung des linken Armes. Von der Pest befallen, verstarb sie mit 53 Jahren.«

Ebenso wurde aufgrund von Tagebuchaufzeichnungen (1822–1848) die Vermutung ausgesprochen, dass der britische Adlige Augustus Frederick d'Esté (1794–1848), ein außerehelich erklärter Enkel des englischen Königs Georg III. und Cousin Königin Victorias, unter einer MS gelitten hat. Das Tagebuch von Augustus Frederick d'Esté liest sich wie das Protokoll einer MS:

»Mit 28 Jahren traten erstmals Sehstörungen auf, die sich vollständig zurückbildeten. Fünf Jahre später: Lähmung beider Beine, wochenlange, extreme Schwäche, Stürze. In den folgenden Jahren: Schmerzen beim Wasserlassen, Stuhlinkontinenz, Potenzstörungen. Dreizehn Jahre später: Sensibilitätsstörungen im Unterleib verschlimmern sich, Unsicherheit auf den Beinen, Schwindelgefühl, Schreibstörungen, Abhängigkeit vom Rollstuhl – die Ärzte können die Krankheit nicht aufhalten.«

Geschichte der Multiplen Sklerose

Die wesentlichen Fortschritte in der Beschreibung und Eingrenzung der MS als eigenständiges Krankheitsbild wurden im 19. Jahrhundert erzielt. Zu dieser Zeit begannen mehrere Wissenschaftler, die noch mysteriöse Krankheit zu erforschen. So dokumentierte der Pathologe Robert Carswell im Jahr 1838 erstmals exakt Veränderungen im Rückenmark eines Patienten, die bei der MS entstehen. Er konnte seine Beobachtungen jedoch noch keiner spezifischen Erkrankung zuordnen. Vier Jahre später veröffentlichte der Pariser Anatom und Pathologe Jean Cruveilhier ebenfalls eine Beschreibung von pathologischen Läsionen im Rückenmark und bezog diese auf die Symptome seiner Patientin.

Der deutsche Pathologe Friedrich von Frerichs stellte dann im Jahr 1849 eine Verknüpfung zwischen den Beschreibungen Cruveilhiers und einer Reihe von MS-typischen Symptomen und Schlüsselmerkmalen her. Der Wiener Pathologe Freiherr Karl von Rokitansky führte die MS-Forschung unter Einsatz der Mikroskopie im Jahre 1857 mit der Entdeckung von »fetten Körperchen« in MS-Läsionen weiter. Mit der Einordnung als »Trümmer, die von der Auflösung der Nervenkanäle stammen« verbesserte er das pathologische Verständnis der MS hinsichtlich der Demyelinisierung. Eduard Rindfleisch entdeckte 1863 bei der Entstehung von Läsionen im ZNS eine entzündliche Komponente (»elementarer Entzündungszustand«, für Demyelinisierung verantwortlich).

Heute gilt der Pariser Neurologe Jean Martin Charcot (1825–1893) als eine der bedeutendsten Persönlichkeiten in der MS-Forschung. Durch die exakten und umfassenden Beschreibungen seiner Erkenntnisse brachte er das Wissen um die MS entscheidend voran. So verfasste er im Jahr 1868 die erste vollständige Abhandlung über die Multiple Sklerose als eigenständiges Krankheitsbild und stellte den Zusammenhang mit den Pathologiebefunden her. Er war es auch, der erstmals den Ausdruck »Sclerose en plaque« verwendete und diagnostische Kriterien für die Erkrankung aufstellte. Charcots Erkenntnisse finden sich noch heute im klinischen Sprachgebrauch beispielsweise als »Charcot-Trias«, der Kombination von Nystagmus (rhythmisches Augenzittern), Intentionstremor (Händezittern bei Bewegungen) und skandierender (abgehackter) Sprache, als diagnostischer Hinweis auf eine MS. Charcot verstand die Trias nicht als formales Kriterium, sondern als Charakteristikum der Erkrankung.

»Soll ich Sie nach dem Gesagten noch lange mit der Therapie quälen? Diese Zeit ist noch nicht gekommen, wo diese allen Ernstes in Angriff genommen werden kann«, sagte J. M. Charcot 1874 am Ende einer Vorlesung über MS. Diese Vorstellung hat mehr als hundert Jahre wie eine dunkle Wolke über allen ärztlichen Bemühungen um die MS gehangen (Prof. H. J. Bauer, 1999).

Charcots Schüler Pierre Marie setzte dessen Weg bei der MS-Erforschung fort. Zwar waren die Symptome und auch die grundsätzliche Pathologie der MS bekannt, deren Ursachen jedoch noch vollkommen unklar. Marie stellte dazu im Jahr 1884 erstmals Thesen auf. Er vermutete körperliche Überarbeitung, Kälteexposition,

INFO

Jean-Martin Charcot (1825–1893)

Geboren am 29.11.1825 in Paris. Abschluss des Medizinstudiums 1853 an der Pariser Fakultät mit Promotion über verschiedene Formen des Gelenkrheumatismus. 1862 Ernennung zum »Chef de service« an der Salpêtrière. In den kommenden Jahren wichtige Beiträge zu verschiedenen neurologischen Krankheitsbildern, z. B. der Multiplen Sklerose und der Amyotrophen Lateralsklerose. 1872 ordentlicher Professor für pathologische Anatomie der Universität Paris. Nach 1872 Veröffentlichung weiterer Arbeiten zur Anatomie und Pathologie des Nervensystems und zur Psychopathologie der Neurosen bzw. Hysterie. 1882 Errichtung des weltweit ersten Lehrstuhls für Krankheiten des Nervensystems an der Salpêtrière für Charcot. 1883 Aufnahme in die Académie des scienes«. 1888–1889 Publikation der berühmten »Leçons du mardi«. 16.08.1893 Tod in Morvan/Frankreich durch kardiales Lungenödem.

Verletzungen, Exzesse der Lebensführung jeder Art sowie insbesondere einen infektiösen Ursprung als Ursache der MS. Auch heute, nach mehr als 100 Jahren, ist die Krankheitsursache noch nicht vollständig geklärt. Ein infektiöser Auslöser der MS wird immer noch als eine der möglichen Ursachen diskutiert.

Die charakteristischen Gewebeveränderungen der MS wurden von Babinski (1857–1932) beschrieben: Auflösung der Myelinhüllen, Entzündungszeichen in der Umgebung der Gefäße mit Ansammlung großer Fresszellen, teilweise Verlust der Axone. Er beschrieb auch als erster den pathologischen Reflex, der bei einer Schädigung der Pyramidenbahn auftritt, und der nach ihm »Babinski-Zeichen« benannt wurde.

1890 stellte der Berliner Augenarzt Wilhelm Uhthoff den Zusammenhang zwischen Wärme und der Verstärkung von MS-Symptomen fest. Dieses Phänomen wurde nach ihm »Uhthoffsches Zeichen« genannt.

1891/1913 erfolgte die Einführung der Lumbalpunktion und die erste Lumbalpunktion zur Untersuchung des Nervenwassers.

Im Jahr 1919 wurde das »Tagebuch eines enttäuschten Mannes« von Bruce Frederick Cummings veröffentlicht. Der britische Zoologe beschreibt darin eindrucksvoll seine persönliche MS-Lebensgeschichte, die Grausamkeit von MS und seine Trauer darüber, so schonungslos seiner körperlichen Fähigkeiten beraubt zu werden. Auch heute noch zählt sein Tagebuch zu den wichtigsten von MS-Patienten verfassten Werken über die Erkrankung.

»Warum diese vorsätzliche, schleichende Boshaftigkeit? Vielleicht ist es eine Strafe für die Unverfrorenheit meiner Wünsche. Ich wollte alles, darum bekomme ich nichts (…) Ich gebe mein Leben nicht willentlich hin – es wird mir genommen, Stück für Stück, während ich den Raubzug mit beklagenswerten Augen mit ansehe.«

In den folgenden Jahrzehnten machte die MS-Forschung weitere Fortschritte. So beschrieb der US-Amerikaner Charles B. Davenport im Jahr 1921 das unterschiedlich häufige Vorkommen der MS im Norden und Süden der USA. Zeitgleich wurden von MS-Patienten zunehmend persönliche Erfahrungsberichte verfasst, die die neurologische Erkrankung in das Interesse der Öffentlichkeit rücken.

In den zwanziger Jahren des 20. Jahrhunderts waren viele Aspekte der MS bereits bekannt, jedoch fehlte noch eine systematische Ordnung der Erkenntnisse. Diese Aufgabe übernahm Walter Russell Brain. Im Jahr 1930 ordnete er systematisch die bisherigen Hypothesen zu Ursachen, Pathologie sowie Auftreten und Verlauf der MS und veröffentlichte seine erste größere Abhandlung zur »disseminierten Sklerose«. Kontinuierlich bis zu seinem Tod im Jahr 1966 fasste Brain den erweiterten Wissensstand zusammen und veröffentlichte diesen in jeweils aktualisierten Auflagen seines Lehrbuchs »Diseases of the Nervous System« (Krankheiten des Nervensystems).

1933 erfolgte die erste Beschreibung einer akuten, experimentell allergischen Encephalomyelitis (EAE) als Tiermodell für MS.

Im Jahr 1944 erkannte der Harvard-Professor Derek Denny-Brown, welche neuronalen Strukturen für die neurologischen Ausfälle der MS verantwortlich sind. In Experimenten konnte er zeigen, dass eine beschädigte Nervenfaser den elektrischen Impuls nicht mehr an den entsprechenden Muskel weiterleiten kann. Daraus ließ sich ableiten, dass die Demyelinisierung eines Nervs für die Leitungsblockade verantwortlich ist. Somit war ein weiteres Rätsel der MS gelöst.

In den folgenden Jahren konnten auch in der MS-Diagnostik bedeutende Fortschritte erzielt werden. Schon 1940 wies Elwin A. Kabat mit der neuartigen Methode der Elektrophorese von Liquorproben nach, dass bei der Entstehung der MS eine immunologische Komponente eine Rolle spielt. Bei der Elektrophorese wandern Immunglobuline (Antikörper) in Abhängigkeit von ihrer elektrischen Ladung oder Größe in einem elektrischen Feld unterschiedlich schnell bzw. weit und ergeben charakteristische Muster (oligoklonale Banden).

Ebenfalls in den 1970er Jahren erhielt die Computertomografie (CT) Einzug in die MS-Diagnostik und die Verlaufsbeurteilung. Die CT basiert auf einem mathematischen Verfahren, das 1917 von dem Österreicher Johann Radon entwickelt wurde. Nach Vorarbeiten des Physikers Allan M. Cormack in den 1960er Jahren realisierte der Elektrotechniker Godfrey Hounsfield mehrere Prototypen. Die erste CT-Aufnahme wurde 1971 an einem Menschen vorgenommen. Beide erhielten für ihre Arbeiten 1979 gemeinsam den Nobelpreis für Medizin und gelten somit als Väter der Computertomografie.

Im Jahr 1954 erstellten Allison und Millar das erste echte Diagnoseschema mit den drei Kategorien frühe, wahrscheinliche und mögliche disseminierte Sklerose. Es dauerte bis in die 50er Jahre des 20. Jahrhunderts, bis sich der Begriff »multiple sclerosis«, abgeleitet vom deutschen »Multiple Sklerose«, im angloamerikanischen Sprachraum durchsetzte.

Seit etwa 1960 wusste man körpereigene entzündungshemmende Substanzen wie das Kortison zur Behandlung der MS einzusetzen. Die Kortison-Dosis wurde über die Jahre hinweg mehrfach erhöht. Man musste jedoch erkennen, dass Kortison zwar die Symptome im Schub einer MS beeinflusst, aber nicht in der Lage war, die Erkrankung zu verlangsamen. Seit etwa 1980 wird Methylprednisolon intravenös hochdosiert zur Schubbesserung verabreicht.

Im Jahr 1972 führten Halliday und Mitarbeiter die elektrophysiologische Methode der visuell evozierten Potenziale (VEP) zur nicht-invasiven Untersuchung des Sehnervs und der Sehbahn ein.

Ein echter Durchbruch konnte 1981 durch die Arbeit von Ian Young und den Einsatz der Kernspintomografie (auch Magnetresonanztomografie – MRT) erzielt werden. Durch die deutliche Darstellung von MS-Herden auf hoch auflösenden Aufnahmen wurde die Diagnostik früher MS-Stadien verbessert und eine exaktere Verlaufsbeurteilung möglich. Die MRT wurde als Bild gebende NMR in den 1970er Jahren vor allem von Paul C. Lauterbur und Peter Mansfield entwickelt. Sie erhielten dafür 2003 den Nobelpreis für Physiologie und Medizin und gelten als Wegbereiter der Kernspintomografie.

Im Jahr 1986 entdeckte Robert Grossman, ein Radiologe aus Philadelphia, dass das Kontrastmittel Gadolinium im MRT zu einer verstärkten Darstellung akut ent-

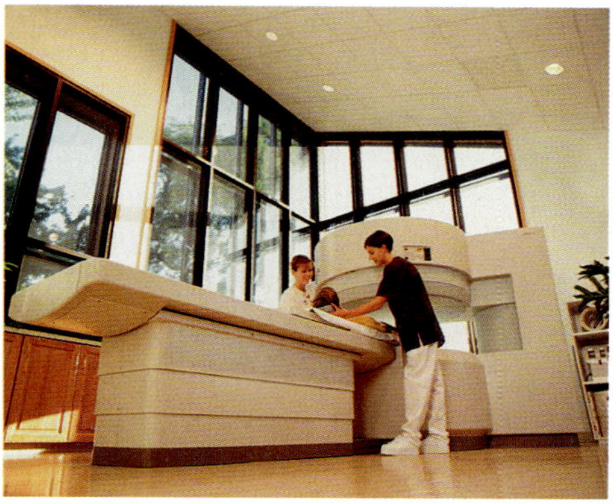

▲ Kernspintomografie

zündlicher MS-Herde verhilft, während inaktive Herde kontrastärmer dargestellt werden. Die Beurteilung des Krankheitsverlaufes wurde damit um ein objektives MS-Kriterium erweitert.

Seit 1983 gestatten die nach einem ihrer Autoren benannten diagnostischen Poser-Kriterien unter Zuhilfenahme klinischer und Laborbefunde eine einheitliche Bewertung, ob eine wahrscheinliche oder klinisch sichere MS vorliegt. Die Kriterien wurden später noch modifiziert. Zuvor (seit 1965) fanden die diagnostischen Kriterien nach Schumacher Anwendung.

Die 1990er Jahre brachten mit der Einführung neuer Medikamente den bislang größten Fortschritt in der Therapie der MS. Immunsuppressiva zur Langzeitbehandlung wurden bereits 1970 eingeführt, die Zulassung von Azathioprin erfolgte 1989. Erstmals wurde 1993 in den USA Interferon-beta für die Therapie der schubförmigen MS (RRMS) zugelassen, in Deutschland erfolgte die Einführung 1995. Der Studienbeginn zur Behandlung mit Betaferon bei

RRMS erfolgte 1988, mit Avonex 1990 und mit Rebif 1994, der Studienbeginn mit Rebif und Betaferon bei SPMS 1994. 1997 wurde Avonex bei RRMS zugelassen, 1998 erhielt Rebif die Zulassung in Europa. 1999 wurde Betaferon und 2001 Rebif bei SPMS mit überlagerten Schüben zugelassen. Beim klinisch isolierten Syndrom (CIS) erhielt Avonex 2003 und Betaferon 2006 die Zulassung für Patienten nach dem ersten klinischen Schub mit hohem Risiko. Rebif ist seit 2006 für die Therapie nach dem ersten klinischen Schub und einer gesicherten Diagnose nach den McDonald-Kriterien zugelassen. Nach dem Studienbeginn von Glatirameracetat 1991 erfolgte 1996 dessen Zulassung in den USA bei RRMS.

Um den neuen medikamentösen Entwicklungen Rechnung zu tragen, gab die mit Experten besetzte Multiple Sklerose Therapie Konsensus Gruppe (MSTKG) 1999 für die deutschsprachigen Länder erstmals Therapieempfehlungen heraus. Sie erlauben u.a. anhand eines Eskalationsschemas ein hierarchisch geordnetes therapeutisches Vorgehen. Es folgten regelmäßige Aktualisierungen, zuletzt im Jahr 2006. Außerdem gab die MSTKG 2004 erstmals leitliniengestützte Empfehlungen zur symptomatischen Therapie der MS heraus.

Eine internationale Expertengruppe um Ian McDonald erarbeitete zur Diagnose der MS ein neues Schema und veröffentlichte dieses 2001. Gestützt auf den objektiven Nachweis einer räumlichen und zeitlichen Ausbreitung (Dissemination) nach klinischen und MRT-Befunden sollen die so genannten McDonald-Kriterien die Zuverlässigkeit der MS-Diagnose erhöhen. Sie gestatten unter Berücksichtigung von Labor- und MRT-Befunden die MS-Diagnose bereits nach dem ersten klinischen Schub und eröffnen so die Möglichkeit eines noch früheren Therapiebeginns. 2005 wurden diese bislang gültigen Richtlinien zur Diagnostik der MS überarbeitet. Die aktuelle Überarbeitung soll die MS-Diagnose noch weiter beschleunigen, ohne ihre Genauigkeit einzuschränken, und räumt dabei der MRT, die sich in den letzten Jahren deutlich weiterentwickelt hat, einen noch höheren Stellenwert ein als bisher.

Prof. Ian McDonald verstarb am 13.12.2006 im Alter von 73 Jahren. Er war ein Wissenschaftler, dessen Forschungen in außerordentlichem Maße zum Verständnis der Erkrankung MS beitrugen, emeritierter Professor am Institut für Neurologie des University College in London und führender Neurologe weltweit. In den frühen 1960er Jahren konnte McDonald als Erster zeigen, dass die Zerstörung der die Nervenfasern umgebenden Myelinhülle in Gehirn und Rückenmark die Weiterleitung von Nervenreizen blockiert, was in der Folge zu den MS-typischen Symptomen führt. Als die MRT entwickelt wurde, erkannte er sofort die Möglichkeiten dieser Methode zur Untersuchung der Krankheitsaktivitäten bei MS und richtete die weltweit erste MRT-Anlage zur Untersuchung der MS ein.

Um die Krankheitsaktivität zu bestimmen und die Therapie zu evaluieren, wurde in den letzten 45 Jahren eine Reihe von Skalen zur Beurteilung der MS-assoziierten neurologischen Defizite entwickelt, darunter die »Disability Status Scale« (DSS)

INFO

Heinrich Heine – der Weg in die »Matratzengruft«

Der deutsche Schriftsteller Heinrich Heine (geb. 1797 in Düsseldorf, gest. 1856 in Paris), einer der bedeutendsten Lyriker des 19. Jahrhunderts, war wahrscheinlich an einer MS erkrankt und ist wohl auch an ihren Folgen verstorben. Seine Krankheitssymptome wurden von Biographen und Medizinern zunächst sehr unterschiedlich gedeutet: Die Diagnosen reichten von Syphilis (einer im 19. Jahrhundert in Europa weit verbreiteten Diagnose) bis hin zu einer Amyotrophen Lateralsklerose (degenerative Nervenerkrankung). Aus heutiger Sicht jedoch lassen Heines Symptome auf eine MS schließen.

Das Leben Heines war von andauernden Krankheitserfahrungen geprägt. Schon während des Studiums in den 20er Jahren des 19. Jahrhunderts in Bonn, Göttingen und Berlin litt er häufig unter Kopfschmerzen. Im Jahr 1832 traten bei ihm erstmals Lähmungserscheinungen auf, die sich ab 1844 verschlimmerten. Während er an »Deutschland. Ein Wintermärchen« arbeitete, klagte er über die Einschränkung seiner Sehfähigkeit durch Lähmung der Augenlider. Während seiner Deutschlandreise von Juli bis Oktober 1844 verschlimmerte sich dieser Zustand. Die Phasen der Besserung seiner Beschwerden wurden in den folgenden Jahren immer kürzer.

Im Jahre 1848 musste Heine sich schließlich aus dem öffentlichen Leben zurückziehen und war ab sofort gefangen in seiner »Matratzengruft«, wie er selbst seine Lagerstatt in Paris nannte. In den Folgejahren konnte er sich zunehmend schlechter bewegen, dann nicht mehr alleine aufstehen und schließlich – sicherlich am schmerzvollsten für ihn – nicht mehr schreiben. Stattdessen brachte sein Privatsekretär Heines Gedanken und Ideen zu Papier.

Im Jahre 1846 wurde Heine zum ersten Mal öffentlich totgesagt und es erschienen sogar Nachrufe auf ihn. Bis zu seinem Tod im Jahr 1856 kümmerte sich dann seine Familie wieder verstärkt um ihn, der zuvor jahrelang als »Enfant terrible« gegolten hatte. Er selbst beschrieb seinen von der Erkrankung geprägten letzten Lebensabschnitt folgendermaßen und sah seine Erkrankung als eine »Strafe Gottes« für seine literarischen Lästereien an:

»Dieses Unleben ist nicht zu ertragen, wenn sich noch Schmerzen dazugesellen. Wenn ich auch nicht gleich sterbe, so ist doch das Leben für mich in ewig verloren. Und ich liebe doch das Leben mit so inbrünstiger Leidenschaft. Für mich gibt es keine schönen Berggipfel mehr, die ich erklimme, keine Frauenlippe, die ich küsse, nicht mal mehr ein guter Rinderbraten in Gesellschaft heiter schmausender Gäste; meine Lippen sind gelähmt wie meine Füße. Auch die Esswerkzeuge sind gelähmt wie meine Füße ...« (Paris, 12. September 1848).

und deren erweiterte Form (EDSS) von Kurtzke.

Die Einführung von Glatirameracetat (Copaxone®) in Deutschland erweiterte 2001 die immunmodulatorischen Behandlungsmöglichkeiten. Das Chemotherapeutikum Mitoxantron (Ralenova®) ist seit Ende 2002 zur Behandlung hochaktiver, schubförmiger MS und sekundär-progredienter MS ohne erkennbare Schubaktivität in Deutschland zugelassen. Im Sommer 2006 wurde mit der Zulassung des monoklonalen Antikörpers Natalizumab (Tysabri®)

eine weitere Therapie für schwere Verläufe der MS eingeführt.

Die aktuelle Situation stellt sich wie folgt dar: Glatirameracetat und die Interferon-beta-Präparate werden nach wie vor erfolgreich zur Basistherapie der schubförmig verlaufenden MS-Therapie eingesetzt. Die subjektive Lebensqualität der Patienten rückt immer mehr in den Mittelpunkt des ärztlichen Interesses, und auch den kognitiven Beeinträchtigungen der Patienten wird vermehrt Aufmerksamkeit geschenkt. Charcot selbst hatte bereits 1877 die »Schwächung des Gedächtnisses« bei seinen Patienten beobachtet.

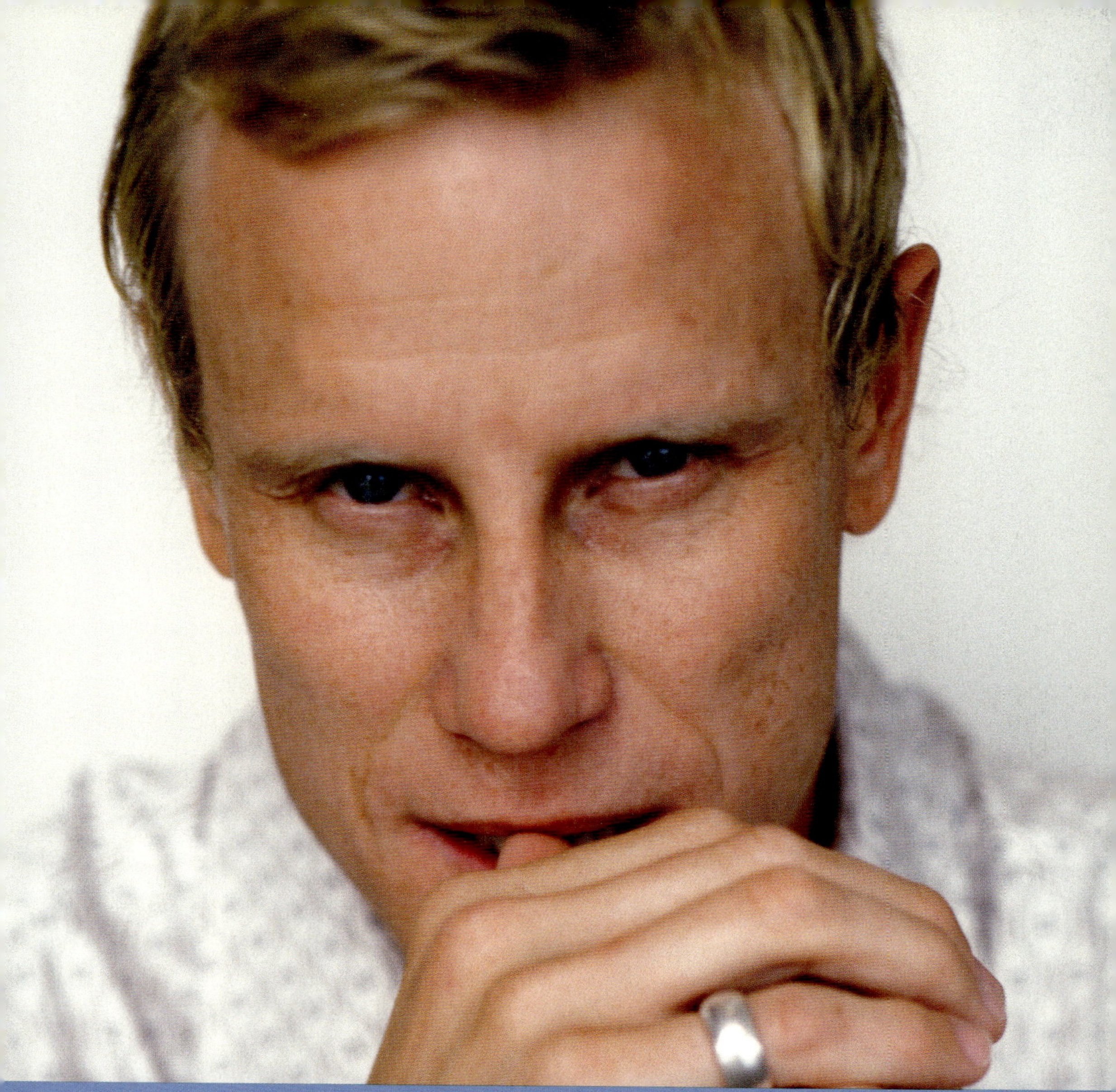

Verbreitung und Ursachen

Verbreitung und Ursachen

Wer ist erkrankt?

Weltweit leiden etwa zwei Millionen Menschen an MS. Allein in Deutschland sind es schätzungsweise 120000–140000 Menschen. Dies sind etwa 150 Erkrankungen pro 100000 Einwohner – und die Tendenz ist steigend. Es wird ferner geschätzt, dass in Deutschland jährlich etwa 3000 Neuerkrankungen auftreten. Die MS ist in unseren Breiten damit die häufigste chronisch-entzündliche Erkrankung des Nervensystems und nach Epilepsie und Morbus Parkinson die dritthäufigste neurologische Erkrankung überhaupt, Schlaganfälle und Demenzerkrankungen nicht eingerechnet. Sie ist ferner die häufigste neurologische Krankheit, die im jungen Erwachsenenalter zu bleibenden Behinderungen führen kann.

INFO

Die Epidemiologie (griechisch epi = auf, über, *demos* = Volk, *logos* = Lehre) ist das Studium der Verbreitung und Ursachen von gesundheitsbezogenen Zuständen und Ereignissen in Populationen. Die Demographie (griechisch *démos* = Volk und *graphé* = Schrift, Beschreibung) befasst sich mit dem Leben, Werden und Vergehen menschlicher Bevölkerungen, sowohl mit ihrer Zahl als auch mit ihrer Verteilung im Raum und den Faktoren, insbesondere auch sozialen, die für Veränderungen verantwortlich sind.

In welchem Alter erkranken Menschen überwiegend an MS?

Vorwiegend erkranken Menschen im Alter zwischen 20 und 40 Jahren an MS. Das durchschnittliche Erkrankungsalter liegt bei etwa 30 Jahren. Die MS wird daher auch als die »Krankheit junger Erwachsener« bezeichnet. In der Regel tritt die MS nicht vor dem 15. Lebensjahr und nicht nach dem 55. Lebensjahr auf, doch es gibt auch sehr frühe MS-Erkrankungen. So erkranken pro Jahr allein in Deutschland mindestens 50 Kinder an MS.

Erweiterte und verbesserte diagnostische Verfahren haben die Möglichkeiten der Früherkennung erhöht. In Verbindung mit einem größeren Bewusstsein für die MS in der Bevölkerung wird zukünftig eine noch größere Zahl von Erkrankungen früher festgestellt werden können.

Was sind die genauen Ursachen der MS?

Die genaue Ursache der MS ist trotz des großen Forschungsaufwands immer noch unklar. Obwohl es Hypothesen gibt, dass Viren (speziell auch virale Kinderkrankheiten) verantwortlich sein könnten, gibt es bisher keinen zuverlässigen wissenschaftlichen Beweis dafür, dass irgendein spezieller Virus die Krankheit verursacht. Forscher sind heutzutage davon überzeugt, dass MS höchstwahrscheinlich durch ein Zusammenspiel mehrerer Faktoren ausgelöst wird. So wird zurzeit angenommen, dass bestimmte Personen aufgrund gewisser genetischer Einflüsse eine Neigung zur Entwicklung einer MS aufweisen. Ob sie diese aber wirklich entwickeln, hängt u.a. vom Auftreten zurzeit noch unbekannter Umweltfaktoren ab.

Eine wichtige Rolle spielt unser körpereigenes Abwehrsystem (Immunsystem). Man geht davon aus, dass es sich bei MS um eine Autoimmunerkrankung handelt. Menschen mit MS entwickeln selbst (auto) Entzündungsreaktionen gegen das eigene Nervengewebe. Das besagt, dass sich das Immunsystem gegen Teile des eigenen Körpers richtet, und nicht nur Feinde von außen wie krankheitserregende Viren oder Bakterien angreift, die in den Körper eindringen. Daher werden sowohl MS als auch rheumatische Erkrankungen als Autoimmunerkrankungen bezeichnet.

Es ist jedoch sehr unwahrscheinlich, dass die MS selbst vererbt wird, wie z.B. Mukoviszidose oder Muskelschwund. Untersuchungen mit Zwillingen stützen die Hypothese, dass umweltspezifische Faktoren die Entwicklung von MS maßgeblich mitbestimmen. Es gibt auch Unterschiede in der Anfälligkeit verschiedener ethnischer Gruppen. Nordeuropäer sind z.B. häufiger betroffen als Afrikaner.

▶ Mögliche Ursachen der MS

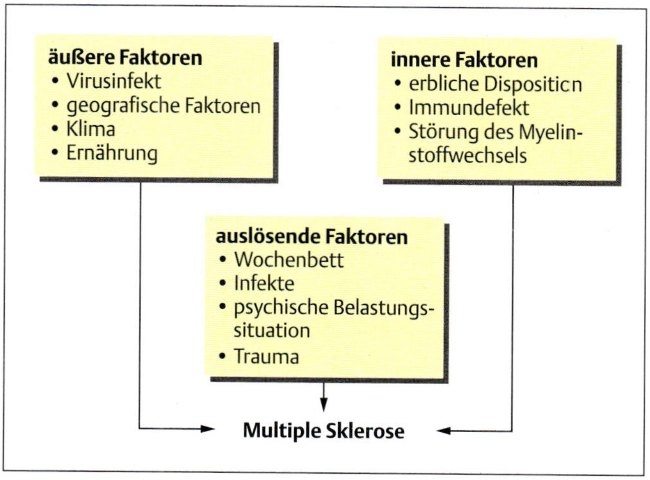

Warum erkranken Frauen häufiger als Männer?

Frauen sind von der schubförmig verlaufenden MS fast doppelt so häufig betroffen wie Männer. Der Grund dafür ist unbekannt. Frauen scheinen generell für Autoimmunerkrankungen anfälliger zu sein. Als eine Ursache wird die unterschiedliche Funktionsweise des Immunsystems unter hormonellem Einfluss in Betracht gezogen.

Bei der von Beginn an chronisch fortschreitenden, also ohne ausgeprägte Schübe und stabile Krankheitsphasen verlaufenden Form der MS (primär progrediente MS), ist die Zahl der weiblichen und männlichen Betroffenen dagegen in etwa gleich.

Welchen Einfluss haben Erbfaktoren auf die Entstehung der MS?

Die MS ist keine ansteckende Erkrankung. Sie ist im eigentlichen Sinne auch keine Erbkrankheit, d.h. Patienten geben ihre MS nicht zwangsläufig an ihre Kinder weiter. Es besteht aber beim Menschen offensichtlich eine gewisse ererbte Veranlagung (genetische Prädisposition), eine MS zu entwickeln. So besteht in Familien, in denen ein Verwandter ersten Grades (z.B. ein Eltern- oder Geschwisterteil) bereits an einer MS leidet, für die übrigen Mitglieder ein um das Zehn- bis Zwanzigfache höheres MS-Risiko als in nicht betroffenen Familien. Absolut betrachtet ist die Gefahr jedoch mit ein bis zwei Prozent als eher gering zu bewerten.

Detailliertere Erkenntnisse zum genetischen Einfluss auf die Entstehung (Genese) der MS wurden und werden durch so genannte Zwillingsstudien gewonnen. Bei eineiigen Zwillingspaaren, die ja über identische Erbanlagen verfügen, sind in etwa einem Drittel der Fälle beide Zwillinge an MS erkrankt. Dafür kann über die genetische Disposition hinaus natürlich auch eine Rolle spielen, dass die Familienmitglieder in der Regel auch dasselbe Lebensumfeld teilen, also auch etwaigen äußeren krankheitsverursachenden Einflussfaktoren gleichermaßen ausgesetzt sind.

Die derzeitigen Erkenntnisse der Ursachenforschung sprechen also einerseits für einen Einfluss der Gene auf die MS-Entstehung, andererseits aber auch für zusätzliche, von den erblichen Faktoren unabhängige, aus der Umwelt stammende Einflussgrößen, die bislang noch unbekannt sind. Am wahrscheinlichsten ist bei der MS daher eine so genannte multifaktorielle Genese.

Gibt es geografische Unterschiede?

In den Ländern der Erde tritt die MS ganz unterschiedlich häufig auf. In der auf die jeweilige Bevölkerung bezogene Anzahl der Erkrankten (Prävalenz) besteht in der geografischen Verteilung ein deutliches Nord-Süd-Gefälle oder wahrscheinlich besser Kalt-Warm-Gefälle. In den gemäßigten Klimazonen – unabhängig davon, ob sich diese auf der nördlichen oder südlichen Erdhalbkugel befinden – ist das Erkrankungsrisiko deutlich höher als in den tropischen und subtropischen Zonen. Die Anzahl der MS-Erkrankungen steigt also generell mit zunehmender Entfernung vom Äquator an. In Regionen oberhalb des 37. nördlichen Breitengrades, wie in Nordeuropa oder Nordamerika, kommen auf 100000 Einwohner etwa 80–100 MS-Kranke, in Südeuropa sind es hingegen nur etwa 50 Betroffene.

Für die deutschsprachigen Länder muss von einer Erkrankungsrate von 100–150 Menschen pro 100000 Einwohner ausgegangen werden, dies sind etwa 1 bis 1,5% der Bevölkerung. Deutschland zählt somit zu den Ländern mit hoher Prävalenz. Schottland gilt als eine MS-Hochburg, in manchen Regionen beträgt hier die Prävalenzrate 200 von 100000 Bewohnern.

Unter der weißen Bevölkerung Südafrikas ist die MS dagegen sehr selten, hier finden sich unter 100000 Einwohnern nur 10 Erkrankte.

Häufigkeit der MS in verschiedenen Ländern

Häufigkeit	Vorkommen der MS (pro 100000 Einwohner)	Länder/ geografische Regionen
Hoch	> 30	Australien (Südost), Kanada, Europa, frühere UdSSR, Israel, Neuseeland, USA (Norden)
Mittel	5–20	Australien (Rest), Karibik, Norwegen (Südwest), Russland (Ural bis Sibirien), Skandinavien (Norden), Südeuropa, Südafrika, Südamerika (Süden), Ukraine, USA (Süden)
Niedrig	< 5	Afrika (Rest), Asien (Rest), Südamerika (Norden)

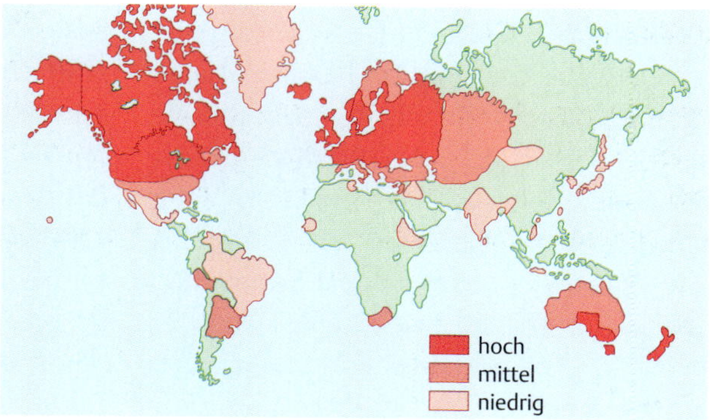

▶ Weltweite Verbreitung der MS

Hat die ethnische Zugehörigkeit Einfluss auf das Auftreten der MS?

Auch die ethnische Zugehörigkeit hat auf das Auftreten der MS einen wichtigen Einfluss. So kommt MS, bevorzugt in der weißen Bevölkerung Europas, Australiens und Nordamerikas vor (so genannte Kaukasier). Unter der schwarzen Bevölkerung Afrikas ist die MS hingegen fast unbekannt. Selten tritt sie auch bei den Inuit (Eskimos) oder den sibirischen Yakuts auf, obwohl diese ja weit entfernt vom Äquator beheimatet sind.

Der Vergleich zwischen Asiaten und weißen Europäern, die auf gleichen Breitengraden leben, ergibt ein selteneres Auftreten der MS in Asien. So wird die Zahl der MS-Kranken in Japan, einem Land mit mehr als 120 Millionen Einwohnern, lediglich auf etwa 8000 beziffert. Die Prävalenzrate beträgt hier vier von 100000 Bewohnern. Im vergleichsweise kleinen Ungarn fällt die MS-Prävalenz, je nach Zugehörigkeit zu einer der Bevölkerungsgruppen, sehr unterschiedlich aus. Während unter den hier lebenden Sinti und Roma nur zwei von 100000 erkranken, weist die übrige ungarische Bevölkerung eine MS-Häufigkeit von 30–50 pro 100000 auf.

Spielen Umweltfaktoren und Einflüsse in der Kindheit eine Rolle?

Als Ursache für die geografisch unterschiedliche Verteilung der MS wird das bislang wenig verstandene Zusammenspiel von genetischen und umweltbedingten Faktoren vermutet. Diese Zusammenhänge sollen u.a. durch Studien an Personen geklärt werden, die ihre Geburtsländer verlassen haben (Migrationsstudien). Eine derartige Studie aus Israel zeigte, dass bei Kindern das Risiko für eine MS-Erkrankung steigt, wenn sie vor der Pubertät (< ca. 15 Jahre) aus einer äquatorialen in eine gemäßigte Zone umsiedeln. Kinder erwerben somit das jeweilige in der neuen Heimat bestehende Erkrankungsrisiko. Jugendliche nach der Pubertät (> ca. 15 Jahre) und Erwachsene hingegen nehmen das in ihrer alten Heimat bestehende Erkrankungsrisiko in die neue Umgebung mit.

Diese Migrationsstudien zeigen eindrucksvoll, wie sehr eine bestimmte Umwelt bzw. Umweltfaktoren in frühen Lebensjahren die Erkrankung offensichtlich beeinflussen. Menschen, die während ihrer Kindheit aus einer Region mit hoher Prävalenz in eine Region mit niedriger Prävalenz migrieren, erkranken nur noch mit dem Risiko ihres Gastlandes. Umgekehrt erhöht sich das Risiko für Menschen, die aus einem Land mit niedriger Prävalenz in ein Land mit hoher Prävalenz umsiedeln. Einige Wissenschaftler erklären dieses Phänomen damit, dass noch unbekannte, ansteckende Faktoren (z.B. Viren, Bakterien oder andere krankheitserregende Organismen, aber auch krankheitsübertragendes Material) nur bei Kontakt im Kindesalter die Langzeitfolge hat, das MS-Risiko zu erhöhen.

Betroffene würden die Krankheitsanlage also bei der Auswanderung mitnehmen. Ein eindeutiger Zusammenhang oder der infektiöse Faktor selbst konnte jedoch bisher noch nicht nachgewiesen werden. Für die Theorie einer übertragbaren Krankheitskomponente sprechen u.a. Untersuchungen auf den Faröer-Inseln. In der sehr einheitlichen Bevölkerung war bis zum Jahre 1939 kein einziger Fall von MS bekannt. Erst nach der Stationierung britischer Truppen im Zweiten Weltkrieg traten erste MS-Erkrankungen auf. Doch auch hier fehlen echte Beweise.

Haben Lebensstandard und Hygiene Einfluss auf MS?

Im Gegensatz zu vielen anderen Krankheiten (z.B. Herz-Kreislauf-Erkrankungen) tritt die MS bei Angehörigen schlechter gestellter sozialer Schichten offenbar nicht häufiger auf als in Gruppen der Bevölkerung, die besser situiert sind. Der internationale Vergleich zeigt ferner, dass die MS in Ländern mit hohem Hygienestand stärker verbreitet ist – insbesondere bei Angehörigen mittlerer und höherer Gesellschaftsschichten.

Folgende Erklärung wird von Wissenschaftlern in Betracht gezogen: Bei Kindern, die unter besseren hygienischen Verhältnissen aufwachsen, entwickelt sich das Immunsystem langsamer. Bei ihnen könnten nach einer durchgemachten akuten Infektionskrankheit die Erreger vielleicht nicht vollständig aus dem Körper beseitigt werden, sondern möglicherweise als weiterbestehende Infektion die Entwicklung einer MS fördern. Dieser Zusammenhang ist zwar biologisch plausibel, aber – wie die übrigen vermuteten Krankheitsursachen auch – keineswegs bewiesen.

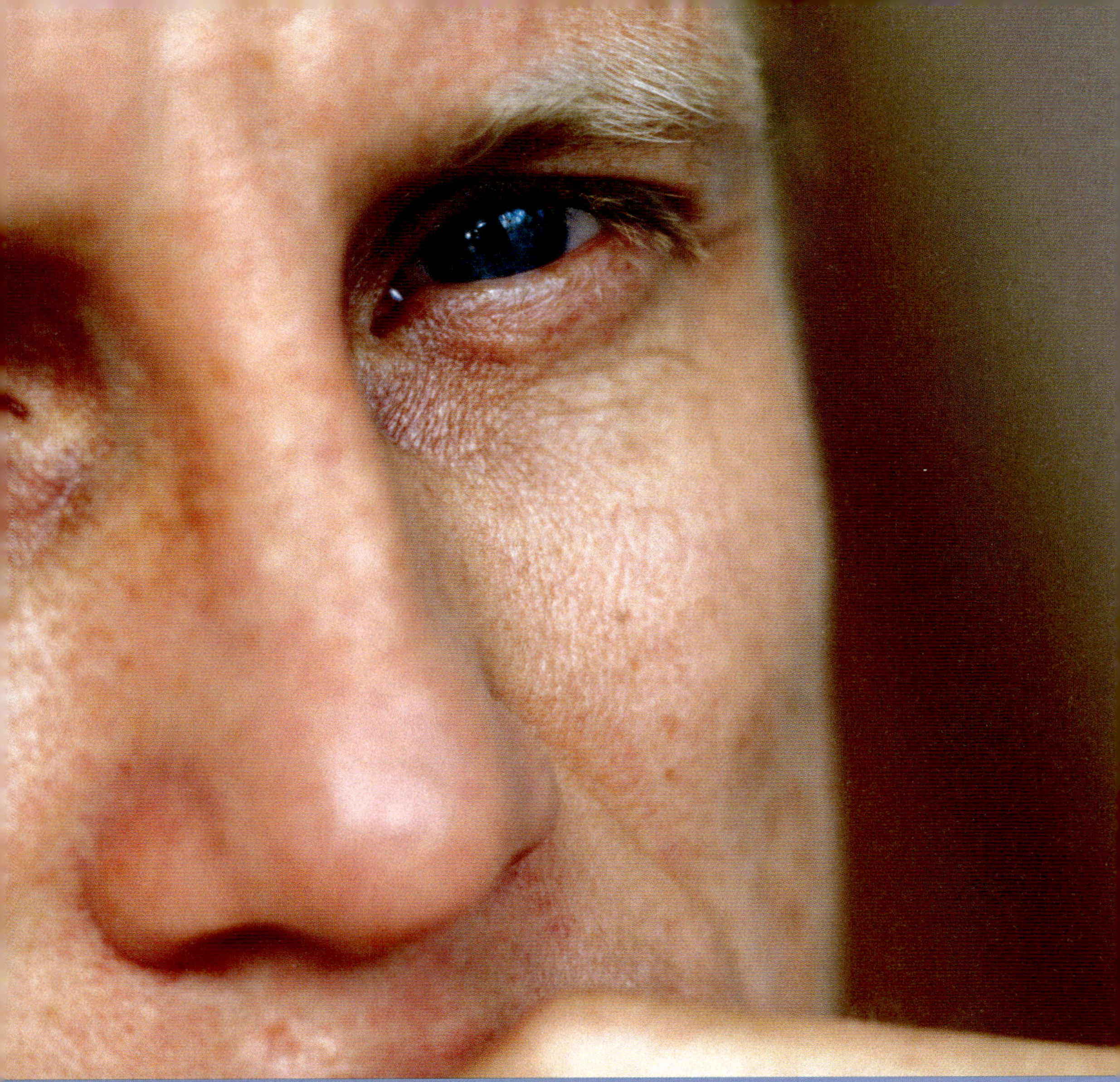

Was geht im Körper vor?

Wieso habe ich MS? Was ist MS überhaupt?

Die MS ist die häufigste chronisch-entzündliche Erkrankung des Zentralen Nervensystems (ZNS), betrifft also Gehirn und Rückenmark, und gehört zu den Krankheiten, bei denen die Ursache noch im Dunkeln liegt und die bis heute nicht heilbar ist. Obwohl Tausende von Forschern weltweit auf der Suche nach der Ursache sind, gibt es bislang lediglich einige vage Theorien. Als geklärt gilt indes, dass es sich um eine Autoimmunkrankheit handelt, bei der das körpereigene Immunsystem falsch reagiert. Es richtet sich nicht gegen Eindringlinge (z. B. Viren), sondern gegen den eigenen Organismus. Bildlich gesprochen setzt die körpereigene Polizei aufgrund eines Fehlalarms ihre Waffen gegen denjenigen ein, den sie eigentlich schützen soll. Keine andere Krankheit weist so viele Erscheinungsformen auf wie die MS. Deshalb wird sie auch »Krankheit mit den 1000 Gesichtern« genannt.

Obwohl das erste Symptom einer MS ganz plötzlich, meist aus voller Gesundheit heraus, auftritt, hat die Erkrankung selbst keineswegs einen abrupten Beginn. Im Gegenteil, die Krankheitsprozesse beginnen sowohl einige Zeit vor dem Erstsymptom und schwelen auch nach dem Verschwinden der akuten Symptome im schubfreien Intervall weiter.

Man stelle sich eine computergesteuerte, vollautomatische Produktionsstätte vor, bei der plötzlich ein Aggregat ausfällt. Grund ist ein beschädigtes Elektrokabel, über das die Steuerungsinformationen laufen. Der herbeigerufene Techniker findet schließlich heraus, dass an einer Stelle der dicke Isoliermantel beschädigt und anschließend nur unzulänglich mit Klebeband repariert wurde. An diesem Punkt werden die elektrischen Impulse nicht mehr störungsfrei weitergeleitet, es kommt zu Übermittlungsstörungen bis hin zur Leitungsunterbrechung.

Ähnlich verhält es sich bei der MS. Das Immunsystem greift körpereigenes Myelin an, also die Schutzhülle der Nervenfasern. So wie die Isolierschicht des Elektrokabels sorgt sie für eine reibungslose Befehlsübermittlung vom ZNS über die peripheren Nerven hin zur Muskulatur der verschiedenen Körperstellen. Dies ermöglicht einwandfreie, koordinierte Bewegungen, die normalerweise nahezu automatisch ablaufen. Sobald aber die Myelinschicht im ZNS, wo sie die Nerven umhüllt, durch einen Entzündungsvorgang beschädigt wird, kommen die Informationen nicht mehr vollständig an. Die Fortleitung des Nervenimpulses verlangsamt sich oder wird sogar unterbrochen. Die Entzündungsaktivität ist nicht immer gleich stark. Überschreitet sie eine kritische Grenze, dann kommt es zu einem Schub. Dies führt zu den verschiedensten Symptomen, wie beispielsweise Bewegungsstörungen und Missempfindungen.

Der Ausdruck »Multiple Sklerose« stammt aus dem Lateinischen und bedeutet: »vielfache Verhärtung« oder »viele Narben«. Aufgrund der verstreuten Verteilung der MS-Herde im Gehirn und Rückenmark erhielt die MS auch die lateinische Be-

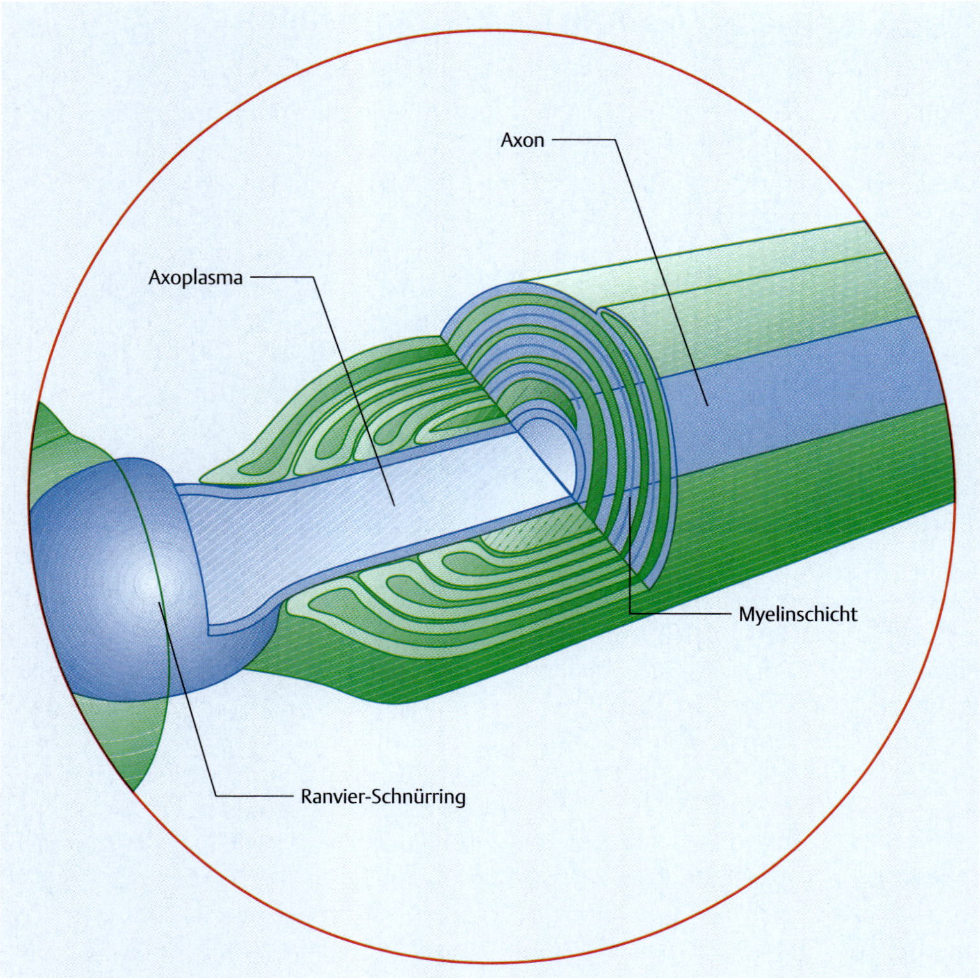

▲ Myelinhülle oder Markscheide des Axons einer Nervenzelle

zeichnung *Enzephalomyelitis disseminata*. Der Begriff Verhärtungen (Sklerosierung, Plaques oder Läsionen) beschreibt die Narbe als Folge der Schädigung, die die Myelinscheiden trifft und nach Abheilung der Entzündung an verschiedenen Stellen des ZNS zurückbleibt. Und genau dort wird die Isolierschicht zunehmend dünner als zuvor oder besteht überhaupt nicht mehr. Durch die Läsionen kommt es zu einem Gewebsrückgang, zu einer so genannten Atrophie der entsprechenden Region. Die Atrophie ist in späteren Krankheitsstadien meist deutlich sichtbar, beginnt nach neuesten Erkenntnissen aber wahrscheinlich schon regelmäßig in der Frühphase der Erkrankung.

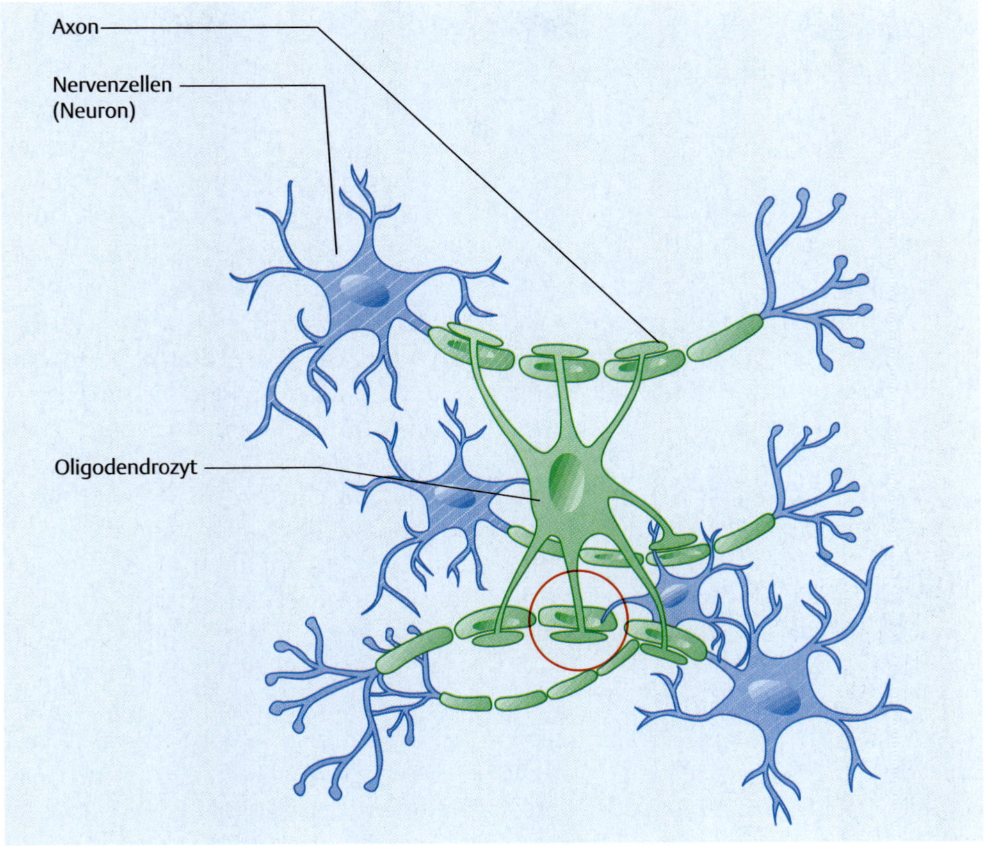

▲ Schematische Darstellung eines Netzes von Nervenzellen

Da diese Entzündungen und Schädigungen der Nervenfasern an unterschiedlichen Stellen auftreten, kommt es bei den Patienten zu einer Reihe sehr verschiedenartiger Symptome, so genannter neurologischer Funktionsausfälle durch Störungen der Nervenleitungen. Liegt z.B. eine Schädigung im Bereich der Sehnerven vor, so sind die Augen betroffen. Sind Nerven geschädigt, die Bewegungen steuern, so genannte motorische Nerven, so ist die Bewegungsfähigkeit betroffen, und der Patient bemerkt vielleicht eine Schwäche oder Unbeweglichkeit der Muskeln. Bei Schäden an den sensiblen Nerven, die Empfindungen weiterleiten, kann es zu Veränderungen in der Art der Gefühlswahrnehmungen kommen, z.B. kann ein Kribbeln auftreten, oder in bestimmten Bereichen des Körpers lässt die Sensibilität nach. Häufig sind auch Nerven des vegetativen Nervensystems betroffen. Prinzipiell können also alle körperlichen Funktionen, die durch Nerven vermittelt werden, von der MS betroffen sein. Wenn die Entzündung abklingt, lassen auch die Symptome nach oder verschwinden sogar ganz.

Was passiert in unserem Körper? Vergleich Nervensystem – Computer

Um zu verstehen, was bei der MS im Körper passiert, können wir uns das Nervensystem auch als einen Computer mit Peripheriegeräten wie Tastatur, Monitor, Drucker etc. vorstellen. Das Gehirn ist dabei die oberste Schaltzentrale, also die Kombination aus Prozessor, Mainboard, Arbeitsspeicher und Festplatte des Computers. Das Rückenmark entspricht dem zentralen Kabelbaum, in dem die meisten Anschlüsse des Computers gebündelt sind. Die Nervenfasern lassen sich mit den inneren und äußeren Kabeln des Computers vergleichen. Periphere Nerven sind in diesem Bild die Kabel zu den außerhalb angeschlossenen Geräten.

Im Computer sind die meisten elektrischen Kabel mit einer Isolierschicht aus Plastik umhüllt. Im menschlichen Körper übernimmt diese Funktion die Myelinschicht. Auf das Bild des Computers übertragen entsprechen Nerven, die von der MS angegriffen werden, Kabeln und Verbindungen im Inneren des Computers, die beschädigt wurden und den Datenstrom nicht mehr zuverlässig weiterleiten.

So kann es passieren, dass nach einem Defekt im Kabelbaum der Drucker nicht mehr richtig funktioniert (ein Muskel eine Lähmung zeigt), oder dass die Signale der Tastatur oder der Maus (Reize von den Sinnesorganen) die Schaltzentrale (das Gehirn) nur unvollständig oder verfälscht erreichen. Analog zu einem verschmorten Kabel im Computer kann die MS-Entzündung z.B. die Sehnerven schädigen. Dies führt beispielsweise dazu, dass der MS-Kranke unter Doppelbildern oder einer verschwommenen Sicht leidet. Wirken sich MS-Läsionen auf Bahnen des autonomen Nervensystems aus, könnte dies in der Computer-Analogie z.B. der Störung eines eingebauten Ventilators entsprechen, der Überhitzungen und einzelne Funktionsverschlechterungen zur Folge hat.

Bei MS-Patienten kann es nach wiederholtem Auftreten von Entzündungen und anschließender Bildung sklerosierter Plaques oder auch durch diffuse und fokale Schädigung der grauen Substanz im Gehirn ebenfalls zu allgemeinen Fehlfunktionen der Informationsverarbeitung kommen. So stellen sich in späten MS-Stadien nicht selten Beeinträchtigungen der so genannten höheren Hirnfunktionen wie Gedächtnis, Aufmerksamkeit und planendes Denken ein (zusammengefasst: Kognition). Um im Computer-Vergleich zu bleiben: Schäden am Prozessor oder am Arbeitsspeicher führen zu verlangsamten und/oder fehlerhaften Rechenoperationen, so dass Dateien versehentlich gelöscht und Informationen nicht mehr eindeutig miteinander verknüpft werden. Bei welchen Patienten es zu Störungen der höheren Funktionen kommen wird, kann nicht mit Sicherheit vorausgesagt werden.

Wie verteilen sich die Entmarkungsherde im Zentralen Nervensystem?

Die Entzündungsherde werden sowohl im Großhirn als auch im Hirnstamm, im Kleinhirn (Cerebellum) und am Sehnerv angetroffen und finden sich vor allem im näheren Bereich um die Hirnventrikel herum (den mit Nervenwasser-Liquor gefüllten Hirnkammern) und stellen sich als multiokuläre Läsionen der weißen Substanz dar. Neben diesen periventrikulären Herden finden sich auch radial nach außen angeordnete Läsionen, die dem Verlauf der Blutgefäße folgen.

Zusätzlich kommen auch subkortikale Läsionen vor, d.h. Herde, die unmittelbar unter der Hirnoberfläche liegen. Etliche Regionen im Gehirn können nicht eindeutig bestimmten Funktionen zugeordnet werden. Oft kommt es nicht zu direkt fassbaren Störungen, wenn diese Regionen geschädigt werden. MS-typische Entzündungsherde in diesen stummen Regionen rufen daher keine klinischen Symptome hervor. So erklärt sich, dass die Zahl der Entzündungsherde sehr groß sein kann, obwohl der Betroffene kaum Defizite verspürt.

Aber auch im Rückenmark können sich Herde befinden, die relativ MS-typisch sind und ein wichtiges Kriterium darstellen, um die MS von anderen Erkrankungen, die im Gehirn auch demyelinisierende Herde hervorrufen, zu unterscheiden.

Die Größe der Herde ist variabel. Sie reicht von nur mikroskopisch nachweisbaren Herden bis zu Herden von mehreren Zentimetern Durchmesser. Vor allem im fortgeschrittenen Krankheitsstadium können die Herde zusammenfließen. Zu Beginn der Erkrankung finden sich bereits bei 10% der Patienten Entmarkungsherde im ZNS.

▼ Typische MRT-Befunde bei MS; oben: zahlreiche Läsionen im Marklager, unten: um die Seitenventrikel

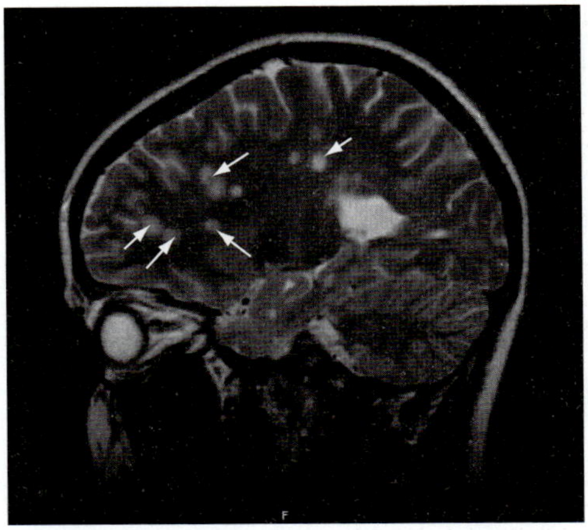

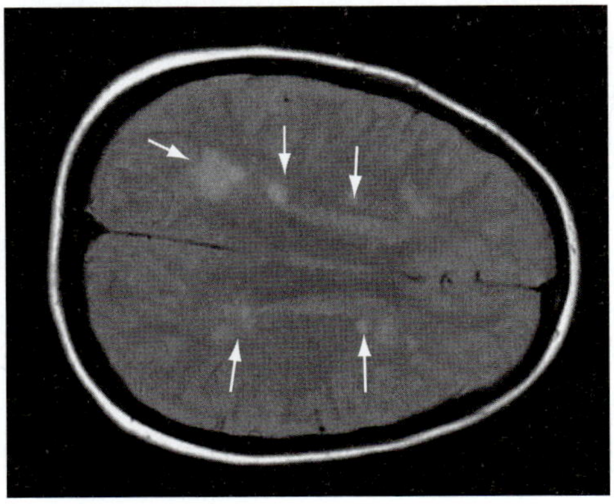

Welche Faktoren lösen einen MS-Schub aus?

Bei den meisten Betroffenen verläuft die MS zunächst in Schüben, die in unterschiedlichen Zeitintervallen auftreten. Manchmal liegen sogar Jahrzehnte dazwischen. Ein Schub verursacht bestimmte Symptome, die gerade am Anfang fast vollständig wieder verschwinden. Im späteren Verlauf steigt die Wahrscheinlichkeit, dass einige Störungen bestehen bleiben. Es ist im Einzelfall nicht möglich, vorherzusagen, wie sich die Krankheit entwickeln wird. Zahlreiche MS-Betroffene haben ihr Leben lang einen günstigen Verlauf.

Bisher konnte auch noch nicht zweifelsfrei nachgewiesen werden, welche Faktoren oder Einflüsse bei den Erkrankten einen MS-Schub auslösen. Der Erfahrung nach geht einem Schub z. B. häufig ein grippaler Infekt oder ein stark belastendes Lebensereignis voraus. Dies hat zu der Vorstellung geführt, dass es der Stress ist, der zu einem MS-Schub führen kann und daher unbedingt vermieden werden sollte. Da Stress sich unmittelbar auf den Zustand des Immunsystems auswirken kann, erscheint der Zusammenhang auch biologisch plausibel, wissenschaftlich nachgewiesen ist dies hingegen nicht.

Wie beginnen MS-Attacken?

Bei gesunden Menschen können die Abwehrzellen des Immunsystems nicht in die abgeschlossene Gewebeeinheit (Kompartiment) des ZNS eindringen. Das ZNS ist so vor potenziell giftigen Stoffen geschützt. Die Blut-Hirn-Schranke, eine besonders gute, normalerweise fast hermetische Abgrenzung zwischen dem Innenraum der kleinen Blutgefäße und dem umliegenden Nervengewebe, verhindert dies. Sie wird von den Zellen der Blutgefäßwand und den umgebenden Gliazellen (Bindegewebszellen) gebildet und verhindert vor allem das Eindringen nicht fettlöslicher Substanzen. Das ZNS soll damit vor verschiedenen, möglicherweise schädigenden Einflüssen aus dem übrigen Körperinneren abgeschottet werden.

Laufen an der Blut-Hirn-Schranke allerdings entzündliche Veränderungen ab, wird diese für Zellen durchlässig. Zugleich werden durch Botenstoffe (Zytokine) Abwehrzellen angelockt. Darunter sind auch die im übrigen Körper auf Myelinbestandteile oder zumindest ähnliche Antigen-Strukturen programmierten T-Zellen (krankhaft aktivierte Immunzellen). Sie können nach ihrer Aktivierung durch verschiedene, sehr komplexe Immunmechanismen die Blut-Hirn-Schranke überwinden, so in das ZNS eindringen und MS-Attacken auslösen. Im Nervengewebe von Gehirn und Rückenmark führen sie dann lokal zu einzelnen oder mehreren kleinen Entzündungsherden an den Nervenfasern, die die Weiterleitung der Nervenimpulse stören und zu unterschiedlichen Symptomen führen.

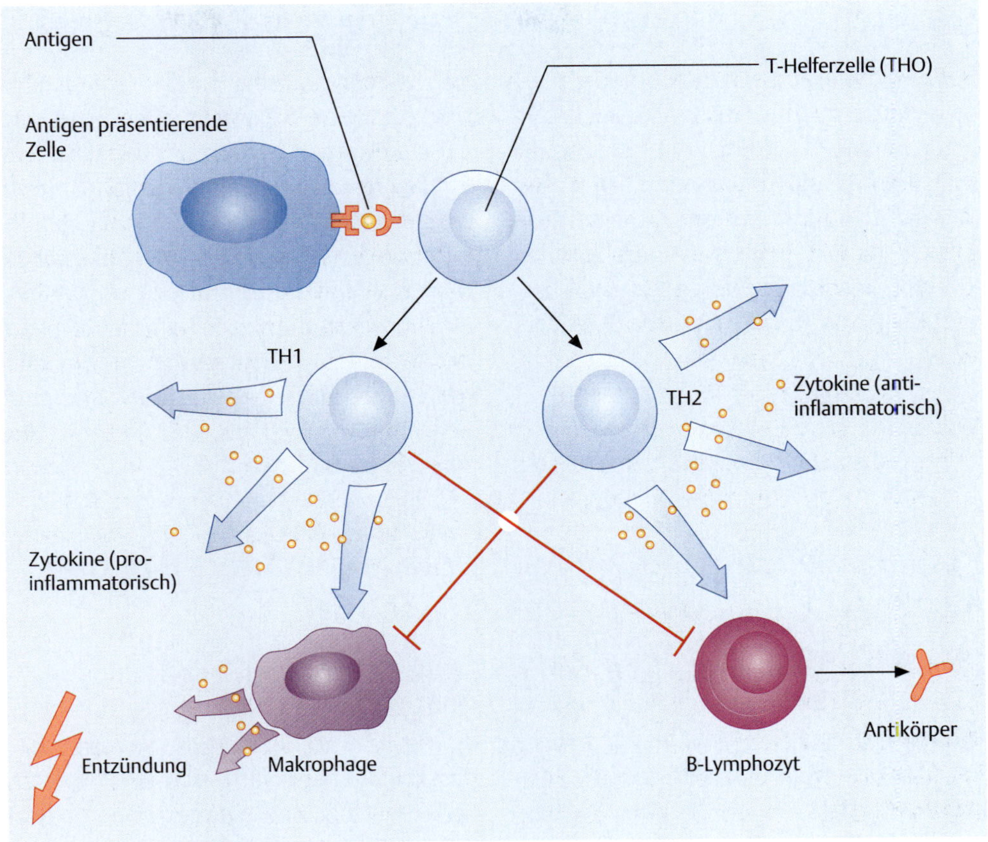

▲ T-Zell-Differenzierung in TH1- und TH2-Zellen

T-Lymphozyten können z. B. durch Infekte aktiviert werden. Dann setzen sie sich an die Zellen, die die Blut-Hirn-Schranke bilden (Adhäsion). Sobald sie die Blut-Hirn-Schranke überwunden haben, können sie im Gehirn eine Entzündungsreaktion auslösen. Voraussetzung ist, dass sie eine Struktur (Antigen) finden, die bestimmten Strukturen auf ihrer Oberfläche (Antikörper) entspricht. Antigen und Antikörper reagieren miteinander nach dem Schlüssel-Schloss-Prinzip. Etliche Moleküle, vor allem Eiweiße auf den Myelinscheiden (so genannte Myelinproteine), fungieren als Antigen. Sobald die T-Zellen an ihrem Antigen angedockt haben, werden unter anderem zahlreiche Botenstoffe wie die Zytokine ausgeschüttet. Diese aktivieren wiederum andere Zellen, wie Mikroglia und Makrophagen. Durch diese lawinenartigen Entzündungsprozesse kommt es zu Schäden der Myelinscheiden und Axone.

Was führt zur chronischen Entzündung und Entmarkung?

Mit den immer besseren technischen Untersuchungsmöglichkeiten wurde inzwischen entdeckt, dass nicht nur die Zerstörung des Myelins für das Fortschreiten der MS-Erkrankung eine wesentliche Rolle spielt. Offenbar kommt es auch zu einer direkten Schädigung der Axone bzw. sogar zum Absterben der betreffenden Neurone.

Sind aktivierte autoreaktive T-Zellen erst einmal ins ZNS eingedrungen, setzen sie entzündungsfördernde Botenstoffe frei, die weitere Abwehrzellen anlocken. Durch diesen sich selbst verstärkenden Effekt nimmt die Entzündung immer ernstere Ausmaße an und kann schließlich zur Zerstörung der Myelinscheiden führen, sowie zum Untergang der Axone. Eine Durchtrennung des Axons ist einer der Faktoren, der auch zum Absterben der betreffenden Nervenzelle führt, denn die Regenerationsfähigkeit der Neurone ist sehr begrenzt.

Können die Entmarkungsherde wieder repariert und die Myelinscheide wiederhergestellt werden?

MS-bedingte Funktionsstörungen können sich, wenn die Entzündung abklingt, durch Reparaturvorgänge mit Wiederherstellung der Myelinscheide des Nervs (Remyelinisierung) zurückbilden oder aber bei narbiger Abheilung ausgedehnter Läsionen zu bleibenden Funktionsverlusten führen. Bei MS treten sowohl Demyelinisierung als auch Remyelinisierung an unterschiedlichen Orten gleichzeitig auf und führen zu einem Wechselspiel aus Schädigung und Wiederherstellung.

Remyelinisierung, also die erneute Umhüllung der Nervenfasern mit Myelin, ist für MS-Patienten und Ärzte ein fast magisches Wort. Gerade am Anfang der Erkrankung werden Reparaturen und Wiederherstellung der Myelinscheide durch die Oligodendrozyten bei den meisten Kranken beobachtet. Die gezielt ausgelöste Remyelinisierung wird intensiv beforscht. In Versuchen an der Maus mit neuronalen Stammzellen beispielsweise differenzierten sich die implantierten Zellen zu Oligodendrozyten und produzierten im ZNS der Tiere Myelin – zumindest an jenen Nervenfasern, bei denen das Axon noch erhalten war. Die therapeutische Nutzbarkeit der Remyelinisierung ist für MS-Kranke eine hoffnungsvolle Aussicht.

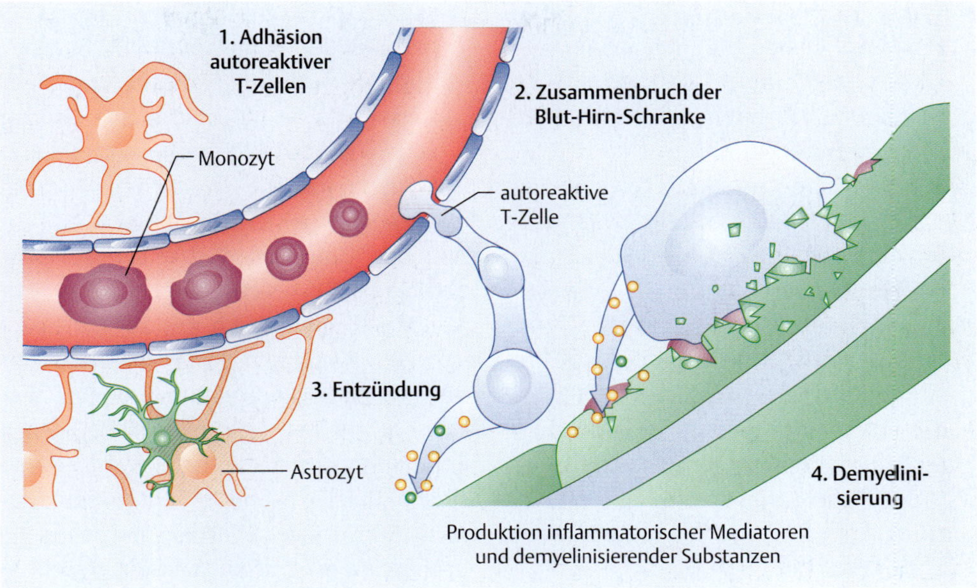

▲ Möglicher pathogener Mechanismus: Die Rolle des Immunsystems

Gibt es unterschiedliche Typen demyelinisierender Läsionen?

Die Erforschung der bei der MS ablaufenden Prozesse ist nicht zuletzt deshalb so kompliziert, weil es »die« MS nicht gibt. Bereits das klinische Bild der Erkrankung ist sehr vielfältig und es erscheint wenig plausibel, dass eine gutartig verlaufende MS, die im Verlaufe mehrerer Jahrzehnte nur wenige voll reversible Schübe hervorruft, auf die gleichen Prozesse wie eine dramatisch verlaufende Krankheitsform zurückzuführen sein soll.

Die Verschiedenartigkeit (Heterogenität) der MS wird durch die Histopathologie (Lehre von den krankhaften Veränderungen der Gewebe) bestätigt. Man unterscheidet zwei Haupttypen histologischer Veränderungen der demyelinisierenden Plaques und vier Untergruppen. Der Typ 2 kommt häufiger vor und hat eine schlechtere Prognose als der Typ 1.

- **Typ 1:** Demyelinisierung durch Fresszellen (Makrophagen) und T-Zellen, kein Verlust von Oligodendrozyten, rasche Remyelinisierung

  Subtyp 1 und **Subtyp 2:** Hier herrschen Fresszellen und Lymphozyten in den Plaques vor. Bei Typ 1 scheinen vorwiegend die von Lymphozyten aktivierten Fresszellen für die Zerstörung der Markscheiden verantwortlich zu sein. Bei Typ 2 finden sich zusätzlich lokale Antikörper- und Komplementablagerungen.

- **Typ 2:** Demyelinisierung durch Makrophagen, T- und B-Zellen sowie Antikörper; Zerstörung (Destruktion) der Glianarben, Oligodendrozyten, teilweise Remyelinisierung
  Subtyp 3: Die Veränderungen sprechen dafür, dass die wesentliche Ursache für die Entstehung dieser Plaques eine Stoffwechselstörung der Oligodendrozyten ist. Bestimmte Eiweißbestandteile der Markscheide gehen selektiv verloren und der Oligodendrozyt erleidet einen so genannten programmierten Zelltod (Apoptose), d.h. er stirbt ab. In den Plaques finden sich ebenfalls Entzündungszellen, ihre Rolle ist aber noch nicht geklärt.
  Subtyp 4: Hier zeigen die Plaques keine der bisher beschriebenen Veränderungen, sondern die Oligodendrozyten gehen in der dem Plaque benachbarten, normalen weißen Substanz zugrunde. Dieser Typ ist auf eine kleine Gruppe von Patienten mit primär progredienter MS begrenzt. Die Ursachen hierfür sind noch nicht geklärt.

Aus der Unterschiedlichkeit der Histopathologie lässt sich ableiten, dass nicht alle MS-Formen gleich gut auf die heute gängigen Therapien ansprechen. Entzündungshemmende Therapien wirken besonders gut bei den Formen, bei denen Entzündungsprozesse im Vordergrund stehen (Subtyp 1 und 2 = Autoimmunentmarkung), während Formen, bei denen die primäre Degeneration dominiert (Subtyp 3 und 4 = Oligodendrozytenschädigung), weniger beeinflusst werden.

Wie ist unser Nervensystem aufgebaut?

Beim Nervensystem handelt es sich wohl um den komplexesten Teil unseres Körpers. Es wird nach seiner Anatomie grundsätzlich unterteilt in das Zentrale Nervensystem (ZNS), zu dem das Gehirn (Großhirn, Hirnstamm und Kleinhirn) und das in der Wirbelsäule liegende Rückenmark gehören, und in das periphere Nervensystem (PNS), das aus zwölf so genannten Hirnnerven sowie aus 31 Rückenmarknervenpaaren (Spinalnerven) besteht, die die verschiedenen Regionen des Körpers wie ein dicht geknüpftes Straßennetz durchziehen.

Das Zentrale Nervensystem (ZNS)

Das ZNS stellt die Kommandozentrale dar, interpretiert die ankommenden Sinnesempfindungen (sensorischen Informationen), z.B. von unseren Augen und Ohren, und kontrolliert die an die Muskeln ausgesendeten Befehle. Das Gehirn führt auch komplexe Funktionen aus, wie Lernen, Gedächtnis, Gefühle und abstraktes Denken. Somit gehört die Verarbeitung von Sinneseindrücken zu den lebenswichtigen Aufgaben des Nervensystems.

Die Aufnahme der Informationen aus der Außenwelt geschieht durch unsere Sinnesorgane mit ihren hochspezialisierten Sinneszellen in der Netzhaut der Augen, den Corti-Haarzellen des Ohres (den Sinneszellen im Innenohr für den Gleichgewichtssinn), den Geschmacksknospen der Zunge und den Riechzellen in der Nasenschleimhaut. Auch die Haut verfügt über verschiedene Endorgane, über die Berührungen, Hitze-, Kälte- und Schmerzreize an das Gehirn gemeldet werden. In elektrische Signale umgewandelt werden die Informationen über die entsprechenden Nerven (z.B. den Sehnerv), die zu spezialisierten Regionen im Gehirn, wie z.B. der Seh- und der Hörrinde, weitergeleitet werden. Dort erst geschieht die eigentliche Wahrnehmung der Sinnesreize, erst danach können die Informationen in unser Bewusstsein treten.

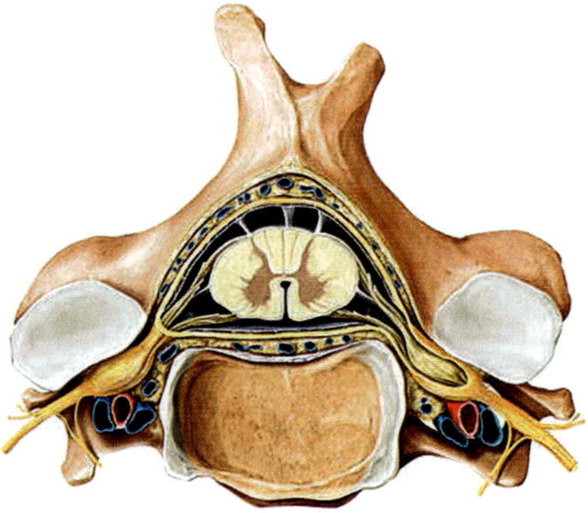

▲ Rückenmark und Spinalnerv im Wirbelkanal

Den zweiten großen Anteil des ZNS bildet das Rückenmark, das an der Unterseite des Gehirns austritt. Es enthält Nervenzellen, Umschaltstationen und vor allem Nervenbahnen, die vom Gehirn in die Peripherie und umgekehrt ziehen. Es liegt – bedeckt von Rückenmarkshäuten – geschützt im Inneren der knöchernen Wirbelsäule, im Wirbelkanal. Aus ihm treten durch kleine Durchgänge zwischen den Wirbelkörpern (Zwischenwirbellöcher) die Spinalnerven aus.

Das Rückenmark hat eine quer-ovale bis runde Form und läuft, sich immer weiter verjüngend, in Höhe der Lendenwirbelsäule konisch aus. Wie das Gehirn besteht das Rückenmark aus grauer (innen liegend) und weißer Substanz (seitlich bzw. außen liegend). Im Querschnitt hat die graue Substanz eine schmetterlingsförmige Figur, deren Flügelspitzen die so genannten Hinter-, Vorder- und Seitenhörner bilden. Die in der weißen Substanz laufenden Bahnen sind in Hinter-, Vorder- und Seitensträngen organisiert.

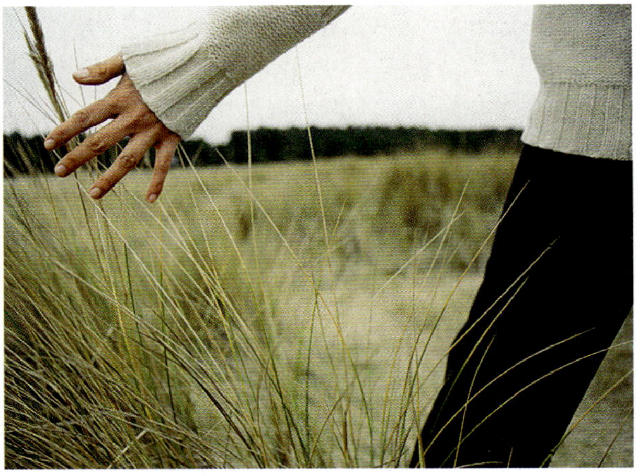

▶ Sinnliche Wahrnehmung

Das Periphere Nervensystem (PNS)

Das PNS besteht aus den aus dem Rückenmark austretenden Nervenwurzeln und ihren Verzweigungen, sowie aus den an der Hirnbasis austretenden Hirnnerven (sensorisch und motorisch). In den peripheren Nerven verlaufen Fasern, die Impulse von den Sinnesorganen in der Peripherie zum ZNS leiten und Fasern, die Bewegungsimpulse vom ZNS zu den Muskeln vermitteln. Sensorische Nerven leiten Informationen, die man durch Sehen, Hören, Schmecken, Fühlen und Tasten aufnehmen kann, zum ZNS. Motorische Nerven leiten die vom ZNS kommenden Befehlssignale zu den Muskeln. Die Pyramidenbahn ist beispielsweise eine lange, absteigende motorische Bahn, die willkürliche und erlernte Bewegungen der Skelettmuskulatur kontrolliert. Dagegen ist die so genannte Extrapyramidenbahn eine Nervenbahn, über die der Muskeltonus kontrolliert wird und die für die Körperhaltung und stereotype Bewegungen wie das Gehen verantwortlich ist.

Über die Nervenfasern werden Signale gesendet – z.B. der Schmerzreiz vom verbrannten Finger in das Gehirn oder umgekehrt der Befehl an die Beinmuskeln, einen Schritt vor den nächsten zu setzen. Die Nervensignale werden dabei von Nervenzelle zu Nervenzelle fortgeleitet und können blitzschnell auch weite Distanzen überbrücken.

▼ Nervenzelle

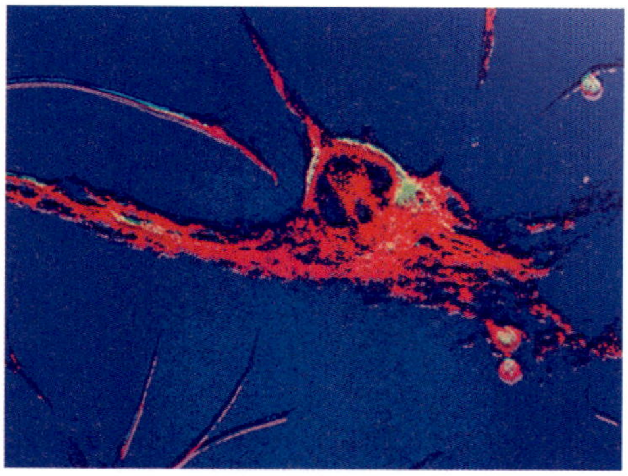

Ein Beispiel: Beim Anfassen einer heißen Tasse nehmen die peripheren Nerven Hitze wahr und geben diese Information an das ZNS weiter. Das ZNS merkt: »Die Tasse ist heiß und gefährlich«. Über die peripheren Nerven erfolgt der Befehl an die Armmuskeln: »Tasse zurückstellen!«

Die Nervenzellen (Neurone)

Die Nervenzellen bestehen aus einem Zellleib, der mit einer Hülle (Zellmembran) von der Umgebung und anderen Zellen abgegrenzt ist. In diesem Zellleib eingebettet ist der Zellkern, in dem sich auch die genetischen Informationen des Menschen befinden. Die Gene sind u.a. dafür verantwortlich, dass die Nervenzelle ihre ganz speziellen Aufgaben erfüllen kann.

Anders als die meisten übrigen Körperzellen verfügen die Nervenzellen am Zellleib über kurze Ausläufer (Dendriten), die sich ähnlich wie ein Baum nach außen verzweigen und verästeln. Die Dendriten sind die Empfangsorgane der Zelle für Signale anderer Zellen – in einem technischen Vergleich mit dem Telefon sind sie die Hörmuschel, in die andere Nervenzellen hineinsprechen. Außerdem besitzen Neurone noch einen Zellfortsatz (Axon) zur Weiterleitung von Signalen.

Die Nervenzellfortsätze (Axone)

Die Nervenzellfortsätze sind sehr dünn (etwa 0,5–10 µm). Sie können sehr kurz oder aber auch sehr lang sein, in Einzelfällen durchziehen sie den Körper über eine Länge von mehr als einem Meter (z. B. vom Gehirn durch das Rückenmark bis zum Fuß). Über die Axone »spricht« die Nervenzelle zu anderen Nerven- und Körperzellen, u. a. auch zu Muskel- und Drüsenzellen und stellt so die Verbindung im Nervensystem dar. Vergleicht man die Nervenzelle mit einem Telefon, so entspricht das Axon der Telefonleitung, über die das gesprochene Wort in Form elektrischer Impulse an andere Teilnehmer weitergeleitet wird.

Ein Axon verzweigt sich an seinem zellfernen Ende vielfach und trägt an jedem Ausläufer kleine Knöpfchen (Synapsen), über die es Kontakt zu anderen Neuronen bzw. zu Muskelzellen (über eine so genannte motorische Endplatte) und anderen Zellen hat und die Nervenzellsignale über Botenstoffe (Neurotransmitter) überträgt.

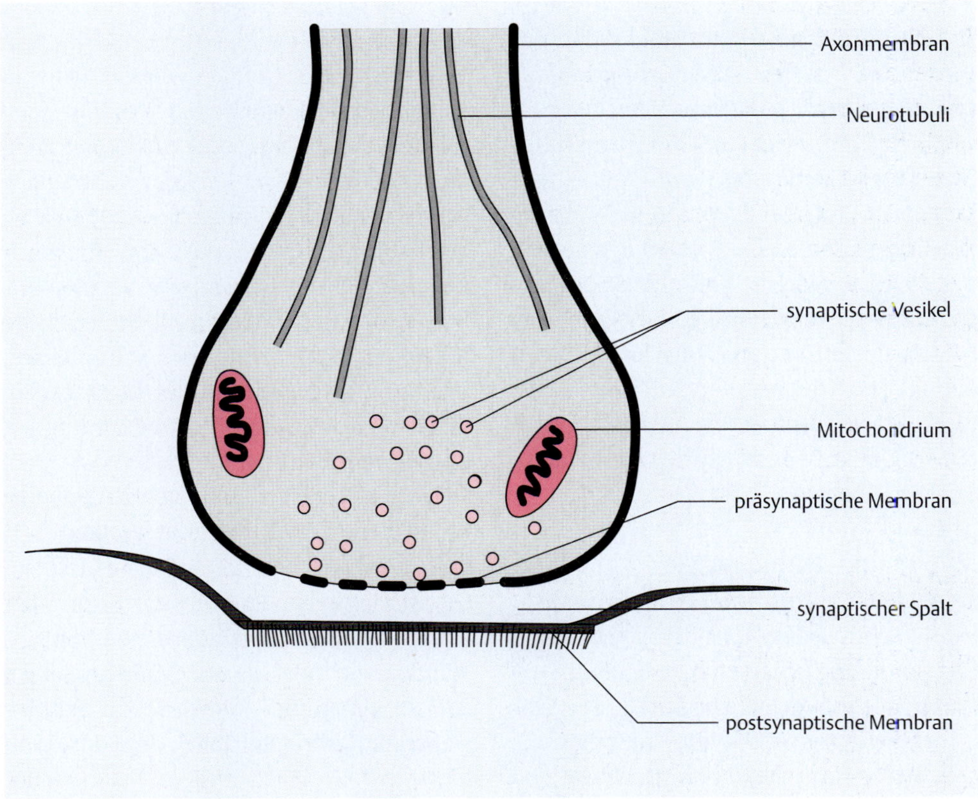

▲ Schematische Darstellung einer Synapse als Verbindung von zwei Nervenzellen. Eine in der Synapse ankommende elektrische Erregung führt zum Ausschütten des Überträgerstoffes (Transmitter) aus den Vesikeln, der sich nach Durchqueren des synaptischen Spalts an speziellen Bindungsstellen der nachgeschalteten (postsynaptischen) Nervenzelle anlagert.

Die Reizübertragung von einer Nervenzelle zur anderen erfolgt also über die so genannten Synapsen, die in der Regel aus den Endknöpfchen des Axons der einen und speziellen Kontaktpunkten auf den Dendriten der anderen Nervenzellen gebildet werden. Zur Erregungsübertragung werden bestimmte Übertragungsstoffe (Neurotransmitter wie Acetylcholin, Noradrenalin, Dopamin und Serotonin) freigesetzt. Diese werden in Form kleiner Bläschen von der Zelle in den hauchfeinen Zwischenraum zwischen den Zellen (synaptischer Spalt) abgegeben (siehe Abb. S. 45).

An der Empfängerzelle binden die Transmitter an speziell dafür vorgesehenen biochemischen Strukturen, den Rezeptoren. Wird ein Rezeptor von einem Transmittermolekül besetzt, verändert er sein Verhalten und meldet der Zelle, dass ein Reiz angekommen ist. Dieser wird entweder gleich weitergeleitet, indem die Empfängerzelle ihrerseits über ihr Axon zum nächsten Neuron funkt, oder es wird erst einmal gewartet, bis weitere Reize ankommen und sich eine bestimmte Reizsumme anhäuft, bevor eine Weiterleitung erfolgt.

Myelin und Markscheide

Da die MS in erster Linie die Myelinschicht befällt, wird sie auch als demyelinisierende Erkrankung bezeichnet. Im Hinblick darauf ist der feingewebliche Aufbau der Axone sehr wichtig. So wie die Telefonleitung durch eine Kunststoffhülle geschützt und isoliert wird, so ist auch das Axon von einer Schutzhülle (fetthaltigen Isolierschicht = Myelinschicht = Markscheide) überzogen. Darin enthaltene spezielle Hüllzellen (Gliazellen: im ZNS sog. Oligodendrozyten, im PNS sog. Schwannsche Zellen) produzieren den Fett-Eiweißstoff Myelin.

Myelin hat ein weißliches Aussehen, in Gehirn und Rückenmark gibt es der »weißen Substanz«, die viele Myelin-ummantelte Bahnen (Ansammlung von Axonen) enthält, ihren Namen. Übrigens in Abgrenzung von der »grauen Substanz« im ZNS, die aus nah beieinanderliegenden Nervenzellkörpern besteht (die »grauen Zellen« des Volksmundes).

Mehrere Schichten des Myelins übereinander bilden also die Myelinscheide der Nerven. Die Myelinscheiden werden von speziellen Bindegewebszellen gebildet (den Gliazellen). Im Gegensatz zum Kabel dient diese aber keineswegs nur der elektrischen Isolation und dem Schutz des Axons, sie ist auch für die Schnelligkeit der Übermittlung der elektrischen Impulse verantwortlich. Je dicker die Myelinschicht ist, desto schneller können Impulse weitergeleitet werden. Die Zerstörung der Markscheide führt folglich zu einer Verlangsamung der Impulsweiterleitung, und wenn das Axon selbst zerstört ist, können überhaupt keine Impulse mehr weitergeleitet werden.

Die Markscheide umhüllt das Axon aber nicht durchgehend, sondern sie ist in Abständen von zwei bis drei Millimetern, an den so genannten Ranvierschen Schnürringen, unterbrochen. Hier liegt das Axon frei.

Während sich die Erregung bei Nervenfasern ohne Markscheide an der Oberfläche des Axons entlang langsam fortplanzt,

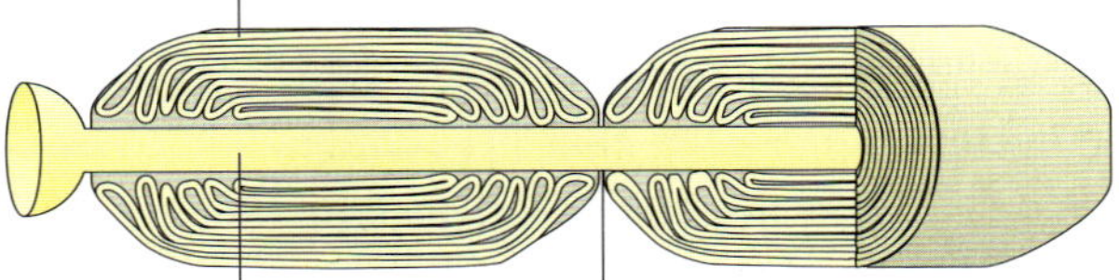

▶ Schnürring

springt die Erregung bei myelinisierten Nerven (also am gesunden Axon) hingegen mit hohem Tempo von Schnürring zu Schnürring und ist dadurch um bis zu hundert Mal schneller (maximal 120 Meter/Sekunde) als bei unmyelinisierten Nervenfasern (ca. ein bis zwei Meter/Sekunde). Sind viele Markscheiden gleichzeitig betroffen, führt dies zu spür- und messbaren Funktionsbeeinträchtigungen.

Bei den Gliazellen gibt es verschiedene Zelltypen, die unterschiedliche Funktionen besitzen: Die Oligodendrozyten synthetisieren das Myelin und bilden damit die Markscheide der Nervenfasern. Sie sind auch für die Reparaturvorgänge bei der MS (Remyelinisierung) die entscheidenden Zellen. Bei den Astrozyten handelt es sich um sternförmige Zellen, die eine Stützfunktion haben, die aber auch für den Transport von Nährstoffen und Abbauprodukten zwischen den Neuronen und dem Blut sorgen. Unter anderem präsentieren sie den T-Lymphozyten auch das Basische Markscheidenprotein (Myelinbestandteil). Diese greifen nach Aktivierung erst die Astrozyten und danach die Markscheiden an. Die Mikroglia sind vergleichsweise kleine, im gesamten ZNS verteilte bzw. sogar wandernde Zellen mit kurzen Fortsätzen, die als Abräumzellen die Fähigkeit besitzen, Abbauprodukte zu entsorgen.

Wie ist unser Gehirn gegliedert?

Das Gehirn ist eines der aktivsten Organe unseres Körpers: Rund 20% des Blutes werden vom Herzen durch das Gehirn gepumpt. Es macht mit 1300 bis 1600 Gramm nur etwa 2% des Körpergewichts aus, verbraucht aber mehr als 20% der Energie, die wir mit der Nahrung aufnehmen. Wenn die Versorgung auch nur für zehn Sekunden unterbrochen wird, kommt es zur Bewusstlosigkeit, ein mehrere Minuten andauernder Sauerstoffmangel hat meist schwere, nicht wieder behebbare Hirnschäden zur Folge.

Was geht im Körper vor?

Im Gehirn als oberster Kommandozentrale laufen alle Informationen aus dem Körper und der Umwelt zusammen. Sie werden dort in einem höchst komplexen Prozess abgeschwächt, verstärkt, gefiltert, bewertet und schließlich in bewusste und unbewusste Aktionen und Reaktionen umgesetzt. Das Gehirn besteht aus etwa 100 Milliarden (!) Nervenzellen und besitzt spezialisierte Bereiche für die verschiedenen Aufgaben. Durch die vielfachen Kontakte der Nervenzellen untereinander – jede dieser Zellen ist mit mindestens 10 000 anderen Nervenzellen durch kleine Knöpfchen (Synapsen) verbunden – entsteht die astronomisch hohe Schätzung von einer Million Milliarden (10^{15}) dieser Verknüpfungen in nur einem Gehirn.

Von außen und oben betrachtet ist das Gehirn aus zwei stark gefurchten Halbkugeln (Hemisphären) zusammengesetzt, zwischen denen ein tiefer Einschnitt verläuft. In der Tiefe sind die beiden Hälften über

▼ Die verschiedenen Hirnregionen

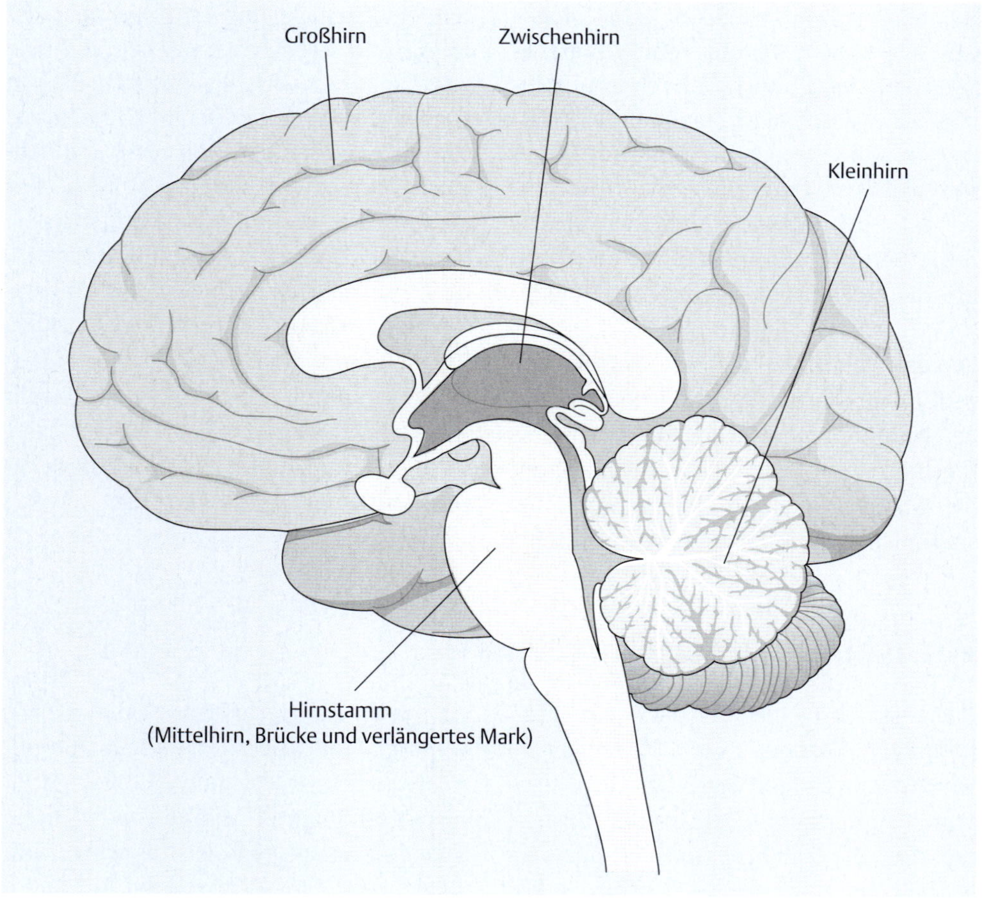

ein dickes Bündel von Nervenbahnen, dem so genannten Balken, miteinander verbunden. Über ihn findet das Zusammenspiel der beiden Hirnhälften statt.

Das menschliche Hirn untergliedert sich u.a. in die Großhirnrinde (Kortex; graue Substanz), das sich nach innen anschließende Großhirnmark (weiße Substanz), das überwiegend aus Axonen besteht, und viele weitere, sehr spezielle Hirnstrukturen wie das limbische System, die für die Motorik zuständigen Basalganglien, das Kleinhirn etc. Die Oberfläche des Großhirns ist gefaltet, um die Ausdehnung des Kortex zu vergrößern. Das Hirn lässt sich nach der räumlichen Ausrichtung in vier Bestandteile (Lappen) pro Hemisphäre unterteilen, und zwar in den Stirn-, den Scheitel-, den Hinterhaupt- und den Schläfenlappen.

Den Kortex-Arealen werden die höheren Hirnfunktionen wie Aufmerksamkeit, Gedächtnis und Planung zugeordnet, letztlich auch Selbstreflexivität und damit das Bewusstsein des Menschen. Schäden des Kortex durch Verletzung oder Erkrankung gehen mit Beeinträchtigungen der kognitiven Funktionen und Persönlichkeitsveränderungen einher. Das eindrucksvollste Beispiel bietet vielleicht der geistige Abbau durch die degenerativen Veränderungen von Rindenbereichen bei der Alzheimer-Demenz.

▼ Die graue und die weiße Substanz im Gehirn

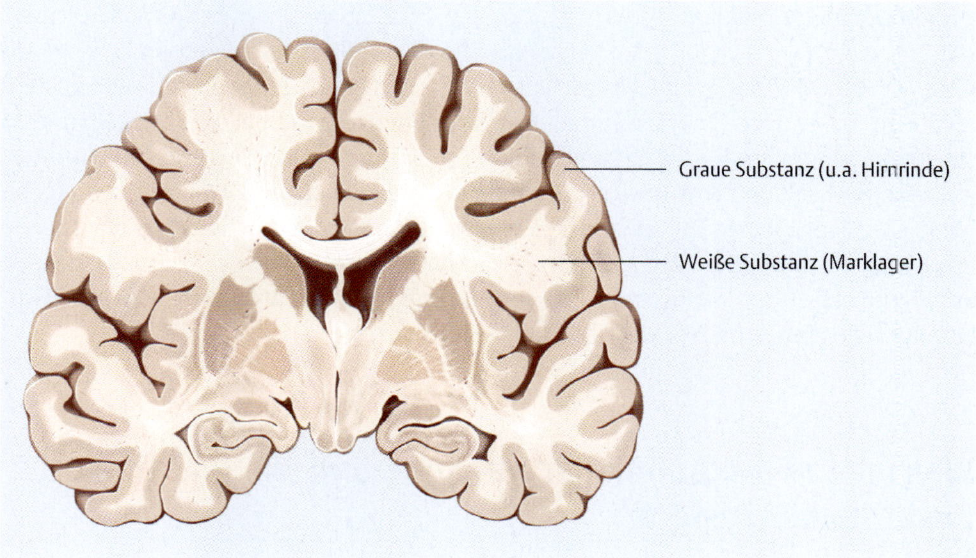

Wie funktioniert das Zusammenspiel in unserem Nervensystem?

Ein einfacher Weg zur Überprüfung der Funktion des Nervensystems ist es, den Rückenmarksreflexbogen zu testen. Reflexfunktionen können z.B. durch Klopfen mit einem schmalen Reflexhammer auf Ellenbogen oder Knie geprüft werden. Geprüft werden automatische Reaktionen, die keine Gehirnleistung und kein Denken erfordern.

Am deutlichsten wird das überaus komplexe Zusammenspiel zwischen PNS, Rückenmark und Gehirn vielleicht an folgendem Beispiel: Stoßen wir den Fuß kräftig an, wird das Schmerzsignal von den Schmerzmeldern am Fußknochen über die peripheren Nerven (in diesem Fall sensible Nerven) zum Rückenmark geleitet.

Dort werden die Reize über Umschaltstationen in motorische Nervenimpulse umgesetzt, die sofort zu den Beinmuskeln geschickt werden und dort für das augenblickliche, koordinierte Zusammenziehen jener Muskeln sorgen, die den Fuß von der Schädigungsquelle zurückziehen. Da die Leitung vom Fuß zum Rückenmark und von dort zu den Beinmuskeln nur kurz ist, geschieht dies in Sekundenbruchteilen und ohne unser wissentliches Zutun. Tatsächlich ist das Gehirn an den Aktionen dieses so genannten Reflexbogens nicht direkt beteiligt. Die Schmerzimpulse erreichen das Gehirn erst Sekundenbruchteile später.

Als Reaktion auf den Schmerz versuchen wir, seinen Grund herauszufinden, den eingetretenen Schaden zu ermitteln und eventuelle Gegenmaßnahmen einzuleiten. Diese Denkprozesse laufen in der grauen Substanz der Großhirnrinde ab. Gleichzeitig werden wir möglicherweise sehr wütend, dass jemand diesen Gegenstand liegen ließ, an dem wir uns gestoßen haben. An den Gefühlsreaktionen sind wieder andere Hirnbereiche beteiligt, unter anderem das limbische System. Wir merken uns das Erlebnis und in der Folge lenken wir unsere Aufmerksamkeit vielleicht eher auf den Boden, um weitere schmerzverursachende Kontakte zu vermeiden. Diese planenden Prozesse gehören zu den höheren Hirnfunktionen.

Was ist eine Autoimmunerkrankung und wie funktioniert unser Immunsystem?

Die wichtigste Aufgabe unserer körpereigenen Abwehr (Immunsystem) ist es, den Körper gegen Infektionen von außen, also gegen den Angriff von Bakterien, Viren, Pilzen und Parasiten, zu schützen. Dazu hat sich ein hochkompliziertes System ausgebildet, das normalerweise sehr genau zwischen »selbst« und »fremd« unterscheiden kann, d.h. es erkennt, ob bestimmte Strukturen zum Körper gehören und toleriert werden müssen oder nicht.

Verschiedene weiße Blutkörperchen, wie z.B. die Makrophagen als Fresszellen, dienen gewissermaßen als Frontsoldaten in unserem Immunsystem. Die Verteidigung gegen Eindringlinge wird von so genannten T-Zellen koordiniert. Dies betrifft eindringende Krankheitserreger wie Bakterien ebenso wie Körperzellen, die bösartig entarten oder transplantierte Organe von fremden Spendern. Im letzten Fall wird das Immunsystem daher durch geeignete Medikamente (Immunsuppressiva) unterdrückt.

In seltenen Fällen jedoch, wie bei Autoimmunkrankheiten (die Vorsilbe »auto« bedeutet »selbst«), können normale Körperzellen fälschlicherweise für Eindringlinge gehalten werden. Es kommt zu Entzündungsreaktionen und Krankheitszeichen. Fehlgeleitete T-Zellen nehmen dann aus bislang ungeklärten Gründen unsere eigenen Nervenzellen ins Visier. Somit sind die zuvor »Guten« zu »Bösen« geworden, da sie Freunde (eigenes Gewebe) für ihre Feinde halten. Dies geschieht bei Menschen mit MS, weshalb man die Krankheit auch zu den Autoimmunkrankheiten zählt. Andere Autoimmunkrankheiten sind Morbus Crohn und Rheuma.

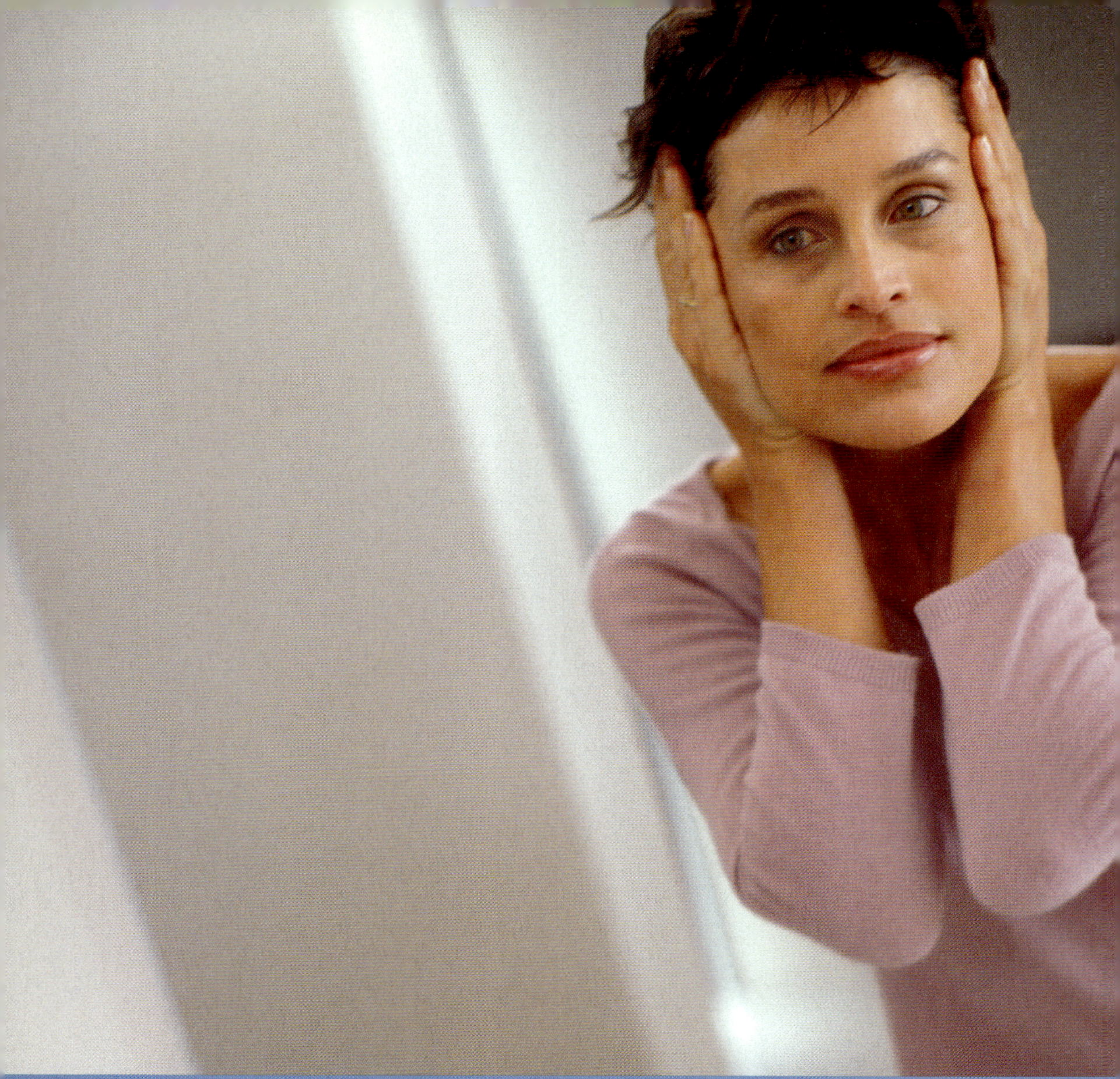

Krankheitssymptome und Krankheitsverlauf

Welche Frühsymptome können auf eine MS hindeuten? Wann sollten die Alarmglocken läuten?

Die Erstmanifestation einer MS ist sehr unterschiedlich und beginnt in 60% der Fälle mit unspezifischen Einzelsymptomen. Tatsächlich gibt es nur wenige neurologische Symptome, die nicht schon im Zusammenhang mit einer MS beschrieben worden wären. Doch bei welchen Symptomen muss an eine MS gedacht werden?

▼ Augensymptome bei Multipler Sklerose: Visuelle Effekte bei Sehnerventzündung

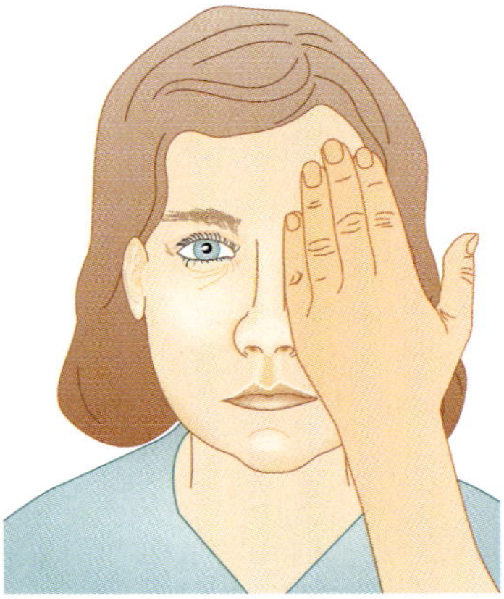

Plötzlich auftretende, sich meist innerhalb von Wochen von allein zurückbildende ausgestanzte Felder von Nebelsehen (Skotom).

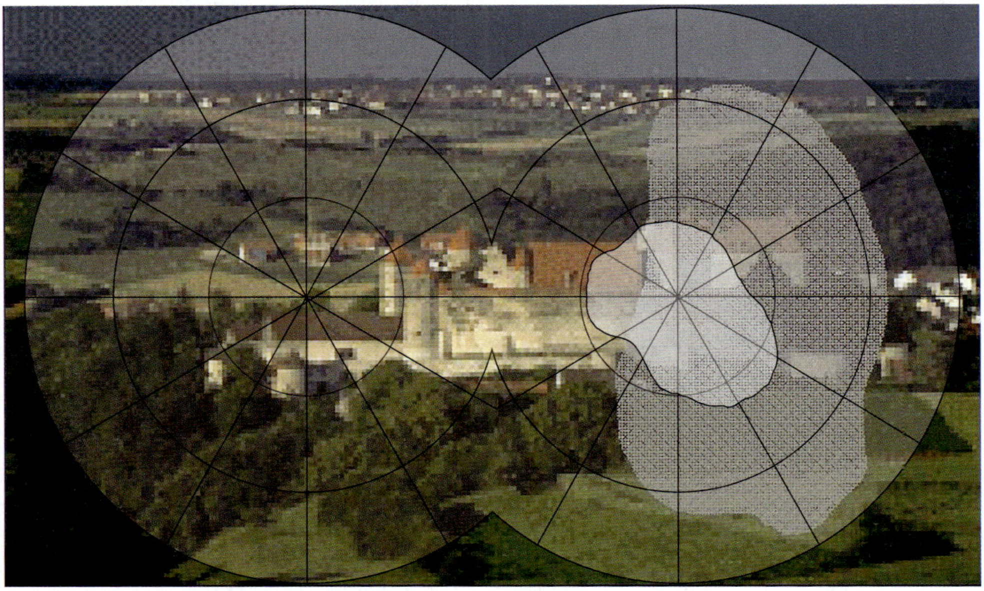

Krankheitssymptome und Krankheitsverlauf

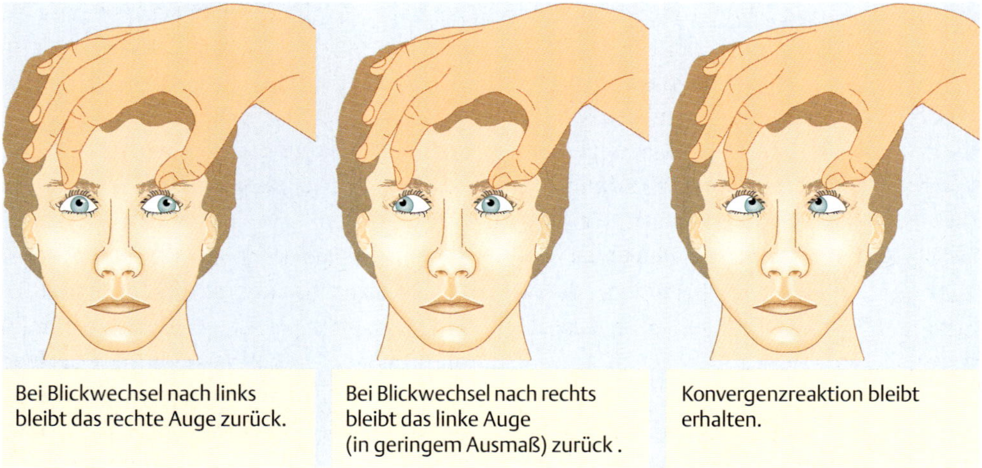

▲ Augensymptome bei Multipler Sklerose: Internukleäre Ophthalmoplegien beidseits mit dissoziiertem Nystagmus (»Augenzittern«)

Um eine Erstmanifestation der MS richtig einzuschätzen, muss man wissen, dass der klinische Verlauf der MS variabel ist. 85% der Patienten erleben im Rahmen eines schubförmig-remittierenden Verlaufs einen klinischen Schub, der sich über Tage oder Wochen zurückbildet. Nur bei 15% der MS-Patienten findet man eine primär progrediente Form, bei der eine zunehmende Verschlechterung ohne Schübe erfolgt.

Charcot beschrieb im letzten Drittel des 19. Jahrhunderts einen Symptomenkomplex, der später als Charcot-Trias lange Zeit als charakteristisch für die MS gelten sollte, jedoch nur bei etwa 15% der MS-Patienten vorkommt. Die Charcot-Trias umfasst einen Intentionstremor (ein Zittern des Armes beim Ergreifen von Gegenständen), eine Dysarthrie (Artikulationsstörung) und einen Nystagmus (unwillkürliche Augenbewegungen).

Da die MS-Herde an unterschiedlichen Orten im ZNS auftreten und die Nervenleitung auch unterschiedlich schwer beeinträchtigen, sind auch die hierdurch ausgelösten Symptome und deren Schweregrad sehr variabel. Bei der MS gibt es zwar typische körperliche Störungen oder Beschwerden, aber keine, die bei allen Betroffenen zwangsläufig vorhanden sind.

Der Weg zur Diagnose ist oft lang und mühsam, weil die Initialbeschwerden, wie z.B. Sensibilitätsstörungen der Nerven (Parästhesien), Seh- oder motorische Störungen, oft nur flüchtig sind. Der Patient sucht deswegen oft gar keinen Arzt auf, oder dieser denkt zunächst an häufiger auftretende Krankheiten, wie Zervikal- oder Lumbal-Syndrome oder Durchblutungsstörungen, so dass unter Umständen erst relativ spät nach dem tatsächlichen Krankheitsbeginn die Diagnose erfolgt.

Sensibilitätsstörungen treten in etwa 45% der Fälle als erstes Symptom einer MS auf. Diese Manifestation ist besonders wichtig, da gerade sie oft fehlinterpretiert wird. Typischerweise berichten Patienten über Störungen der taktilen Unterscheidung. Parästhesien bei jungen Patienten, die nicht eindeutig örtlich begrenzt sind oder sich nicht dem Verlauf eines peripheren Nervs zuordnen lassen, sollten daher an eine MS denken lassen.

Zu den ebenfalls beobachteten so genannten paroxysmalen Symptomen gehört das Lhermitte-Zeichen. Bei Nackenbeugung ist ein »Stromschlag« entlang des Rückens mit ausstrahlenden Schmerzen in Armen oder Beinen zu verspüren. Dieses ist zwar nicht für MS spezifisch, deutet aber auf eine Beteiligung des Myeloms hin.

In 30 bis 40% der Fälle weisen **motorische Störungen** auf eine MS hin. Das Bild einer Monoparese der unteren Extremität ist möglich. Das Ausmaß der motorischen Ausfälle ist unterschiedlich. Es kann sich lediglich um eine Ungeschicklichkeit oder eine Spastizität handeln, die nur nach Be-

Die häufigsten Symptome und klinische Zeichen bei Krankheitsbeginn

Paresen (Lähmungen) und Spastiken: Schwierigkeiten beim Gehen und Treppensteigen aufgrund steifer, verkrampfter oder schwacher, kraftgeminderter Muskeln	45%
Optikusneuritis (meist nur ein Auge betroffen)	40%
Sensibilitätsstörungen/Empfindungsstörungen wie Kribbeln, Brennen oder Taubheitsgefühl an Armen oder Beinen	35%
Hirnstammsymptome, wie dissoziierter Nystagmus, Trigeminusneuralgie oder Schwindel (evtl. sogar mit Brechreiz) und Gleichgewichtsstörungen und gelegentliche Koordinationsstörungen bei Bewegungen (z. B. Schwierigkeiten bei feinmotorischen Tätigkeiten)	30%
Zerebelläre Symptome, wie Störungen der Bewegungsabläufe (Ataxie), Zittern der Hände/Arme (Tremor), Sprachstörungen	25%
Augenmotilitätsstörungen (Nystagmus = unwillkürliche Augenbewegungen)	15%
Blasenstörungen (Miktionsstörungen), wie häufiger Harndrang, Ausscheiden geringer Mengen Urins, gelegentliches Verlieren des Urins	15%
Psychische Symptome, wie Depression, Erschöpfung, Hirnleistungsstörungen (z. B. Gedächtnisstörungen), vorschnelle Ermüdbarkeit (Fatigue), vor allem in den Nachmittagsstunden	10%
Lhermitte-Zeichen (Stromschlag bei Nackenbeugung entlang des Rückens mit Schmerzen in Armen und Beinen)	< 2%

Die Prozentzahlen geben den Anteil der Betroffenen an.

lastung auftritt. Auch nach einem warmen Bad kann es zu einer Verschlechterung der Symptomatik kommen (Uhthoff-Symptomatik). Bei Patienten über 40 Jahren ist diese Erstmanifestation häufiger verbreitet als bei jungen Patienten.

Spastische Tonuserhöhungen stellen bei 60% der MS-Patienten ein wichtiges Problem dar. Die Spastik schränkt die Mobilität ein und wird häufig von schmerzhaften Verkrampfungen begleitet.

Zu den **Sehstörungen** zählen Augenbewegungsstörungen, vermindertes Kontrastsehen, Farbensättigung, Skotom (Gesichtsfeldausfall mit fleckenförmigen, blinden Stellen), unscharfes verschwommenes Sehen, einseitiger Sehverlust (Retrobulbärneuritis).

»Der Patient sieht nichts und der Augenarzt sieht auch nichts«! Das ist der Leitspruch bei einer Optikusneuritis (Sehnerventzündung). Leider ist dies nicht immer nur ein Spruch, sondern häufig eine traurige Tatsache. Bei einem Blick auf den Augenhintergrund kann der Augenarzt Entzündungsherde als helle Flecken erkennen. Sehnerventzündungen lassen sich durch visuell evozierte Potenziale sichtbar machen. Der plötzliche einseitige Sehverlust, der einer Retrobulbärneuritis entspricht, ist die typische Erstmanifestation bei 20 bis 30% der Fälle.

Auch eine Farbwahrnehmungsstörung oder der Ausfall eines Teils des Gesichtsfeldes ist möglich. Begleitet wird der Verlust der Sehschärfe oft von retroorbitalen Schmerzen, die bei Bewegung zunehmen. Auch das Uhthoff-Phänomen kann als Ausdruck einer Leitungsstörung des Sehnervs auftreten. Bei starker körperlicher Anstrengung oder Fieber nimmt die Sehschärfe vorübergehend ab oder es treten Störungen des Farbsehens auf. Visuelle Probleme in Form einer Diplopie resultieren aus Augenmotilitätsstörungen. Eine für MS typische Störung ist die Augenmuskellähmung (Ophthalmoplegie).

Auch unspezifische Beschwerden wie **Müdigkeit** oder **Konzentrationsstörungen** gehören zum weiten Spektrum dieser Erkrankung. Insbesondere Fatigue ist ein häufiges, unspezifisches Symptom bei bis zu 80% der MS-Patienten. Sie äußert sich entweder als eine vorschnelle Ermüdbarkeit bei Alltagstätigkeiten oder als eine umfassende Energielosigkeit des Patienten. Es handelt sich um eine abnorme Müdigkeit mit Erschöpfung, die unabhängig von körperlichen Belastungen auftritt und auch von der Schwere der neurologischen Symptomatik unabhängig ist. Hierbei handelt es sich um eine pathologische Ermüdbarkeit, deren Entstehung bisher nicht eindeutig geklärt ist. Als mögliche Ursache wird eine diffuse zerebrale Axonschädigung vermutet. Diese ist möglicherweise eine Folge der kompensatorischen Reorganisation im Gehirn von MS-Patienten.

Bei ca. 15% der Patienten beginnt die Erkrankung mit vegetativen Störungen wie z. B. Blasenentleerungsproblemen. Die Häufigkeit von **Blasenfunktionsstörungen** bei MS-Patienten im Verlauf der Erkrankung wird auf über 50% geschätzt. Manche Patienten klagen über einen häufigen Harndrang (Reizblase mit oder ohne Restharnbildung), andere können den Urin nicht oder nicht lange halten (Harninkontinenz). Eine Restharnbildung, also die nicht vollständige Entleerung der Blase, macht die Betroffenen anfällig für Harnwegsinfektionen. Den Stuhl nicht halten zu können (Stuhlinkontinenz) ist deutlich seltener als die Harninkontinenz.

Nicht selten machen auch **psychische Veränderungen** erstmals auf die MS aufmerksam. Dies sind beispielsweise Störungen der Spannkraft und des Antriebs, der Konzentration, der Aufmerksamkeit sowie eine reduzierte psychische Belastbarkeit. Da diese Krankheitszeichen durchaus den neurologischen Funktionsstörungen vorausgehen können, wurden sie – besonders in der Vergangenheit – nicht selten als unabhängige seelische Erkrankung verkannt. Heute sollte der Bezug zur MS nicht mehr übersehen, sondern psychische Veränderungen als eigenständige Symptome der variantenreichen MS angesehen werden. Ab einer gewissen Schwere müssen allerdings auch psychische Symptome wie Depressionen und Angstzustände spezifisch behandelt werden. MS-Betroffene sind infolge ihrer Erkrankung stärker gefährdet, eine Depression zu entwickeln. Sowohl die Tatsache, dass die Erkrankung MS einen psychischen Stressfaktor darstellt, als auch die Veränderungen des Hirnstoffwechsels können die Entstehung einer Depression begünstigen oder beschleunigen.

Auch die Funktion des V. oder des VII. Hirnnervs kann beeinträchtigt sein, wenn z. B. Läsionen im Kerngebiet der Hirnnerven auftreten und sich als *Trigeminusneuralgien* und *Fazialisparesen* bemerkbar machen. Insgesamt beginnt die Erkrankung bei 10 % der MS-Patienten mit einem Befall der Hirnnerven.

Seltener kommt eine Kleinhirnsymptomatik mit Gleichgewichtsstörungen oder eine Dysarthrie als Initialsymptom vor.

Alle diese neurologischen Manifestationen können, je nachdem, welche Bereiche im ZNS von den entzündlichen und neurodegenerativen Veränderungen betroffen sind, als Frühzeichen im Rahmen einer MS auftreten. Je nach Lokalisation der Plaques können auch mehr oder weniger Symptome entstehen.

Viele Daten sprechen heute dafür, so früh wie möglich mit einer den Verlauf modifizierten Therapie zu beginnen. Inzwischen weiß man, dass eine Behandlung beginnend ab dem ersten Schub die Prognose verbessern kann. Denn auch zwischen den Schüben schreitet »die Krankheit, die nie schläft«, unbemerkt fort. Die normalerweise nur leichten Symptome zu Beginn der Erkrankung sind oft nur die Spitze des Eisbergs. Nicht jeder Entzündungsherd macht schließlich sofort Beschwerden. Die MRT zeigt aber, dass die MS auch in Zeiten scheinbarer Ruhe nicht schläft.

Welche MS-Symptome und Folgeschäden können im weiteren Krankheitsverlauf auftreten?

Spätere Stadien der Erkrankung sind zumeist durch eine Verschlimmerung der frühen Symptome geprägt. Es kommt darüber hinaus aber auch zu Folgesymptomen und -erkrankungen. Für den Patienten entscheidend sind dabei die Verschlechterung der Gehfähigkeit und das Auftreten von Schmerzen, die meist mit einer Zunahme der spastischen Beschwerden einhergehen. Aufgrund der muskulären Fehlhaltungen kommt es häufig auch zu Wirbel- und Gelenkbeschwerden aufgrund von Abnutzungserscheinungen. Psychische Probleme und geistige Leistungseinschränkungen, die auf zunehmenden Hirnveränderungen beruhen, werden mit der Länge der Krankheitsdauer häufiger und schwerer.

Ein erst in den letzten Jahren in seiner Bedeutung für das Patientenschicksal an-

Primäre, sekundäre und tertiäre Symptome bei MS

Primär (wesentlich)	Sekundär (zweitrangig)	Tertiär (drittrangig)
Gefühlsstörung	Hautstörungen, Dekubitus	Reaktive Depression
Sehstörung	Blasenentzündungen	Probleme am Arbeitsplatz, Arbeitslosigkeit
Lähmung	Muskelschrumpfung durch fehlende Aktivität	Finanzielle Probleme
Fatigue	Kontrakturen	Rollenwechsel
Sprachstörung	Lungenentzündung durch Verschlucken	Erziehungsprobleme
Schluckstörung	Schlafstörungen	Partnerschaftskonflikte, Trennung, Scheidung
Spastik, Tremor	Stürze, Knochenbrüche	Verlust der Unabhängigkeit, Selbstständigkeit
Kognitive Störung	Verletzungen	Soziale Vereinsamung
Gleichgewichtsstörung	Verminderte Alltagsaktivitäten	
Blasenstörung		
Darmstörung		
Sexuelle Störung		
Schmerzen		
Psychische Störungen		
Stimmungsschwankungen		

gemessen erkanntes Problem stellen die Beeinträchtigungen höherer Hirnfunktionen (kognitive Störungen) dar. Dies sind Merkfähigkeits-, Auffassungs- und Konzentrationsstörungen sowie Beeinträchtigungen der planenden und ausführenden Fähigkeiten.

Können Prognosen zum Krankheitsverlauf gestellt werden?

Die MS kann zurzeit nicht geheilt werden, der Verlauf lässt sich aber mit Medikamenten bei vielen Betroffenen verzögern und durch moderne MS-Therapien günstig beeinflussen. Wie die Erkrankung verläuft und wie stark sie mit Behinderung einhergeht, hängt von verschiedenen Faktoren ab. Eine sichere Voraussage ist deshalb nicht möglich. Es gibt keine Standardform der MS-Erkrankung und nur wenige Krankheitszeichen gestatten prognostische Einschätzungen. Es gibt aber durchaus eine Reihe von klinischen Erfahrungen, aus denen sich Prognosen mit einer gewissen Wahrscheinlichkeit einschätzen lassen.

So bestehen in der Regel gute Aussichten bei der schubförmigen Verlaufsform der MS. Günstig ist die Prognose erfahrungsgemäß auch, wenn die Schübe selten sind und wenn sich die Ausfälle gut zurückbilden. Eher ungünstig sieht es aus, wenn die Erkrankung relativ spät (> 40. Lebensjahr) beginnt oder von Anfang an einen schleichenden Verlauf ohne abgrenzbare Schübe zeigt.

Ob eher günstig oder eher ungünstig – über den konkreten Einzelfall sagt das noch wenig. Sie sollten sich daher weder in Sicherheit wiegen, noch von ungünstigen Aussichten entmutigen lassen. Konzentrieren Sie sich lieber auf die Dinge, die Sie beeinflussen können. Dazu gehört vor allem und unbedingt die aktive Mitwirkung bei der Behandlung. Die Erfahrung lehrt: Wer sich informiert und sich um seine Behandlung kümmert, hat bessere Chancen.

INFO

Zur aktiven Mitarbeit des Patienten gehören:

- Rückmeldungen über Nebenwirkungen und Schübe an den behandelnden Arzt
- Nachforschungen über mögliche schubauslösende Faktoren
- Gespräche mit dem Arzt über eine Verbesserung der Behandlung
- Regelmäßige Medikamenteneinnahme
- Gesund leben: regelmäßig und vernünftig essen, schlafen, trinken, Sport treiben
- Anschluss an eine MS-Selbsthilfegruppe und/oder Sammlung von Informationen über die Krankheit und Aktuelles zur Behandlung
- Information des behandelnden Arztes, wenn Sie komplementäre Heilmethoden anwenden wollen

MS ist eine eigenartige Krankheit. Das, was sie ausmacht, kommt oft nur kurzzeitig zum Vorschein. Ein Schub tritt auf mit verschiedenen Symptomen, die sich wie-

Wie häufig treten bestimmte neurologische Symptome im Verlauf der MS auf?

Erhöhte Ermüdbarkeit (Fatigue)	95 %
Spastik/Lähmungen: Schwierigkeiten beim Gehen und Treppensteigen aufgrund steifer, verkrampfter oder schwacher, kraftgeminderter Muskeln Beweglichkeitsstörungen: nachlassende Muskelkraft, Muskelverspannung, Spastizität, Lähmungen	88 %
Empfindungsstörungen/Sensibilitätsstörungen (»Ameisenkribbeln«)	86 %
Gleichgewichts- und Koordinationsstörungen (z. B. Schwierigkeiten bei feinmotorischen oder besondere Koordination verlangenden Tätigkeiten wie Anziehen, Schuhe zubinden und Schreiben) oder evtl. ein Tremor (Zittern der oberen oder unteren Extremitäten), Ataxie (Störung der Bewegungskoordination)	72 %
Sehstörungen ▪ Retrobulbäre Neuritis ▪ Doppelbilder/Nystagmus ▪ Halbseitiger Gesichtsfeldausfall	 71 % 41 % 1 %
Kognitive Störungen	45–65 %
Vegetative Symptome ▪ Blasenstörungen ▪ Störungen im Magen-Darm-Trakt (vor allem Verstopfung/Obstipation) ▪ Sexualfunktionsstörungen bei Männern (Erektionsstörungen, Impotenz) bei Frauen (Ausbleiben des Orgasmus) sind überaus häufig, wenn auch nicht immer von allzu großer Schwere. Auch der sexuelle Drang an sich (Libido) kann vermindert sein.	 62 % 44 % 58 % 37 %
Sprachveränderungen/Sprachstörungen (Probleme mit dem Sprechen; die Sprechweise kann verzerrt, abgehackt und verwaschen klingen)	28 %
Starke Kreislaufstörungen	16 %
Lhermitte-Zeichen (bei Nackenbeugung Stromschlag entlang des Rückens mit Schmerzen in Armen und Beinen)	15 %
Schmerzen ▪ im Gesicht (Trigeminusneuralgie – durch Störung der Gesichtsnerven) ▪ am Körper oder an den Gliedmaßen	 12 % 9 %
Gesichtslähmungen durch Störung der Gesichtsnerven	4 %
Hörsturz	3 %
Epileptische Anfälle	< 1 %
Akute psychische Störungen/psychische Veränderungen: Depressionen, Konzentrationsmangel etc.	< 1 %

der zurückbilden. Die Verschlechterungen treten nicht vorhersehbar auf. In den mehr oder weniger langen Phasen dazwischen merken die Betroffenen, ihre Angehörigen und Freunde sowie die Arbeitskollegen zu Beginn der Erkrankung oft gar nichts von der MS. Und immer wieder keimt die Hoffnung auf, dass die Krankheit nun unter Kontrolle ist. Dann aber kommt es vielleicht doch wieder zu einem Schub, einer Verschlechterung, die große Enttäuschung hervorruft. Diese Unberechenbarkeit macht es – neben den evtl. bestehenden Behinderungen durch die Erkrankung – so schwer, eine Einstellung zur MS zu finden.

Je länger der letzte Schub zurückliegt, desto größer wird die Hoffnung, dass keiner mehr kommt. Aber oft auch die Spannung, ob nicht doch wieder einer auftritt. Erst wenn die Schubfreiheit anhält, wächst auch die Zuversicht, dass die Krankheit günstig verläuft, dass die gewählte Behandlung die richtige ist. Aus wissenschaftlichen Analysen, bei denen regelmäßige MRT-Untersuchungen durchgeführt werden, ist bekannt, dass bei unbehandelten Patienten von etwa zehn Schüben, die im NMR festgestellt wurden, nur etwa ein bis zwei für den Betroffenen durch Ausfälle bemerkbar waren und subjektiv als Schub wahrgenommen wurden.

Die MS kann ganz unterschiedliche Verläufe nehmen. Sie unterscheiden sich in Art und Schwere der Symptome, in der Geschwindigkeit, in der die Behinderung zunimmt und insbesondere im zeitlichen Muster, in dem die Symptome auftreten und es wieder zu Besserungen kommt. Zum Zeitpunkt der Diagnose lässt sich für den einzelnen MS-Patienten noch keine Einschätzung des Verlaufstyps vornehmen. Dies ist oft erst nach längerer, teils erst nach mehrjähriger Beobachtung möglich.

INFO

Hinweise auf einen günstigen Verlauf der MS geben folgende Krankheitsmerkmale:

- Gefühls- oder Sehstörungen als Erstsymptome
- Vollständige Rückbildung der Symptome in den frühen Schüben
- Wenige MS-Läsionen in den frühen MRT-Aufnahmen
- Fehlende Behinderung nach einer Erkrankungsdauer von fünf Jahren

Für einen weniger günstigen Verlauf sprechen diese Merkmale:

- Lähmungserscheinungen als Erstsymptome
- Bereits anfänglich bleibende neurologische Ausfälle
- Höheres Lebensalter bei Krankheitsbeginn
- Hohe Schubrate im Verlauf
- Keine Schübe, sondern schleichende Verschlechterung

Kommt es zu Rückbildungen nach einem Schub?

Bei bis zu 80% aller Betroffenen, insbesondere bei Jugendlichen und jungen Erwachsenen, treten zu Beginn wiederkehrende MS-Schübe mit jeweils kompletter Rückbildung auf. Die Anzahl der Schübe pro Jahr, also die vielzitierte Schubrate, hat eine große Spanne, sie liegt bei den allermeisten Patienten zwischen 0,2 bis 1,15 – im statistischen Durchschnitt bei 0,8 Schüben pro Jahr.

Meist ist die Schubrate in den ersten fünf Jahren am höchsten, am allerhöchsten im ersten Jahr nach Erkrankungsbeginn. Im weiteren Verlauf nimmt sie spontan ab. Ältere Patienten mit MS erleben also deutlich seltener bis überhaupt keine Schübe mehr, dennoch können die Behinderungen schleichend zunehmen.

Die Dauer eines MS-Schubes ist ebenso wie die Art der auftretenden Symptome sehr variabel und liegt in der Regel zwischen wenigen Tagen und drei bis vier Wochen mit einer anschließenden Phase von weiteren vier Wochen, in denen die Beschwerden langsam wieder abnehmen. Grob geschätzt kommt es bei etwa der Hälfte der Schübe zu einer vollständigen Rückbildung, bei einem Viertel der Schübe zu einer teilweisen, also inkompletten Rückbildung der Symptome. Nur bei 25 % der Patienten bleiben die Schubsymptome mehr oder minder stark ausgeprägt erhalten.

Kann der Behinderungsgrad anhand einer Skala beurteilt werden?

Um den MS-bedingten Behinderungsgrad eines Patienten zu erfassen, werden Schwere und Ausmaß der neurologischen Ausfälle und die Funktionsbeeinträchtigungen neurologisch standardisiert untersucht. Dazu wird unter anderem die Expanded Disability Status Scale (EDSS, auch Kurtzke-Skala) eingesetzt. In dieser Beurteilungsskala werden verschiedene neurologische Funktionen geprüft, die Gehfähigkeit nimmt aber eine dominierende Stellung ein.

Neben der weit verbreiteten EDSS existieren auch andere Beurteilungsskalen, z. B. der Multiple Sclerosis Functional Composite (MSFC), die auch die Funktionen der oberen Extremitäten und der kognitiven Fähigkeiten prüfen.

Zu Beginn liegt bei 80 % der Erkrankten ein schubförmiger Verlauf vor. Der Übergang

Behinderungsskala EDSS, modifiziert und vereinfacht nach Kurtzke

Stufe	Befund
0	Neurologischer Befund normal
1	Minimale klinische Befunde, keine Behinderung
2	Minimale Behinderung in einem der funktionellen Systeme
3	Mäßiger Behinderungsgrad in einem funktionellen System, gehfähig
4	Gehfähig über mindestens 500 m, schwere Behinderungen in einem Funktionssystem
5	Gehfähig über mindestens 200 m, beschränkt arbeitsfähig
6	Gehhilfe nötig, um 100 m zu gehen
7	Aktiver Rollstuhlfahrer, 5 m gehfähig
8	An Rollstuhl gebunden
9	Bettlägerig, hilflos
10	Tod durch MS

der schubförmigen MS in den sekundär-progredienten Verlaufstyp nimmt mit der Erkrankungsdauer zu. Nach 15 Jahren ist bei 58%, nach 25 Jahren bei 66% ein Übergang in einen chronisch (schleichend) voranschreitenden Krankheitsverlauf festzustellen. 10–20% haben einen primär-progredienten Verlauf.

Die statistische Auswertung der Ergebnisse älterer Langzeitstudien kann trotz großer individueller Unterschiede zwischen den Patienten immerhin Durchschnittswerte für die natürliche Prognose der MS geben. Dies sind aber, wie gesagt, lediglich Durchschnittswerte, die sowohl alle gutartigen Verläufe als auch Patienten mit besonders schweren MS-Erkrankungen umfassen und damit für den einzelnen, konkreten Patienten keine wirkliche Aussagefähigkeit haben.

Skala zur Erfassung der klinischen Behinderung (EDSS)

0	Normale neurologische Untersuchung (Grad 0 in allen funktionellen Systemen)
1,0	Keine Behinderung, minimale Abnormität in einem funktionellen System (d. h. Grad 1)
1,5	Keine Behinderung, minimale Abnormität in mehr als einem FS (mehr als einmal Grad 1, ausgenommen zerebrale Funktionen)
2,0	Leichte Behinderung in einem FS (ein FS Grad 2, andere 0 oder 1)
2,5	Leichte Behinderung in zwei FS (zwei FS Grad 2, andere 0 oder 1)
3,0	Mäßige Behinderung in einem FS (ein FS Grad 3, andere 0 oder 1) oder leichte Behinderung in drei oder vier FS (drei oder vier FS Grad 2, andere 0 oder 1), aber voll gehfähig
3,5	Voll gehfähig, aber mit mäßiger Behinderung in einem FS Grad 3 und ein oder zwei FS Grad 2; oder zwei FS Grad 3; oder fünf FS Grad 2 (andere 0 oder 1)
4,0	Gehfähig ohne Hilfe und Pause für mindestens 500 m; aktiv während ca. 12 Stunden pro Tag trotz relativ schwerer Behinderung (ein FS Grad 4, übrige 0 oder 1)
4,5	Gehfähig ohne Hilfe und Pause für mindestens 300 m; ganztägig arbeitsfähig; gewisse Einschränkung der Aktivität, benötigt minimale Hilfe, relativ schwere Behinderung (ein FS Grad 4, übrige 0 oder 1)
5,0	Gehfähig ohne Hilfe und Pause für etwa 200 m; Behinderung schwer genug, um tägliche Aktivität zu beeinträchtigen (z. B. ganztägig zu arbeiten ohne besondere Vorkehrungen) (ein FS Grad 5, übrige 0 oder 1; oder Kombination niedrigerer Grade, die aber über die Stufe 4 geltenden Angaben hinausgehen)
5,5	Gehfähig ohne Hilfe und Pause für etwa 100 m; Behinderung schwer genug, um normale tägliche Aktivität auszuschließen (FS Äquivalente wie 5)
6,0	Bedarf intermittierend oder auf einer Seite konstant der Unterstützung (Krücke, Stock, Schiene), um etwa 100 m ohne Pause zu gehen (FS-Äquivalente: Kombinationen von mehr als zwei FS Grad 3 plus)

6,5	Benötigt konstant beidseitige Hilfsmittel (Krücke, Stock, Schiene), um etwa 20 m ohne Pause zu gehen (FS-Äquivalente wie 6)
7,0	Unfähig, selbst mit Hilfe mehr als 5 m zu gehen; weitgehend an den Rollstuhl gebunden; bewegt den Rollstuhl selbst und transferiert ohne Hilfe (FS äquivalente Kombinationen von mehr als zwei FS Grad 4 plus, selten Pyramidenbahn Grad 5 allein)
7,5	Unfähig, mehr als ein paar Schritte zu tun; an den Rollstuhl gebunden; benötigt Hilfe beim Transfer; bewegt Rollstuhl selbst, aber vermag nicht den ganzen Tag im Rollstuhl zu verbringen; benötigt eventuell motorisierten Rollstuhl (FS-Äquivalente wie 7)
8,0	Weitgehend an Bett oder Rollstuhl gebunden; pflegt sich weitgehend selbstständig; meist guter Gebrauch der Arme (FS äquivalente Kombinationen meist von Grad 4 plus in mehreren Systemen)
8,5	Weitgehend ans Bett gebunden, auch während des Tages; kann die Arme/einen Arm im Allgemeinen noch recht gut einsetzen; kann noch einige Selbstpflegefunktionen aufrechterhalten (FS-Äquivalente wie 8)
9,0	Hilfloser bettlägriger Patient; kann essen und kommunizieren (FS-Äquivalente sind Kombinationen meist Grad 4 plus)
9,5	Gänzlich hilfloser Patient; unfähig zu essen, zu schlucken oder zu kommunizieren (FS-Äquivalente sind Kombinationen von fast lauter Grad 4 plus)
10	Tod infolge von MS

Die Angaben der Grade beziehen sich auf die Untersuchung der funktionellen Systeme (FS).

Gibt es Aussagen über den Verlauf bei Nichtbehandlung der MS?

Der natürliche Verlauf der MS, also das Patientenschicksal ohne eine spezifische Behandlung, ist heute kaum noch über Jahre zu beobachten, da zumindest in den hauptsächlich betroffenen westlich geprägten Ländern kaum noch ein Patient mit aktivem Krankheitsverlauf ohne Therapie bleibt. Und es kann davon ausgegangen werden, dass die Behandlung der MS mit modernen immunmodulatorischen Medikamenten die Krankheitsverläufe auch über längere Zeiträume positiv beeinflusst.

Nach der von Kurtzke aufgestellten »Fünfjahresregel« kann davon ausgegangen werden, dass bei einem nicht behandelten MS-Patienten fünf Jahre nach Krankheitsbeginn der Behinderungsgrad besteht, der schon etwa 75 % des Behinderungsgrades desselben Patienten nach 10 bis 15 Jahren ausmacht. Unter Patienten mit nur geringer Behinderung in den ersten fünf Krankheitsjahren bleiben zwei Drittel offenbar aber auch über insgesamt 15 Jahre relativ stabil. Bei schneller Zunahme der Behinderung von Beginn an muss nach 15 Jahren dagegen mit ausgeprägter Behinderung gerechnet werden.

Bei unbehandelten Patienten zeigen mehrere Untersuchungen, dass die Erkrankung die Lebenserwartung allenfalls geringgradig herabsetzt. Der Behinderungsgrad 6

(100 m Gehstrecke mit Stütze) wird nach etwa 23 Jahren erreicht. Aber 20% der MS-Patienten haben auch zehn Jahre nach Beginn der Erkrankung nur eine geringe Behinderung, 10% auch noch nach 30 Jahren. Patienten mit einem von Anfang an schleichenden Verlauf haben im Schnitt nach sieben bis zehn Jahren einen Behinderungsgrad von 6. Nur etwa 5% der Betroffenen erleidet innerhalb weniger Jahre eine schwere Behinderung.

Gibt es Möglichkeiten der Verlaufs- und Therapiekontrolle bei MS?

Eine sehr sinnvolle Untersuchungsmethode für die Verlaufskontrolle (und auch die Überwachung der Wirksamkeit einer MS-Therapie auf lange Sicht) ist die Magnetresonanztomografie (MRT). Mit Hilfe der MRT können MS-Herde in Gehirn und Rückenmark mit großer Genauigkeit erfasst werden. Neben akut-entzündlichen und chronischen sowie »ausgebrannten« MS-Läsionen können aber auch andere wichtige Krankheitsfolgen der MS, wie z.B. der Verlust an Nervenzellen im Hirngewebe (Atrophie) sichtbar gemacht werden. Zur besseren Darstellung von frischen, entzündlichen MS-Herden kann gegebenenfalls auch ein Kontrastmittel (Gadolinium) verabreicht werden, das sich in den aktiven MS-Herden besonders anreichert und diese auf der MRT-Aufnahme hervorhebt.

Aufgrund der Befunde der MRT allein kann zwar nicht auf den weiteren Verlauf der Erkrankung geschlossen werden, sie können aber wichtige Hinweise liefern. Gerade wiederholte MRT-Untersuchungen können auch eine wertvolle Hilfe bei der Entscheidung über das weitere therapeutische Vorgehen sein, z.B. wenn bei fortgesetzt häufigen Schüben oder einer schnellen Zunahme der neurologischen Funktionsausfälle oder Behinderungen von einem primären Therapieversagen ausgegangen werden muss. Oder wenn es im Sinne eines sekundären Therapieversagens nach Jahren eines sehr günstigen Verlaufs unter der Behandlung zu einer offenkundigen, anhaltenden Verschlechterung kommt.

In mehreren wissenschaftlichen Studien zeigte sich, dass zwischen den anfänglichen MRT-Befunden und dem klinischen Verlauf in den folgenden Jahren ein Zusammenhang besteht. Prognostisch bedeutsam scheint insbesondere die Anzahl bzw. die Größenausdehnung von so genannten T2-Läsionen in der anfänglichen MRT zu sein. Bei drei und mehr demyelinisierenden Läsionen in der MRT-Bildgebung erlitten 40% einen weiteren Schub innerhalb von einem Jahr, und über 80% einen oder mehrere Schübe innerhalb von sieben Jahren.

Wie hoch ist das Risiko, nach einem ersten MS-verdächtigen Symptom an einer MS zu erkranken?

Mit dem sich ständig erweiternden Wissen um die MS und die immer besseren Diagnosemöglichkeiten hat sich die Medizin auch der Frage angenommen, wie hoch das Risiko von Patienten mit einem ersten MS-verdächtigen Symptom (wie z.B. einer Sehnerventzündung) ist, einen zweiten Schub zu erleiden und damit ganz offensichtlich an einer MS erkrankt zu sein. Studien zeigen, dass bei 40% der Patienten mit akuter Optikusneuritis innerhalb von sieben Jahren weitere Symptome einer MS auftreten.

Die Wahrscheinlichkeit, nach einem ersten MS-verdächtigen Symptom eine manifeste MS zu entwickeln, scheint sich anhand der anfänglichen Kernspin-Befunde mit einer gewissen Sicherheit abschätzen zu lassen. Erneut ist es das Ausmaß an anfänglich bestehenden so genannten T2-Läsionen, die darauf hinweisen, ob ein Patient eine MS entwickeln wird. Dies bedeutet auch, dass sich mit der MRT (unter Verwendung klar definierter Kriterien) Patienten mit hohem und niedrigem Risiko mehr oder weniger deutlich unterscheiden lassen. Dies könnte auch der Indikationsstellung für eine frühe Therapie dienlich sein.

Wie hoch ist die Lebenserwartung mit MS?

Die Lebenserwartung bei MS ist etwas geringer als in der Normalbevölkerung, weil z.B. Infekte der Harnwege auftreten können oder Thrombosen und Lungenentzündungen bei längerem Liegen. In wissenschaftlichen Studien werden zum Ausmaß aber sehr unterschiedliche Angaben gemacht. Die höchste Mortalitätsrate (Sterblichkeitsziffer) haben anscheinend Patienten mit einer frühen Manifestation von Herdsymptomen und Miktionsstörungen (Störungen der Harnblasenentleerung).

Obwohl MS unheilbar ist, sterben nur sehr wenige Patienten an den direkten Folgen der Krankheit. Mehr als die Hälfte der Patienten sterben altersbedingt oder an anderen Krankheiten. Bei einem Drittel ist die Todesursache jedoch eine Lungenentzündung, deren Risiko durch die MS erhöht wird. Zwei Prozent erliegen einer durch Plaques im Atemzentrum hervorgerufenen Atemlähmung. Auch Blutvergiftungen durch Harnwegsinfekte oder Wundliegen sind als indirekte Folge der MS zu sehen, treten aber eher selten auf.

Die optimierten therapeutischen Möglichkeiten, insbesondere der symptomatischen Behandlung, haben die Lebenserwartung erhöht und die Lebensqualität verbessert. Sie liegt mittlerweile für die Mehrheit der Patienten auf dem Niveau der Allgemeinbevölkerung. Eine Studie von 1971 zeigte, dass 25 Jahre, nachdem die Diagnose MS gestellt worden war, noch 74% der Betroffenen lebten – gegenüber 86% der Bevölkerung.

Gibt es unterschiedliche Verlaufsformen der MS?

Die langjährigen Erfahrungen zeigen, dass sich die MS in drei charakteristischen Verlaufs- oder Krankheitstypen präsentiert: schubförmig, sekundär-progredient und primär-progredient.

Was ist ein schubförmiger (rezidivierend-remittierender) Verlauf (RRMS)?

Bei schubförmigen Verläufen können sich die Schubsymptome komplett oder auch nur teilweise zurückbilden. Dementspre-

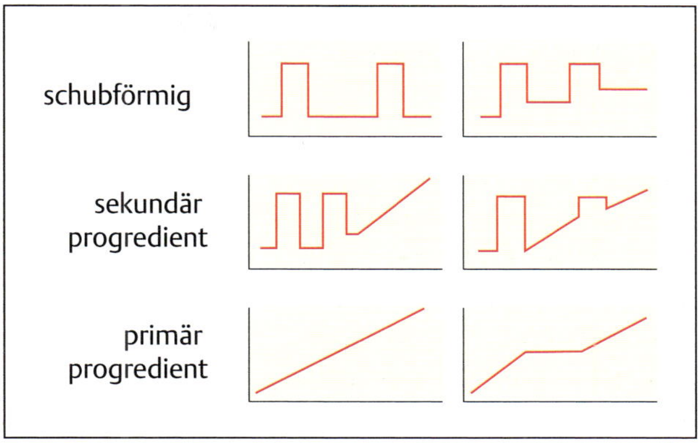

▶ Verlaufsformen der MS

chend spricht man von einer schubförmig komplett remittierenden oder einer schubförmig inkomplett remittierenden Form. Bei 80% aller Patienten beginnt die MS mit einem schubförmigen Verlauf, das heißt, es wechseln sich Phasen mit akuten Krankheitszeichen (Schübe) mit Phasen mit symptomfreien bzw. symptomarmen Phasen ab. Schübe treten über mehrere Jahre in unregelmäßigen Zeitabständen auf. Es ist die häufigste Verlaufsform bei Patienten unter 40 Jahren.

Verlaufsformen der MS und ihre Häufigkeit

Verlaufsform	Merkmale	Häufigkeit
Schubförmig (rezidivierend-remittierend)	plötzlicher Beginn, klar voneinander abgesetzte Schübe mit vollständiger oder teilweiser Rückbildung, inaktiv über Monate oder Jahre	ca. 20%
Anfangs schubförmig, dann chronisch-progredient (dauerhaft fortschreitend)	plötzlicher Beginn, anfangs schubförmiger Verlauf mit vollständiger oder teilweiser Rückbildung, später zunehmende Verschlechterung und Behinderung, bei der zunehmend anfangs auch noch zeitweise Besserungen möglich sind	ca. 60%
Von Anfang an chronisch-progredient, mit aufgesetzten Schüben	langsamer Beginn, ineinander übergehende Beschwerden ohne wesentliche Rückbildung, zusätzliche Schübe, zunehmende Verschlechterung und Behinderung	ca. 10%
Von Anfang an chronisch-progredient, ohne Schübe	langsamer Beginn, ineinander übergehende Beschwerden mit allenfalls vorübergehendem Stillstand und ohne wesentliche Rückbildung, zunehmende Verschlechterung und Behinderung	ca. 10%

Krankheitssymptome und Krankheitsverlauf

Gerade in den ersten Jahren der MS kommt es bei den meisten Patienten nach einem Schub zur weitgehenden Rückbildung der Symptome. Einer Langzeitbeobachtung zufolge geht der schubförmige Verlauf der MS nach einer Zeit von 15 Jahren bei 58% der Patienten und nach 25 Jahren bei 66% in eine sekundär progrediente Verlaufsform über.

Was ist ein sekundär-progredienter Verlauf (SPMS)?

Kennzeichnend für diesen Verlaufstyp der MS ist, dass die Krankheit mit Schüben und mehr oder minder kompletten Remissionen (also wie die schubförmige MS) beginnt. Im Laufe der Zeit wird aber die Rückbildung der Symptome nach dem Schub immer unvollständiger und es kommt zu einer zunehmenden körperlichen Beeinträchtigung. Schließlich treten kaum noch Schübe auf und die Erkrankung geht in eine Phase anhaltender Verschlechterung über.

Eine chronisch-progrediente MS liegt vor, wenn eine kontinuierliche Verschlechterung der neurologischen Befunde ohne Remission über mindestens sechs Monate besteht. Dabei können sich Phasen der raschen und langsamen Progression abwechseln und auch stabile Phasen, die wie ein Stillstand erscheinen, beobachtet werden.

Was ist ein primär-progredienter Verlauf (PPMS)?

Bei dieser MS-Form treten keinerlei Schübe auf, auch nicht zu Krankheitsbeginn. Vielmehr verläuft die Erkrankung von Anfang an sehr aggressiv, und es kommt ohne zwischenzeitliche Rückbildungen zur fortschreitenden Zunahme von Symptomen und Funktionseinbußen. Dieser Verlaufstyp wird bei etwa 10–20% der Patienten angetroffen.

Wie beim sekundär-progredienten Verlauf kann es aber auch bei Patienten mit primär-progredientem Verlauf zu (zeitweisen) Stillständen der Krankheitsverschlimmerung kommen. Die primär-progrediente Verlaufsform ist häufig bei Patienten mit spätem Krankheitsbeginn im Alter von über 40 Jahren zu verzeichnen. Frauen sind nur leicht häufiger betroffen als Männer (1,3 : 1). Die häufigsten Erstsymptome sind Paresen, Sensibilitätsstörungen und Ataxie. Oft sind spinale Verlaufsformen mit geringeren entzündlichen Veränderungen im zerebralen MRT kennzeichnend.

Gibt es auch eine gutartige (benigne) MS?

Gutartige MS ist, wie der Name schon sagt, gekennzeichnet durch nur einen Erstschub und möglicherweise nur einen einzigen weiteren Schub. Zwischen diesen beiden Schüben ist die Krankheitsaktivität so gering, dass keine weiteren Symptome auftreten. Es können 20 Jahre vergehen, bis ein zweiter Schub auftritt. Daher wird bei dieser Form der MS kaum ein Fortschreiten der Krankheit wahrgenommen. Die benigne MS ist wie die primär progrediente Form sehr selten.

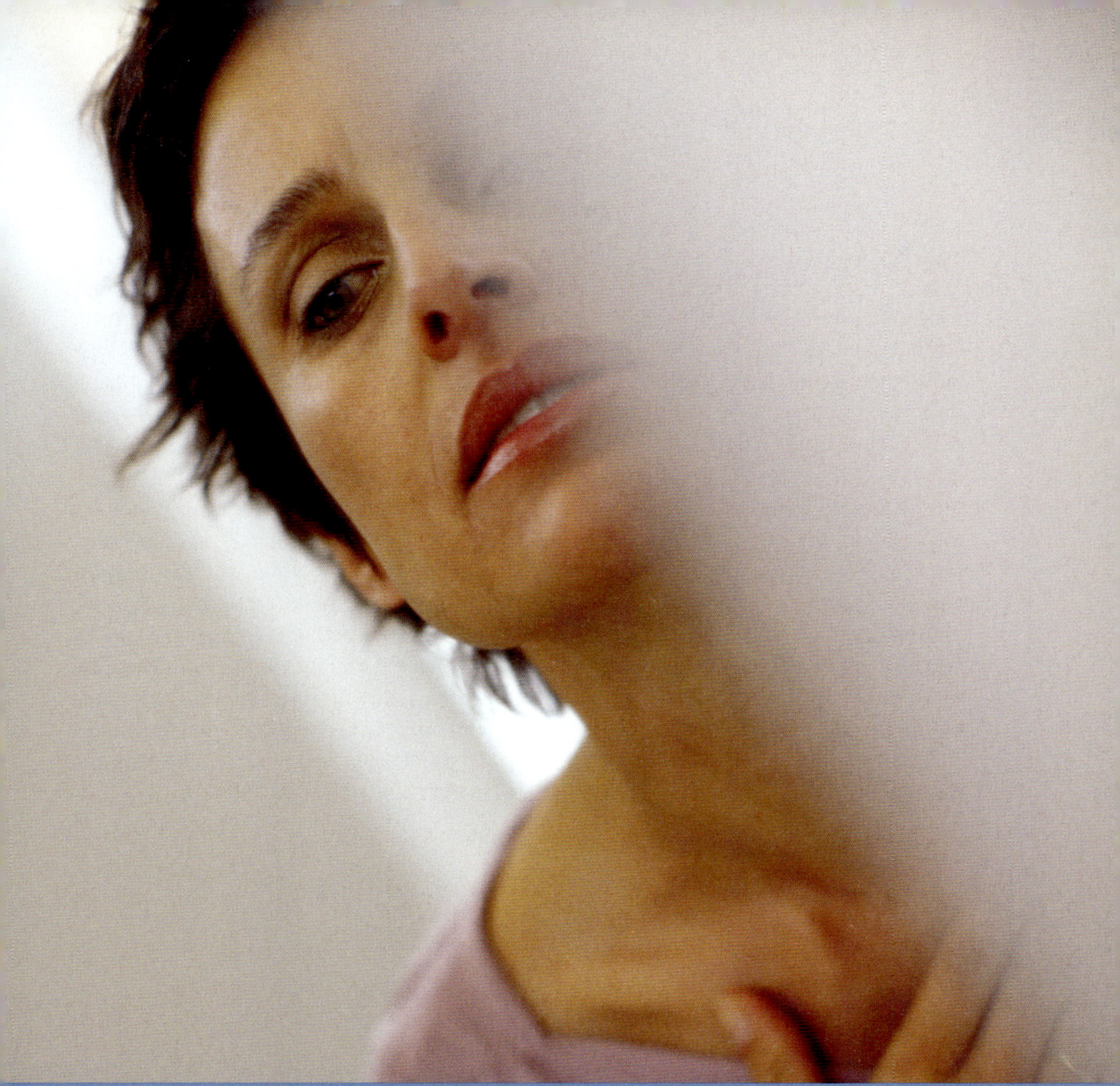

Diagnose

Diagnose

Der Diagnoseweg

Aufgrund des individuell sehr unterschiedlichen Verlaufs und der Vielfalt der Symptome ist die MS gerade im Frühstadium nicht einfach und nicht immer eindeutig zu diagnostizieren. Die Diagnose stützt sich in erster Linie auf das Auftreten bestimmter klinischer Symptome, auf MRT-Aufnahmen, auf Untersuchungen des Nervenwassers (Liquorentnahme) und auf einige ergänzende Tests, wie z.B. elektrophysiologische Untersuchungen. Bis heute gibt es keine direkten »Positiv- oder Negativ« -Tests für MS. Kein Test, der heutzutage für die Diagnose zur Verfügung steht, ist allein in der Lage, MS mit hundertprozentiger Sicherheit zu diagnostizieren.

Der Verdacht auf eine MS ergibt sich in der Regel anhand beobachtbarer Krankheitszeichen, die auf neurologischen Störungen beruhen, wie beispielsweise Seh- oder Empfindungsstörungen. Deren schubartiges, eventuell wiederholtes Auftreten lassen den Arzt – neben anderen möglichen Ursachen – an eine MS denken. Für Hausärzte, Augenärzte, Urologen, Gynäkologen etc., d.h. alle Facharztgruppen, die den ersten Patientenkontakt haben, kommt es deshalb darauf an, bei der Präsentation bestimmter Symptome an die Möglichkeit einer MS zu denken und gegebenenfalls zur gesicherten Diagnosestellung an einen Neurologen zu überweisen.

Welche Frühsymptome führen die Patienten zu welchem Arzt?

Da die Symptome häufig nur vorübergehend auftreten, ist der Arzt sehr auf die Angaben des Patienten angewiesen, indem er im Gespräch die Vorgeschichte (Anamnese) genau erkundet. Gefragt wird z.B. nach den Funktionen von Blase, Darm, Sexualfunktion, Müdigkeit bzw. schneller Ermüdbarkeit, aber auch nach Erkrankungen in der Familie (Familienanamnese). Diese Informationen können wertvolle diagnostische Hinweise liefern. Ebenso stellt der zeitliche Ablauf des Auftretens einzelner Symptome in der Vergangenheit eine wichtige Basis für die klinische Diagnostik der MS dar. Zur vollständigen Befragung gehört auch die Erhebung des psychischen Status. Hier werden die Bewusstseinslage, die räumliche und zeitliche Orientiertheit, die Stimmungslage sowie gegebenenfalls die geistige Leistungsfähigkeit des Patienten (Merkfähigkeit, Konzentration etc.) untersucht.

Welche Rolle spielt der Hausarzt bei der Diagnose MS?

Für den Hausarzt kommt es deshalb darauf an, bei der Präsentation bestimmter Symptome überhaupt an die Möglichkeit einer MS zu denken und durch Anamnese und grob-orientierende neurologische Untersuchung den Verdacht so weit zu erhärten, dass die Einschaltung eines Neurologen gerechtfertigt erscheint. Je früher die Diagnose MS gestellt wird, desto besser die Chance, durch die Therapie den Krankheitsverlauf günstig zu beeinflussen bzw. ihn zu verzögern. Daher ist für den Patienten die frühe Verdachtsdiagnose durch den Hausarzt und eine frühzeitige Überweisung an den Neurologen zur differenzialdiagnostischen Abklärung wichtig.

Bestätigt sich der Verdacht einer MS, kommt dem Hausarzt eine bedeutende Rolle in der langfristigen Betreuung des Patienten, insbesondere in Bezug auf die Behandlung von möglichen Begleitsymptomatiken zu. Diese umfassen: Depressionen, Fatigue, Harninkontinenz, gastrointestinale Probleme, Sexualfunktionsstörungen, Schmerzen und kognitive Funktionsbeeinträchtigungen. Der Hausarzt ist erste Anlaufstelle und Relaisstation. Er entscheidet mit darüber, in welchem Umfang die Symptome dem MS-Patienten das Leben schwer machen. Unterstützende Maßnahmen sind genauso gefordert wie differenzierte medikamentöse Therapien. Die Indikationsstellung für symptomatische und verlaufsmodifizierende Therapien sollte immer in Absprache mit dem behandelnden Neurologen erfolgen.

Welche Rolle spielt der Augenarzt bei der Diagnose MS?

Auch für den Augenarzt kommt es darauf an, bei bestimmten Symptomen an die Möglichkeit einer MS zu denken und ebenfalls durch Anamnese und ausführliche augenärztliche Untersuchung den Verdacht so weit zu erhärten, dass die Einschaltung eines Neurologen gerechtfertigt erscheint.

Die Retrobulbärneuritis ist eines der häufigsten Frühsymptome einer MS. Umgekehrt ist die MS in etwa zwei von drei Fällen die Ursache von Retrobulbärneuritiden. Sehnerventzündungen bleiben oft unbemerkt. Deshalb sollten sich MS-Patienten mindestens einmal pro Jahr augenärztlich untersuchen lassen. Das Ausmaß der Sehverschlechterung kann dabei sehr verschieden sein. Typischerweise besteht auch ein Gesichtsfeldausfall, meist ein Zentralskotom. Obligat ist eine Abschwächung der direkten Lichtreaktion der Pupille auf der betroffenen Seite, die besonders im Seitenvergleich zu sehen ist (afferente Pupillenstörung). Etwa 90% der Patienten klagen über Schmerzen bei Augenbewegungen. Häufig wird auch über eine schlechtere Wahrnehmung von Kontrasten oder verschlechterte Farbwahrnehmung berichtet. Die Fundoskopie ist in zwei Drittel aller Fälle unauffällig, bei einem Drittel besteht eine Papillenschwellung. Die Beschwerden sind meist einseitig.

Der Arzt prüft die Sehkraft mit Hilfe von Sehtafeln und beurteilt die Eintrittsstelle des Sehnervs am Auge mit einem Ophthalmoskop. Die Impulsleitung im Sehnerv kann durch visuell evozierte Potenziale (VEP) bestimmt werden. Auch Nerven, die für die Augenbewegung zuständig sind, können betroffen sein. Mit einer speziellen Brille (Frenzel-Brille) kann der Arzt nach auffälligen Augenbewegungen suchen. Alle diese Tests sind einfach in der Durchführung und schmerzfrei.

Welche Rolle spielen Urologe und Gynäkologe bei der Diagnose MS?

Ebenso kommt es für den Urologen und Gynäkologen darauf an, bei bestimmten Symptomen an die Möglichkeit einer MS zu denken und gegebenenfalls einen Neurologen einzuschalten. Neben fokalen neurologischen Ausfällen aller Art sind das im Urogenitalbereich vor allem Miktionsstörungen (Reizblase, Harninkontinenz, imperativer Harndrang und als Folge davon chronische Harnwegsinfektionen) sowie sexuelle Funktionsstörungen wie Orgasmusprobleme oder Sensibilitätsstörungen am Genitale. Auch andere autonom kontrollierte Funktionen (etwa des Darms) sind oft gestört.

Wie stellt der Neurologe die Diagnose MS?

Der Neurologe wird seine endgültige Diagnose absichern, indem er andere Erkrankungen ausschließt. Er stellt Fragen nach der Krankheitsgeschichte und will feststellen, ob Sie irgendwelche neurologischen Störungen gehabt haben. Diese können Ihnen so harmlos erschienen sein, dass Sie sie vielleicht nicht ernst genommen haben. Er wird eine gründliche neurologische Untersuchung vornehmen und so nach Anzeichen und Symptomen für neurologische Veränderungen suchen. Durch das Sammeln zusätzlicher Daten sucht er nach Hinweisen, die seinen Verdacht absichern.

Wie wird eine neurologische Untersuchung durchgeführt?

Bei MS-verdächtigen Symptomen schließt sich der sorgfältigen Erhebung der Krankheitsgeschichte eine umfassende neurologische Untersuchung an. Der Arzt prüft dabei umfassend die Funktionen des Nervensystems (erhebt den neurologischen Status) und stellt erkennbare neurologische Ausfälle fest.

Etliche einfache Tests zielen darauf ab, die Aufnahme, Weiterleitung und Wahrnehmung von Reizen, also die Sensibilität zu prüfen. Dazu wird z.B. die Haut leicht mit einem Wattestäbchen bestrichen oder mit einer Nadelspitze berührt, um die Wahrnehmung von Berührungen und Schmerz zu testen. Die Reaktion auf Temperaturreize und Vibrationen werden mit kalten und warmen Gegenständen bzw. Berührungen der Haut oder der Gelenkknochen mit einer angeschlagenen Stimmgabel untersucht. Der Arzt notiert dabei, ob und in welcher Intensität der Patient die Reize verspürt. Mit diesen einfachen Mitteln gelingt es oft schon, einen ersten Verdacht zu entwickeln und den Ort eventueller Schädigungen einzugrenzen.

Ein großer Teil der Untersuchung ist der Bewegungsfähigkeit (Motorik) gewidmet, also dem Zusammenspiel von Nerven und Muskulatur. So wird die Funktion der Gehirnnerven geprüft, indem der Arzt den Patienten z.B. auffordert, den Bewegungen seines vorgehaltenen Fingers mit den Augen zu folgen. Mit diesem einfachen Verfahren lässt sich erkennen, wie es um die Beweglichkeit der Augenmuskeln und ihre Koordination steht. Er fordert den Patienten auch auf, die Zähne zu zeigen, die Stirn zu runzeln und die Augen zu schließen, um die Beweglichkeit der Gesichtsmuskeln zu kontrollieren.

Der Arzt prüft außerdem den Pupillenreflex, indem er dem Patienten mit einer Lampe in die Augen leuchtet. Arme und Beine des Patienten werden bewegt, um die Muskelkraft zu kontrollieren und Muskelschwäche bzw. Lähmungen oder eine erhöhte Muskelspannung (Muskeltonuserhöhung oder Spastik) festzustellen. Bei zwei Drittel der Patienten ist der Muskeltonus der Beine spastisch erhöht, die Arme sind seltener betroffen.

Ferner wird in der Reflexprüfung (mit einem kleinen Gummihammer) nach abgeschwächten, fehlenden oder gesteigerten Reflexen bzw. nach einem unterschiedlichen Reflexverhalten der beiden Körperhälften gesucht. Bei den allermeisten MS-Patienten sind die Reflexe an Beinen und Armen verstärkt auslösbar, der Bauchhautreflex vermindert. Krankhafte (pathologische) Reflexe bestehen bei drei von vier Patienten.

Das Babinski-Zeichen, nach dem gleichnamigen französischen Arzt benanntes »Großzehenzeichen«, mit Strecken nach oben bzw. zum Kopf hin bei Bestreichen der seitlichen Fußsohle, häufig mit gleichzeitigem Spreizen der übrigen Zehen, gehört zu den Zeichen einer Pyramidenbahnschädigung und ist bei MS oft nachweisbar.

Mit weiteren einfachen Tests wird der Gleichgewichtssinn und die Koordinationsfähigkeit bei den Bewegungen untersucht.

▼ Babinski-Zeichen

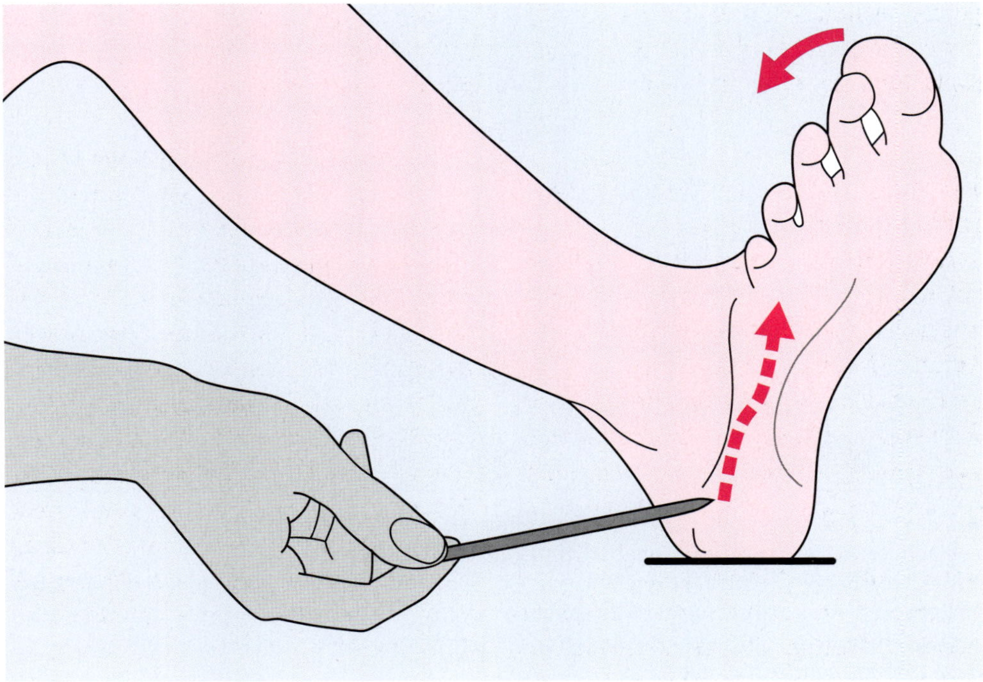

Diese werden u.a. dadurch geprüft, dass der Patient versucht, mit geschlossenen Augen den Zeigefinger zur Nase oder auch die Ferse zum gegenüberliegenden Knie zu führen.

Ein weiterer Test besteht darin, mit geöffneten oder geschlossenen Augen Fuß vor Fuß entlang einer Linie zu gehen oder am Platz auf und ab zu treten. Der Arzt prüft damit, ob willkürliche Bewegungen einwandfrei ausführbar sind. Lassen sich einige Bewegungen nicht gleich gut auf beiden Körperseiten ausführen, kann dies auf eine Schädigung bestimmter Leitungsbahnen im ZNS hindeuten.

Deuten auch die Ergebnisse der umfassenden neurologischen Untersuchung auf eine MS hin, werden in der Regel verschiedene weitere Tests notwendig. Diese umfassen eine Untersuchung der Rückenmarksflüssigkeit (Lumbalpunktion), eine Funktionsprüfung der Sinneswahrnehmung durch die Ableitung evozierter Potenziale und die bildhafte Darstellung von Gehirn und Rückenmark mittels MRT.

Gibt es eine Laboruntersuchung, die MS nachweisen oder ausschließen kann?

Es gibt bislang keine Laboruntersuchung, mit der sich eine MS nachweisen oder

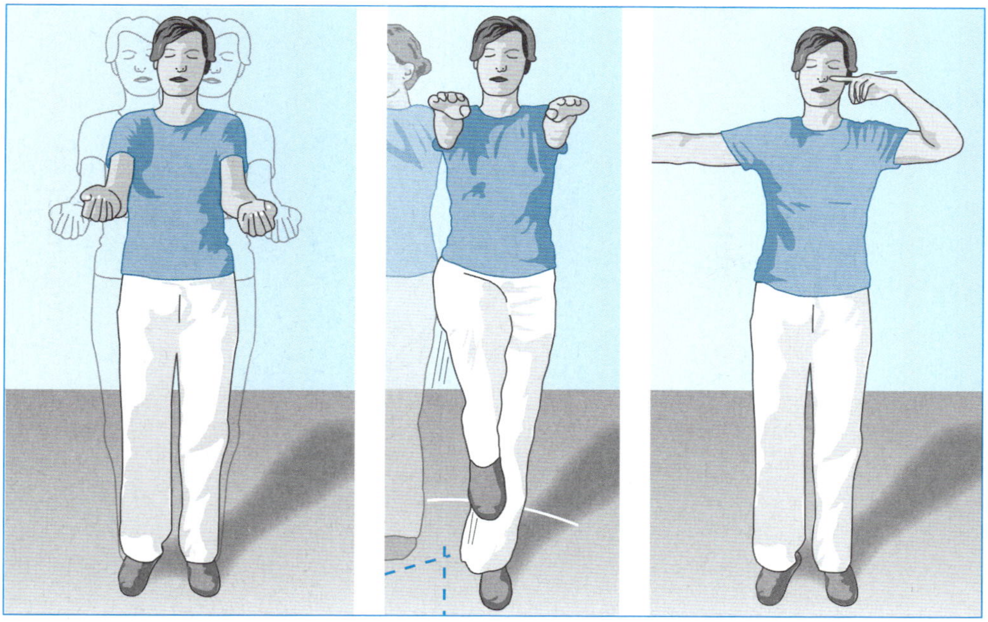

▲ Links: Romberg-Versuch. Stehen mit geschlossenen Augen, Füße parallel und eng aneinander, Arme um 90 Grad anheben, Untersuchungsdauer 2 Min.
Mitte: Unterberger-Versuch. 1 bis 3 Min. oder 80–100 Schritte auf der Stelle gehen, dabei Augen geschlossen, Arme vorgestreckt, Knie anheben
Rechts: Finger-Nase-Zeigeversuch. Augen schließen, Arm zur Seite strecken, Zeigefinger zur Nase führen; mehrfach wiederholen

ausschließen ließe. Es gibt auch keine zur Erstdiagnostik geeigneten Bluttests. Ansonsten wird das Blut in erster Linie zum Ausschluss anderer Erkrankungen untersucht, die für die Symptome des Patienten ebenfalls verantwortlich sein könnten, wie Infektionen mit Borrelien oder auf das Nervensystem gerichtete Virusinfektionen.

Was ist eine Liquoruntersuchung und wie wird eine Lumbalpunktion durchgeführt?

Auch die Liquordiagnostik ist nach wie vor zentral für die MS-Diagnostik. Erhöhung des Gesamt-IgG und oligoklonale Banden in der Elektrophorese sprechen für autochthone Antikörpersynthese im Gehirn. Durch die modernen Möglichkeiten der bildgebenden Diagnostik hat die Liquoruntersuchung in den vergangenen Jahren zwar etwas an Bedeutung verloren, ist aber nach wie vor ein zur Sicherung der MS-Diagnose wichtiges Verfahren. Insbesondere dient sie auch der Unterscheidung einer MS von Infektionen mit Krankheitskeimen. Wiederholte Liquoruntersuchungen sind in der Regel nicht erforderlich.

Entzündungen im Bereich des Nervensystems lassen sich meist durch eine Untersuchung des Nervenwassers (Liquor) nachweisen. Es handelt sich um die Flüssigkeit, die innerhalb des ZNS die Nervenzellen umspült und die Funktion hat, das Gehirn in einer Art Schwerelosigkeit zu

▼ Schematische Darstellung der Lumbalpunktion

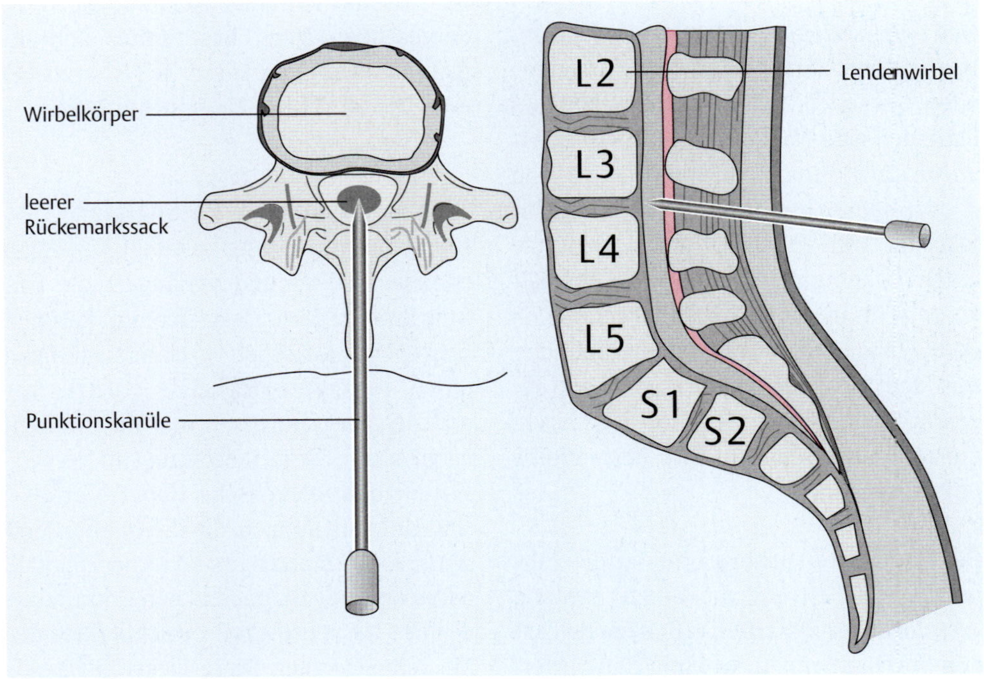

▼ Normalbefund

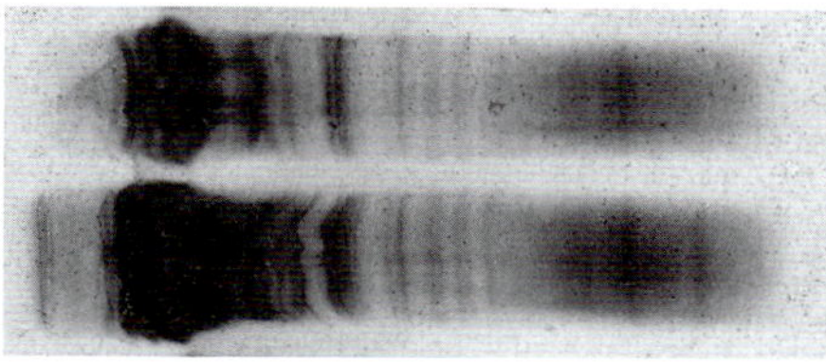

▼ Oligoklonale Banden bei MS

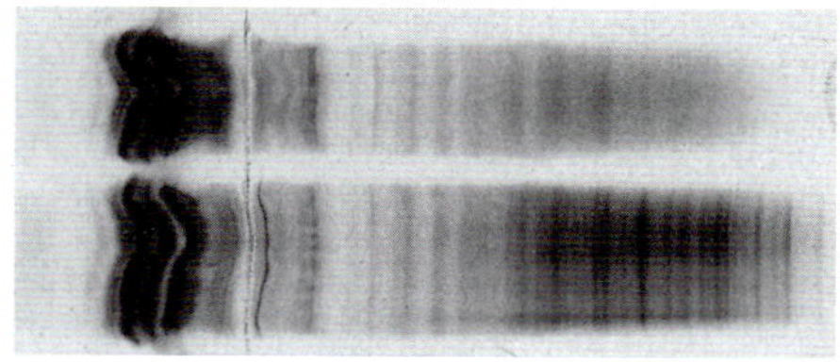

halten und es vor äußeren Einwirkungen zu schützen. Normalerweise ist der Liquor weitgehend frei von Körperzellen des Patienten. Dies kann sich bei entzündlichen ZNS-Erkrankungen dramatisch ändern. Unter Umständen kommt es zu einem massenhaften Übertritt von Entzündungs- bzw. Immunzellen aus dem Blut in den Liquor, auch Antikörper als körpereigene Abwehrstoffe können dann in der Liquorprobe nachweisbar sein.

Gewonnen wird der Liquor durch die Lumbalpunktion. Dabei wird beim sitzenden oder liegenden, nach vorne gebeugten Patienten eine Nadel in Höhe der Lendenwirbelsäule (lumbal, zwischen dem 3. und 4. oder dem 4. und 5. Lendenwirbel-Dornfortsatz) von außen in die Wirbelsäule eingestochen und zwischen zwei Wirbelkörpern bis in den Wirbelkanal geführt, in dem sich kein Rückenmark mehr befindet. Aus dem dortigen Liquorraum wird ein wenig der Flüssigkeit (5–10 ml) abgezogen, die sofort im Labor auf ihre Bestandteile untersucht wird.

Die Liquoruntersuchung umfasst die Zählung von Zellen und die Unterscheidung verschiedener Zellarten, z. B. nach der Art der vorkommenden weißen Blutkörperchen. Dies kann zur Erkennung von akuten ZNS-Infektionen wie der Hirnhautentzündung (Meningitis) wesentlich sein. Ferner werden die Konzentrationen an Glukose und Eiweißstoffen bestimmt. In der Gel-Elektrophorese werden die Liquorproteine nach Größe und elektrischer Ladung getrennt. Dies ist bei MS-Verdacht der wichtigste Einzelbefund der Liquoruntersuchung und ergibt als positives Indiz die typischen IgG-Banden (oligoklonale Banden), die das Vorhandensein und die Wandergeschwindigkeit bestimmter Immunglobuline anzeigen. Dieser Teil ist etwa bei zwei Drittel der MS-Patienten positiv.

Was sind evozierte Potenziale?

Die Demyelinisierung schädigt Leitungsbahnen im ZNS und verlängert die Leitungszeiten. Dies lässt sich im Rahmen neurophysiologischer Untersuchungen durch evozierte Potenziale (visuell, somatosensibel, akustisch und magnetisch) nachweisen. Da die Reizleitung im Nervensystem über elektrische Impulse erfolgt, sind Untersuchungen, die die Qualität und zeitlichen Abfolgen elektrischer Signale darstellen, zur Diagnostik von Erkrankungen des Nervensystems einschließlich der MS sehr geeignet. Diese elektrophysiologischen Untersuchungen sind z.B. in Form der Hirnstrommessung (Elektroenzephalographie, EEG) auch der Allgemeinheit bekannt. Die Methoden wurden inzwischen so verfeinert, dass sich nun sogar die Signalübertragung in einzelnen Nerven und Leitungsbahnen untersuchen lässt. Genau dies geschieht bei der Messung der evozierten Potenziale.

Bei MS wird die Impulsleitung in jenen Nerven verlangsamt, bei denen die Myelinscheide geschädigt ist, die die Nervenfasern umhüllt, isoliert und schützt. In diesen freigelegten Bereichen ist die Übermittlung der Impulse deutlich verzögert. Bei evozierten Potenzialen wird die Zeit, die ein Reiz benötigt, um ins Gehirn zu gelangen, genau gemessen. Der Reiz kann dabei ein sich veränderndes Schachbrettmuster (VEP), aber auch ein Geräusch (AEP) oder ein kleiner Schmerzreiz (SEP) sein. Aufgezeichnet wird die Veränderung der elektrischen Aktivität des Gehirns (Potenzial) durch diesen Reiz und die dafür benötigte Zeit. Verzögerungen werden festgestellt, indem man die Testergebnisse mit der Zeit vergleicht, die der Impuls bei einem Gesunden dafür durchschnittlich benötigt. So können Neurologen geschädigte Nerven aufspüren und auch Läsionen finden, die (noch) keine klinischen Symptome verursachen.

Was sind visuell evozierte Potenziale (VEP) und wie werden sie abgeleitet?

Visuell evozierte Potenziale werden gewöhnlich im Rahmen einer MS-Diagnostik

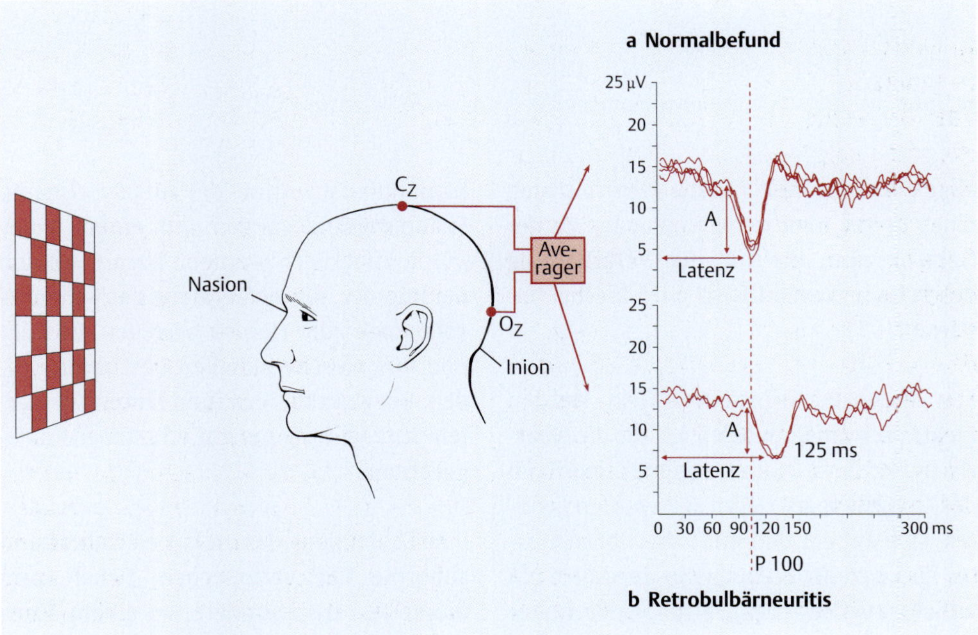

▲ Untersuchungstechnik der visuell evozierten Potenziale (VEP)

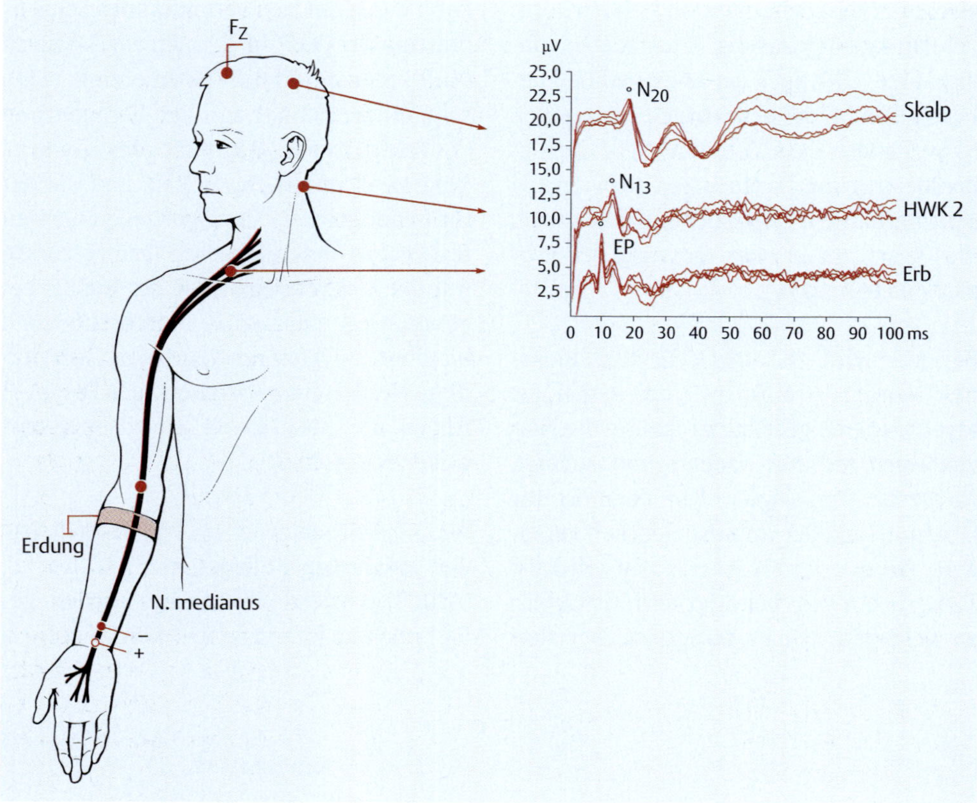

▲ Untersuchungstechnik der somatosensibel evozierten Potenziale (SEP)

abgeleitet. Die Zeit für die Übermittlung eines Reizes über den Sehnerv bis zu der Gehirnregion, die für die Verarbeitung des Sehens zuständig ist, wird hierbei bestimmt.

Für diesen nicht-invasiven Test werden Elektroden am Kopf befestigt, die die elektrische Aktivität (Gehirnströme) innerhalb des Gehirns registrieren. Sie werden gebeten, sich auf ein Bild mit Schachbrettmuster zu konzentrieren, das in der Mitte ein winziges Quadrat zeigt. Nach wiederholter Darbietung des Bildes mit regelmäßiger Umkehrung des Schwarz-Weiß-Kontrastes kann nun die Summe der aufgezeichneten Spannungsänderungen mit einem Computer analysiert werden. Damit können die Impulse, die sich entlang des Sehnervs vom Auge zum Gehirn bewegen, verfolgt und ihre Geschwindigkeit bestimmt werden. Ein Krankheitsbefund lautet z. B. »Latenzverzögerung bei gut erhaltener Konfiguration«.

Eine Schädigung des optischen Nervs kann abnorme VEP verursachen. Daher kann dieser Test insbesondere bei einem Menschen mit klinisch normaler Sehkraft dazu beitragen, die Diagnose MS zu erhärten.

Abnorme VEP treten bei mehr als 75 % aller MS-Patienten auf.

Was sind sensibel oder somatosensorisch evozierte Potenziale (SEP/SSEP) und wie werden sie abgeleitet?

Bei den sensibel oder somatosensorisch evozierten Potenzialen werden periphere Nerven wie z. B. Nerven im Handgelenk oder Unterschenkel (Nervus medianus und Nervus tibialis) mit ungefährlichen Stromstärken elektrisch stimuliert. Die Nervenerregung (Aktionspotenziale) wird vom Nerv über das Rückenmark (dort im Hinterstrang) durch den Hirnstamm und andere Hirnregionen zu dem Teil der Großhirnrinde geleitet, in dem Signale aus dem betreffenden Körperteil empfangen und weiterverarbeitet werden (postzentraler Kortex).

Auch im Fall der SSEP registrieren Elektroden (über Arm oder Bein, dem Rückenmark und/oder dem entsprechenden Areal der Kopfhaut) die durch die Stimulation ausgelösten Erregungsmuster. Diese weisen auf die Intaktheit oder Störung der Erregungsübertragung hin, und unter Umständen kann hier sogar der Ort der Schädigung festgestellt werden.

Was sind akustisch evozierte Potenziale (AEP) und wie werden sie abgeleitet?

Nach ähnlicher Methode werden die akustisch evozierten Potenziale abgeleitet. Hier werden die durch aufeinander folgende Klicklaute im Kopfhörer induzierten Hirnstromänderungen gemessen.

Was sind magnetisch evozierte Potenziale (MEP) und wie werden sie abgeleitet?

Im Gegensatz zu den zuvor beschriebenen VEP, SSEP und AEP werden die Nervenbahnen bei den magnetisch evozierten Potenzialen in umgekehrter Richtung, vom

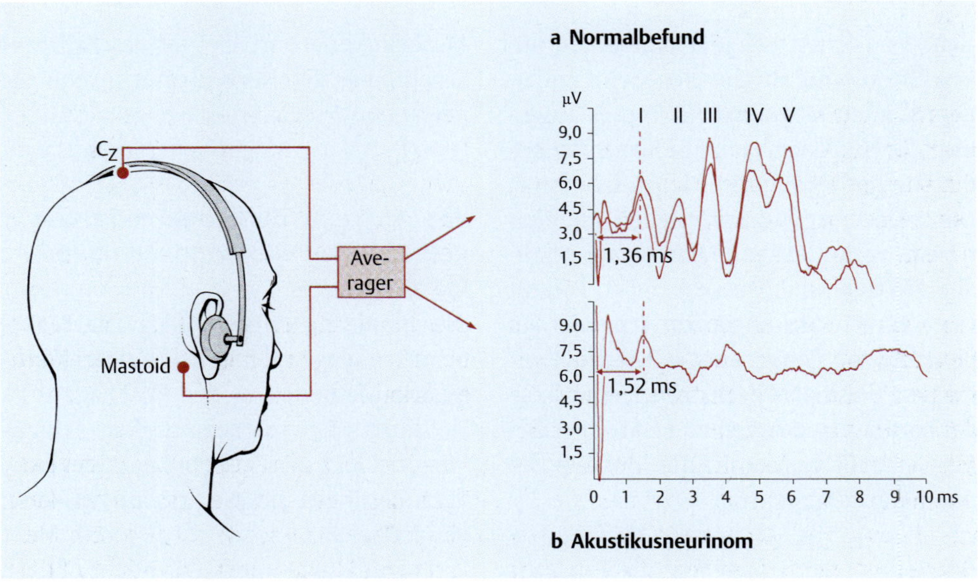

▲ Untersuchungstechnik der akustisch evozierten Potenziale (AEP)

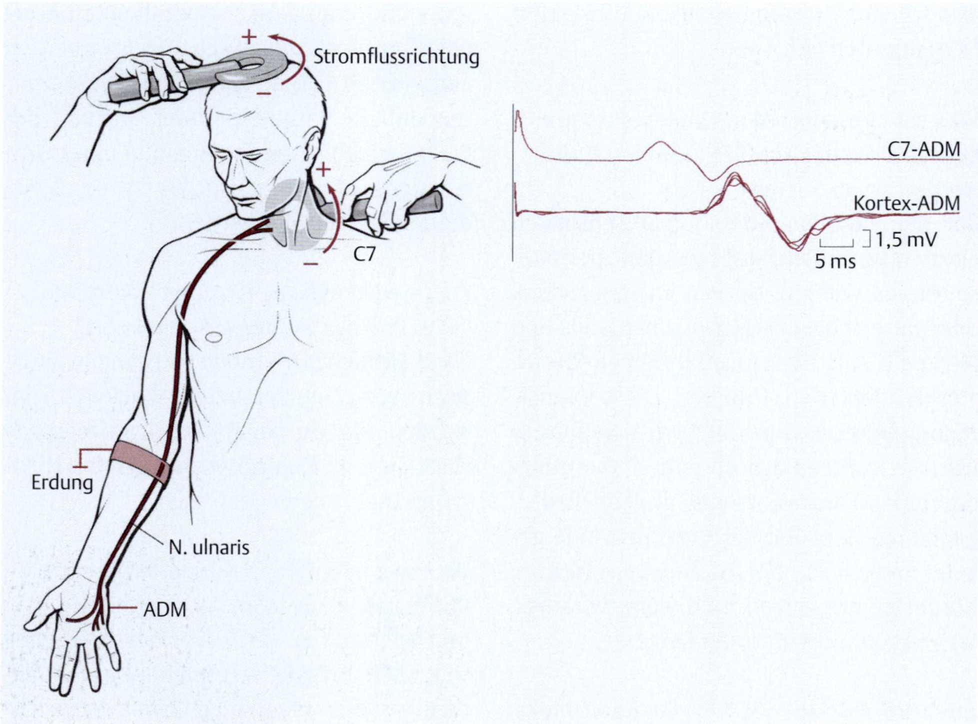

▲ Untersuchungstechnik der magnetisch evozierten Potenziale (MEP)

Gehirn zu den Armen und Beinen, geprüft. Über bestimmte Hirnbereiche wird mit einem starken Magneten ein Impuls ausgelöst, der Nervenzellen im Gehirn aktiviert, die für die Bewegungen zuständig sind. Durch die Erregung dieser Zellen und Weiterleitung des Reizes zu den entsprechenden Muskeln und Muskelgruppen kommt es zu kurzen Zuckungen am Arm oder am Bein. Hier werden erneut die Potenziale gemessen, diesmal mit über den Zielmuskeln auf der Haut angebrachten Elektroden. Bei MS-Verdacht werden häufig Muskeln des Daumenballens geprüft.

Bei Nervenschädigungen ist die Zeit zwischen Magnetimpuls und Reizantwort der Muskeln verlängert. Bei fortgeschrittener Schädigung der Nervenbahnen kann die Reizantwort sogar erloschen sein.

Wie wird eine Kernspintomografie gemacht und was kann man damit feststellen?

Die kraniale Kernspintomografie (MRT) beim Radiologen gehört heute zu den wichtigsten Methoden in der MS-Diagnostik. Sie zeigt schon zu Beginn einer Erkrankung bei 85 % der Patienten pathologische Veränderungen im Gehirn, im weiteren Verlauf bei 95 %.

Bei MS-Verdacht ist die MRT des Gehirns mit Kontrastmittelgabe (Gadolinium) geboten, bei Verdacht auf eine Beteiligung des Rückenmarks auch eine MRT-Aufnahme des Rückenmarks. Anders als bei der CT oder dem Röntgen wird der Patient bei der MRT keinen Röntgenstrahlen ausgesetzt. Es handelt sich um eine Untersuchung, bei der die unterschiedliche Reaktion verschiedener Gewebestrukturen und -bestandteile auf starke Magnetfelder genutzt wird. Die Untersuchung ist deshalb gesundheitlich unbedenklich und kann problemlos wiederholt werden. Personen mit Herzschrittmachern oder Metallimplantaten (z. B. künstliches Gelenk) sollten unbedingt vorher ihren Arzt informieren, da diese bei der Untersuchung Schaden nehmen können.

Die MRT-Aufnahmen liefern genauere, aussagekräftigere Bilder der Hirnstrukturen als eine CT und sind sowohl zur Diagnostik bei MS-Verdacht als auch zur Beurteilung der Krankheitsaktivität sowie – bedingt – der Langzeitwirksamkeit der eingesetzten Medikamente geeignet. Es kann mit der MRT allerdings oft keine direkte Verbindung zwischen den MS-Herden im ZNS auf den Bildern und den aktuellen neurologischen Funktionseinschränkungen nachgewiesen werden. Auch ist eine MS-Diagnose allein aufgrund der MRT nicht mit ausreichender Sicherheit zu stellen.

Die MRT ist eine empfindliche Technik, um Läsionen im Gehirn festzustellen. Die Durchführung ist harmlos, aber etwas beschwerlich, weil die untersuchte Person absolut bewegungslos auf einem Tisch liegen muss, welcher sich langsam in einer Röhre bewegt. In der MRT-Röhre ist es eng und manchmal laut. Inzwischen gibt es jedoch auch offene MRT-Geräte. Eine normale Untersuchung dauert ca. 10–20 Minuten. Gegen die lauten Geräusche, die das Gerät macht, kann man Ohrstöpsel oder Kopfhörer bekommen. Außerdem bekommt man einen Signalknopf, um mit dem medizinischen Personal zu kommunizieren, während man in der Röhre liegt.

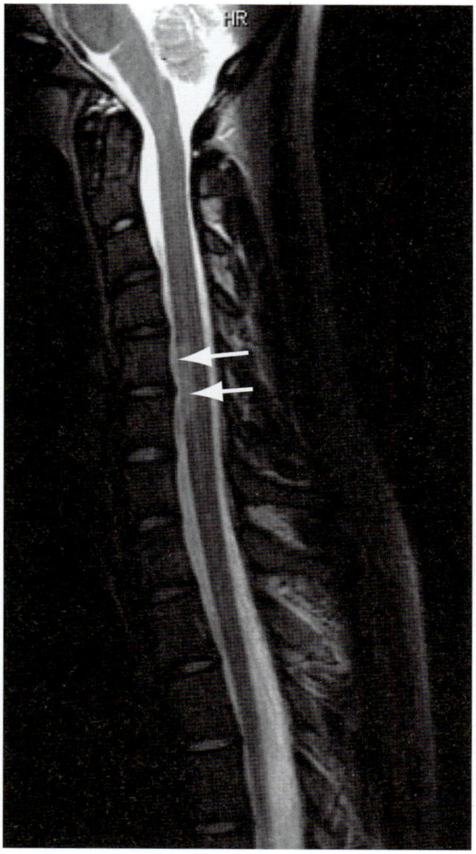

▶ MRT-Aufnahme des Rückenmarks mit MS-typischen Läsionen

Wozu ist eine Differenzialdiagnostik notwendig?

Wie geht es nach der Verdachtsdiagnose weiter?

Um die Verdachtsdiagnose einer MS zu erhärten oder zu widerlegen, bedarf es weiterer Untersuchungen. Erschwert wird die Diagnosestellung dadurch, dass die Symptome sehr vielgestaltig sein können und sich teilweise sehr schnell wieder zurückbilden. Zudem ist es möglich, dass nach einem ersten, vielleicht nur leichten und folgenlos ausheilenden Schub eine zweite MS-Attacke erst nach mehreren Jahren auftritt.

All dies sind Gründe dafür, dass nicht selten Wochen, Monate oder sogar Jahre vergehen, ehe die endgültige Diagnose einer MS gestellt werden kann, auch wenn der Patient einen erfahrenen Arzt hat. Für das Stellen der Diagnose MS hat es sich daher bewährt, dass im individuellen Fall von Experten erarbeitete, objektive Bedingungen erfüllt werden müssen.

Oder doch eine andere Erkrankung?

Die meisten Anfangsbeschwerden der MS können durchaus auch durch andere Krankheiten verursacht werden, so dass es im Anfangsstadium der Erkrankung immer noch zu Schwierigkeiten bei der Abgrenzung von anderen Erkrankungen kommen kann. In der so genannten Differenzialdiagnostik muss besonders an andere ZNS-Erkrankungen gedacht werden, die ebenfalls einen entzündlichen Charakter haben.

Die folgenden Differenzialdiagnosen kommen bei Verdacht auf eine MS u. a. in Frage und müssen auf jeden Fall ausgeschlossen werden:

Differenzialdiagnosen bei Verdacht auf MS

Chronisch-infektiöse Erkrankungen	▪ Neurosyphilis ▪ Neuroborreliose ▪ Toxoplasmose
Rheumatologische Erkrankungen	▪ HWS/LWS-Syndrom ▪ Fibromyalgie ▪ Lupus erythematodes ▪ Sjögren-Syndrom ▪ Morbus Behçet ▪ Sarkoidose ▪ Panarteriitis nodosa
Neurologische und psychiatrische Erkrankungen	▪ Engpass-Syndrome ▪ Somatoforme Störungen
Vitamin-B12-Mangel	▪ Funikuläre Myelose
Stoffwechsel-Erkrankungen (v. a. bei jüngeren Patienten)	▪ z. B. Adrenoleukodystrophie

Gibt es Diagnosekriterien, die als Grundlage für die Diagnose MS dienen?

Die Diagnosekriterien nach McDonald und die Abgrenzung von anderen entzündlichen ZNS-Erkankungen (Differenzialdiagnostik) stellen die Grundlage für die Diagnose der MS dar.

McDonald-Kriterien

Bis 2001 waren zur ärztlichen Diagnose einer MS stets zwei klinische Krankheitsschübe erforderlich. Wegen des nicht selten großen zeitlichen Abstands zwischen zwei MS-Schüben waren dadurch Verzögerungen der Diagnose und damit des

Übersicht über die aktuellen McDonald-Kriterien

Klinische Befunde	Zusätzliche Untersuchungen zur Diagnose
Zwei oder mehr MS-typische Schübe, objektivierbare klinische Evidenz von zwei oder mehr Läsionen	Keine
Zwei oder mehr MS-typische Schübe, objektivierbare klinische Evidenz für eine Läsion	Räumliche Dissemination (dissemination in space), nachgewiesen durch ▪ MRT oder ▪ zwei oder mehr typische MS-Läsionen im MRT plus positivem Liquorbefund oder ▪ Abwarten eines weiteren Schubs, der auf die Beteiligung einer anderen Läsionsstelle hinweist
Ein Schub, objektivierbare klinische Evidenz von zwei oder mehr Läsionen	Zeitliche Dissemination (dissemination in time), nachgewiesen durch ▪ MRT oder ▪ zweiten klinischen Schub
Ein Schub, objektivierbare klinische Evidenz für eine Läsion (monosymptomatische Präsentation, klinisch isoliertes Syndrom, CIS)	Räumliche Dissemination, nachgewiesen durch ▪ MRT oder ▪ zwei oder mehr typische MS-Läsionen im MRT plus positivem Liquorbefund und zeitliche Dissemination, nachgewiesen durch MRT oder zweiten klinischen Schub
Schleichendes Fortschreiten neurologischer Symptomatik, die auf eine MS hinweist	Beurteilung der Krankheitsprogression über ein Jahr (retrospektiv oder prospektiv) und Zutreffen von zwei der folgenden Kriterien ▪ positives MRT des Gehirns (neun T2-Läsionen) oder vier und mehr T2-Läsionen mit positiven visuell evozierten Potenzialen ▪ positives MRT des Rückenmarks (zwei fokale T2-Läsionen) ▪ positiver CSF-Befund

Beginns einer Therapie häufig. Im Jahr 2001 wurden die Diagnosekriterien für die schubförmige MS überarbeitet. Diese McDonald-Kriterien, die von einer internationalen Expertengruppe konzipiert wurden, sollten als Diagnoserichtlinien angewendet werden. Nun war die Diagnosestellung bereits (frühestens) drei Monate nach dem ersten Krankheitsschub möglich. Nach den McDonald-Kriterien von 2001 wurde nun zwischen »MS«, »mögliche MS« und »keine MS« unterschieden.

Um die Diagnose noch weiter zu beschleunigen, traf man sich in fast der gleichen Zusammensetzung vier Jahre später wieder, um die Anwendbarkeit der Kriterien erneut zu überprüfen. Mit der Revision 2005 wird die Bedeutung einer Berücksichtigung objektiver klinischer, bildgebender und Laboruntersuchungen unterstrichen. Die überarbeitete und verfeinerte Version soll die Diagnose der MS-Erkrankungen beschleunigen und sie dabei einfacher, genauer und zuverlässiger machen, auch im Hinblick auf ein erstes klinisches MS-verdächtiges Ereignis (Clinically isolated syndrome, CIS). Kernelemente der MS-Diagnose sind nach wie vor die räumliche und insbesondere die zeitliche Ausbreitung (Dissemination) der MS-Zeichen sowie Befunde.

In welchen Zeiträumen kann der Nachweis für die zeitliche Ausbreitung definiert werden?

Die Anforderungen an die Art der Bildgebung und die Zeiträume, die zur Feststellung einer zeitlichen Dissemination definiert wurden, wurden vereinfacht. Nun kann eine neue T2-Läsion nicht erst nach drei Monaten, sondern schon 30 Tage nach einer Referenzaufnahme (nach dem ersten klinischen Ereignis) die zeitliche Ausbreitung bestätigen. Es bleibt aber dabei, dass innerhalb der ersten 30 Tage festgestellte neue T2-Läsionen nicht als ein weiteres Ereignis gewertet werden.

Die zeitliche Dissemination kann nun auf zwei verschiedene Arten bestätigt werden:

- MRT-Befund mit einer Gadolinium anreichernden Läsion wenigstens drei Monate nach Beginn des ersten klinischen Ereignisses an einer anderen als der dem ersten klinischen Ereignis entsprechenden Stelle oder
- MRT-Befund mit einer neuen, d.h. auf der Referenzaufnahme (> 30 Tage nach CIS) noch nicht vorhandenen T2-Läsion, zu irgendeinem Zeitpunkt.

Werden auch Rückenmarksläsionen stärker in die räumliche Ausbreitung einbezogen?

Bezogen sich die ursprünglichen Kriterien insbesondere auf Hirnläsionen in der MRT, um die räumliche Dissemination zu bestätigen, können nun dafür auch verstärkt Rückenmarks(RM)-Läsionen einbezogen werden. RM-Läsionen sind damit einer infratentoriellen (unter dem Tentorium [lat. Zelt] gelegen – zwischen Großhirn und Kleinhirn) Hirnläsion gleichwertig, aber nicht einer juxtakortikalen (nahe der Hirnrinde) oder periventrikulären (um den Hohlraum in im Gehirn Nervenwasser enthaltende Kammern) Läsion. Eine einzelne anreichernde RM-Läsion ist wie eine anreichernde Hirnläsion zu betrachten.

Außerdem können nun RM- und Hirnläsionen zusammengezählt werden, um die erforderlichen neun T2-Läsionen zu erreichen. RM-Läsionen sollten dabei fokaler, also klar umschriebener Natur sein; diffuse Rückenmarks-Befunde sind hier diagnostisch nicht zu zählen.

Die räumliche Dissemination kann bestätigt werden, wenn drei der vier folgenden Kriterien beim MRT-Befund erfüllt sind:
- eine Gad-anreichernde Läsion oder neun 2-hyperintense Läsionen ohne Gad-anreichende Läsion
- mindestens eine juxtakortikale Läsion
- mindestens drei periventrikuläre Läsionen
- mindestens eine infratentorielle Läsion

Wie wird die primär progrediente MS diagnostiziert?

Daten zeigen, dass bei Patienten mit primär progredienter MS (PPMS) oligoklonale Banden im Liquor auch fehlen können. Dies wird in den neuen Kriterien zur PPMS-Diagnose berücksichtigt, indem abweichende Liquorbefunde – auch wenn sie nützliche Zusatzinformationen liefern – für eine endgültige Diagnose nicht mehr notwendig sind, wenn entsprechende MRT-Befunde vorliegen. Eine primär progrediente MS kann unter folgenden Bedingungen diagnostiziert werden:

1. Die Krankheitsprogression (retrospektiv oder prospektiv festgestellt) ist seit mindestens einem Jahr vorhanden und
2. zwei der folgenden drei Kriterien sind erfüllt:
   a) positiver Befund in der Hirn-MRT, d.h. mehr als neun T2-Läsionen oder mehr als vier T2-Läsionen plus positiver Befund in der Ableitung der visuell evozierten Potenziale
   b) positiver Befund in der RM-MRT (mehr als zwei herdförmige T2-Läsionen)
   c) oligoklonale Banden und/oder ein erhöhter IgG-Index

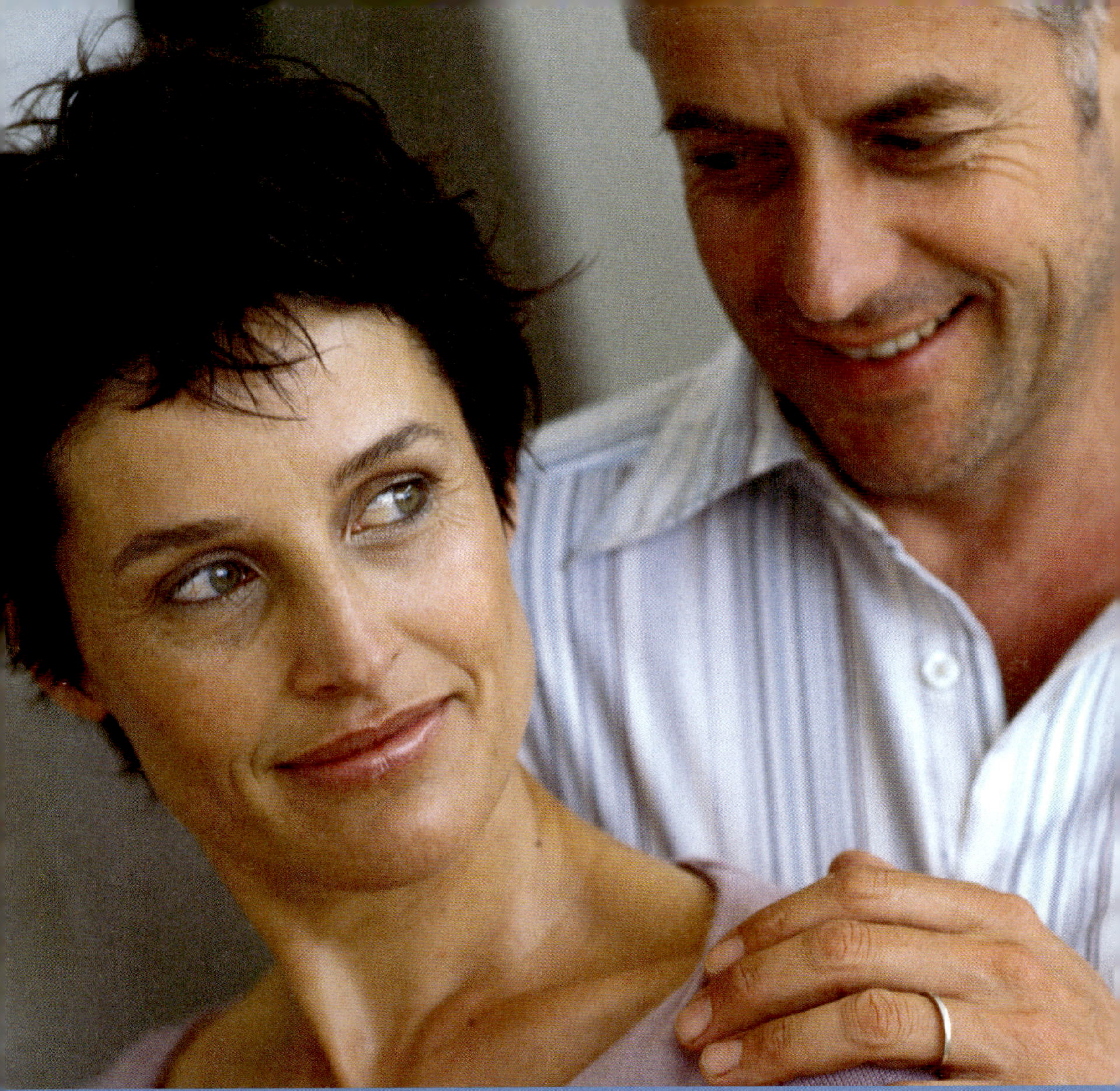

Therapie

Wie kann die MS grundsätzlich behandelt werden?

Obwohl die Erkrankung MS bislang nicht heilbar ist, existieren jedoch verschiedene Therapiemöglichkeiten, die ihren Verlauf günstig beeinflussen können. Die folgenden Ziele stehen dabei im Vordergrund.

Der Patient soll
- sein normales Leben möglichst lange weiterleben können,
- im Alltag unter möglichst wenigen Beschwerden leiden,
- im Langzeitverlauf möglichst wenige bleibende Behinderungen entwickeln,
- keine starken Einschränkungen seiner Lebensqualität erleiden,
- eine Verbesserung der Lebensqualität erlangen.

Die medikamentöse MS-Therapie hat dabei folgende Ziele:
- die Aktivität der Erkrankung günstig zu beeinflussen,
- die Anzahl der Schübe zu reduzieren,
- die Schübe zu verkürzen und deren Schwere zu mindern,
- gut verträglich zu sein und wenig Nebenwirkungen zu verursachen,
- Symptome zu lindern,
- akute Schübe zu behandeln,
- die Behinderungszunahme zu verlangsamen.

Da die Ursachen der MS (noch) nicht bekannt sind, existiert im eigentlichen Sinne auch keine kausale Therapie, also auf den ureigensten Krankheitsgrund abzielende MS-Therapie.

Die aktuelle MS-Therapie hat mehrere Ansätze. Sie gliedert sich in
- die Therapie des akuten Schubes,
- die Basistherapie (Langzeittherapie) und
- die Eskalationstherapie (bei Versagen oder sehr aggressivem Verlauf),
- die symptomatische Therapie.

Die verschiedenen Behandlungsmöglichkeiten richten sich unter anderem danach, unter welcher Verlaufsform der MS – gutartig, schubförmig, sekundär-progredient oder primär-progredient – der Betreffende leidet.

Grundsätzlich werden bei MS-Verläufen mit schubförmiger MS-Aktivität drei Therapieformen unterschieden:

- Während eines akuten Schubes werden für einige Tage Glukokortikosteroide zur Unterdrückung der akuten Entzündungsprozesse verabreicht (entzündungshemmende Medikamente).
- Bei der Langzeittherapie stehen verschiedene Medikamente zur Verfügung, die das Immunsystem beeinflussen, d.h. seine Funktionen unterdrücken (Immunsuppressiva) oder in einer gewünschten Art beeinflussen (Immunmodulatoren).
- Bei der symptomatischen Therapie werden die Symptome der MS medikamentös bzw. auch durch nicht-medikamentöse (Begleit-)Maßnahmen (z.B. Physiotherapie) behandelt, um auf eine Besserung von Begleitbeschwerden und Krankheitsfolgen abzuzielen, ohne an ihrer Ursache anzusetzen.

Diese Therapieformen werden ergänzt durch unterstützende Maßnahmen im Bereich von Ernährung, Sport und Bewegung sowie Verfahren zur Entspannung und Stressminderung.

Viele Patienten wenden sich so genannten alternativen Therapien der MS zu. Dies ist ein brisantes Thema, da durch die Durchführung alternativer Therapien eine evtl. dringend notwendige schulmedizinische Behandlung verzögert oder unterlassen wird – unter Umständen mit sehr negativen Folgen für den Patienten.

Gibt es Therapieempfehlungen durch Experten?

Im deutschen Sprachraum hat sich eine Expertengruppe zusammengetan und auf konkrete Therapieempfehlungen für MS-Kranke geeinigt. Die so genannte Multiple Sklerose Therapie Konsensus Gruppe (MSTKG) aktualisierte ihre 1999 erstmals veröffentlichten Empfehlungen mehrmals, zuletzt im Jahre 2006. In Deutschland gilt außerdem die »Leitlinie Multiple Sklerose« der Deutschen Gesellschaft für Neurologie (DGN) als eine Art Richtschnur für das ärztliche Handeln. MSTKG und DGN stimmen grundsätzlich in ihren Aussagen zu den Standardtherapien der MS überein.

Die folgenden Therapieempfehlungen und Leitlinien sind über die DMSG (www.dmsg.de) erhältlich:

- Immunmodulatorische Stufentherapie der Multiplen Sklerose, Aktuelle Therapieempfehlungen der MSTKG
- Symptomatische Therapie der Multiplen Sklerose, Aktuelle Therapieempfehlungen der MSTKG
- Leitlinien der Deutschen Gesellschaft für Neurologie (DGN), Diagnostik und Therapie der Multiplen Sklerose

▼ Therapiestrategien

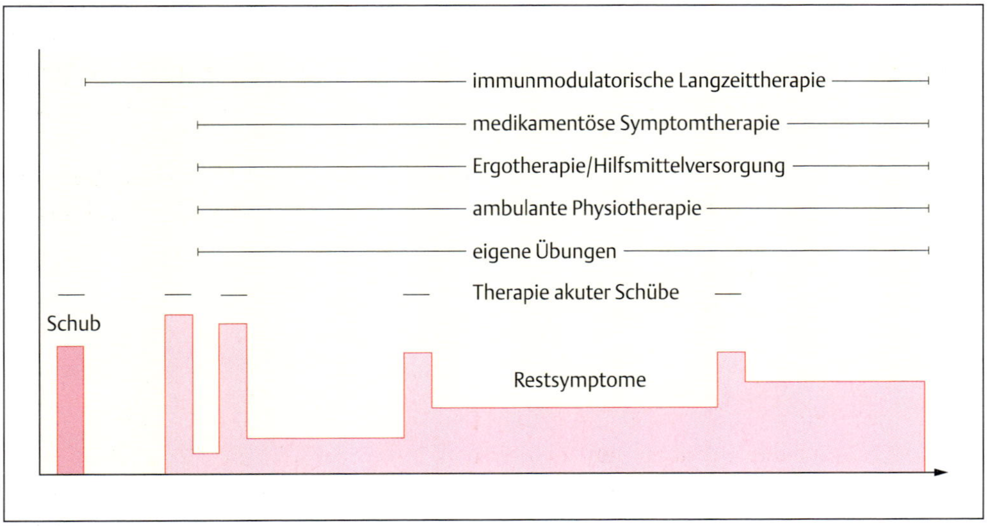

- Multiple-Sklerose-Patienten-Leitlinie des Berufsverbandes Deutscher Neurologen (BDN) und der Deutschen Gesellschaft für Neurologie (DGN)

Nach diesen Empfehlungen gibt es sowohl für die Therapie des akuten Schubes als auch für die Langzeittherapien der schubförmigen MS hierarchische Schemata. Sie geben als Quasi-Standard die Therapie des akuten MS-Schubes mit intravenöser Gabe von hochdosiertem Methylprednisolon vor, die nach einem so genannten Eskalationsschema bei nicht ausreichendem Ansprechen durch zusätzliche Behandlungsoptionen erweitert werden kann.

Für die Langzeittherapie der schubförmigen MS werden die so genannten verlaufsmodifizierenden Therapeutika, in erster Linie Interferon-beta und Glatirameracetat, als erstrangige Behandlungsmöglichkeiten empfohlen. Ferner werden auch für die Therapie der chronisch-progredienten MS-Verläufe systematische Behandlungsmöglichkeiten vorgeschlagen.

Wie wird ein Schub behandelt?

Wie wird ein Schub definiert?

Für die MS-Diagnostik und für die Beurteilung des Krankheitsverlaufs ist es unerlässlich, einen Schub anhand objektiver Kriterien zu definieren. Angelehnt an die MS-Leitlinie der DGN ist er wie folgt charakterisiert: Ein Schub ist das Auftreten eines neuen Symptoms oder eine Reaktivierung bereits zuvor aufgetretener klinischer Funktionsausfälle und Symptome (Wiederauftreten eines früheren oder die Verschlechterung eines vorhandenen Symptoms), die vom Patienten berichtet oder durch eine neurologische Untersuchung objektiv festgestellt werden können.

Um als Schub zu gelten, müssen folgende Kriterien erfüllt sein: Die Krankheitszeichen müssen

a) mindestens 24 Stunden anhalten,
b) mit einem Zeitintervall von 30 Tagen zu vorausgegangenen Schüben auftreten (damit zwei Schübe als separat voneinander betrachtet werden können, müssen sie mindestens vier Wochen voneinander getrennt sein),
c) sich nicht durch Änderungen der Körpertemperatur (Uhthoff-Phänomen) oder als Symptom im Rahmen einer Infektion erklären lassen.

Nach der DGN-Leitlinie ist zu beachten, dass einzelne, anfallsweise auftretende (paroxysmale) Episoden von starken Erhöhungen der Muskelspannung (tonische Spasmen) nicht als Schub eingeordnet werden, mehrfache Episoden dieser Art (mit einer Gesamtdauer von mehr als 24 Stunden) jedoch ebenfalls als Schub gewertet werden.

Wird Kortison als Standard der Akutbehandlung angewandt?

Die immunmodulatorische Therapie ist eine Dauertherapie, die die Entzündungsaktivität zurückdrängen, weitere Schübe reduzieren, Axonschutz bieten sowie möglichst Symptomfreiheit gewährleisten soll. Tritt dennoch ein akuter Schub auf, so ist die Therapie der Wahl eine möglichst rasche, hochdosierte Kortison-Pulstherapie (auch Bolus- oder Stoßtherapie genannt), da es sich bei einem MS-Schub in erster Linie um eine akute Entzündung im ZNS handelt, die vom fehlerhaft arbeitenden Immunsystem ausgeht.

Je nach Schwere des Schubes und Begleiterkrankungen des Patienten werden verschiedene Schemata angewandt, z. B.

- 1000 mg (Methyl-)Prednisolon intravenös pro Tag für drei oder fünf Tage mit oder ohne anschließendem Ausschleichen mit Tabletten oder
- 5 Tage je 500 mg oder eine
- zirka 14-tägige orale Medikation.

International hat sich im Hinblick auf schnelle Wirkung und geringe Nebenwirkung die dreitägige Behandlung mit je 1000 mg (Methyl-)Prednisolon eingebürgert. Die Wirksamkeit dieser Therapie ist durch Studien abgesichert, im Einzelfall kann davon abgewichen werden. Kortison wird jedoch nicht immer eingesetzt. So kann es bei milden Schüben schon ausreichen, wenn der Betroffene ruht und wartet, bis die Symptome abgeklungen sind.

Kortikosteroide sind die Standardmedikamente, die bei akuter Krankheitsaktivität (Schübe) verabreicht werden und entzündungshemmende bzw. das Immunsystem unterdrückende Wirkung haben. Sie verringern die Dauer und die Intensität dieser Attacken. Je nach Verträglichkeit ist bei nicht ausreichender Besserung eine Ausschleichphase (oral) über maximal 14 Tage anzuschließen. Da Kortison die Magenschleimhaut schädigen kann, sollte die Akuttherapie stets unter Gabe eines magenschützenden Medikaments erfolgen. Während der Behandlung sollte eine gewisse körperliche Schonung eingehalten werden.

Der Patient wird vor der Behandlung mit standardisierten neurologischen Methoden unter Verwendung der Bewertungsskalen EDSS und MSFC auf seine Symptome untersucht. Sind die Kriterien für einen akuten Schub erfüllt, konnte z. B. ein akuter Infekt ausgeschlossen werden und wurden die Kontraindikationen beachtet, ist die Kortison-Pulstherapie die Behandlung der Wahl. Sie sollte nach Möglichkeit nicht später als am dritten Tag nach dem Auftreten der neurologischen Beschwerden beginnen, damit eine möglichst rasche Symptombeseitigung erfolgen kann und die Plaque-Bildung verringert wird. Meist ist die Wirksamkeit bei Symptomen, die die Muskelkraft oder das Auge betreffen, größer als etwa bei Beeinträchtigungen des Tast- oder Gleichgewichtssinns.

Spricht der Patient auf die Pulstherapie an, kommt es innerhalb von etwa zwei bis fünf Tagen nach Behandlungsbeginn zu einer spürbaren Symptombesserung. Ein knappes Viertel der MS-Kranken reagiert auf die klassische Kortison-Pulstherapie nach anfänglich deutlicher Besserung mit einer Wiederkehr der Schubsymptome nach etwa zehn bis 30 Tagen. Dann kann die Behandlung wiederholt werden.

Bei etwa der Hälfte der Betroffenen werden die Symptome durch die fünftägige Akuttherapie rasch gemildert, aber nicht vollkommen beseitigt. In diesen Fällen kann die Besserung der Funktionsstörungen viele Wochen in Anspruch nehmen, während derer sich die Restsymptome zeitweise durchaus wieder verstärken können.

Kortison (auch als Glukokortikosteroide oder einfach Steroide bezeichnet), ein auch vom Körper (in der Nebennierenrinde) selbst hergestelltes Hormon, hat auf mehreren Ebenen einen starken entzündungshemmenden Effekt und kann daher auch zu den immunsuppressiven Medikamenten gerechnet werden.

Die verabreichten Kortikosteroide unterscheiden sich geringfügig vom körpereigenen Kortison, haben aber den gleichen Effekt. Sie haben viele positive Auswirkungen im Falle eines Schubes. Die wichtigste davon ist die Unterdrückung des Immunsystems. Es dichtet unter anderem die im akuten Schub besonders durchlässig gewordene Blut-Hirn-Schranke gegen die Einwanderung von Zellen ab und unterdrückt die Aktivität autoaggressiver T-Lymphozyten. Kortison führt auch zu einer Abnahme der entzündungsbedingten Flüssigkeitsansammlungen (Ödeme) an den frischen MS-Herden, bewirkt also eine Abschwellung des angegriffenen Nervengewebes.

Ist nach zwei Wochen keine ausreichende Wirksamkeit nachzuweisen, wird mit einer erhöhten Dosis Kortison behandelt (z.B. fünf Tage je 2 g). Ist nach weiteren zwei Wochen keine Rückbildung der Symptome zu erreichen, kann eine Plasmapherese (Blutwäsche) erwogen werden. Diese Option kann auch schon nach der ersten fünftägigen Kortison-Pulstherapie in Betracht gezogen werden, wenn unter ihr eine kontinuierliche Verschlechterung der Symptomatik beobachtet werden musste.

Bei Nichtbehandlung des akuten Schubes ist nicht nur die Dauer der Krankheitsphase verlängert, es besteht auch ein erhöhtes Risiko, dass größere MS-Plaques entstehen und sich die Symptome nur sehr viel langsamer oder gar nicht zurückbilden. In der

INFO

Kortison – zu Unrecht gefürchtet?

Während die hochdosierte Therapie bei längerer Anwendung häufig zu zahlreichen und durchaus ernsten Nebenwirkungen wie Gewichtszunahme, Knochenschwund (Osteoporose), hohem Blutdruck und Augenschädigungen führt, ist dies bei kurzzeitiger Behandlung nicht der Fall. Angesichts relativ seltener und leichter Nebenwirkungen, wie z.B. Hitzewallungen, Geschmacks- oder Schlafstörungen, überwiegen eindeutig die Vorteile der kurzzeitigen Schubbehandlung. Dennoch muss auch Folgendes berücksichtigt werden: Es kann nicht ausgeschlossen werden, dass Kortison Depressionen, Euphorie oder sogar Psychosen auslöst. Des Weiteren besteht die Gefahr bakterieller Infektionen, insbesondere bei Patienten mit wiederkehrenden Harnwegsinfekten. Auch Diabetiker unter den MS-Patienten müssen vorsichtig sein: Die Kortisonbehandlung kann den Zuckerstoffwechsel stark beeinflussen.

Regel werden die Symptome das akuten Schubes durch die Kortison-Akuttherapie deutlich gelindert; der langfristige Krankheitsverlauf sowie die mit der MS einhergehende schleichende Zerstörung von Nervengewebe und die Zunahme bleibender Behinderungen werden durch diese Form der Therapie aber nicht aufgehalten.

Wer profitiert von einer Plasmapherese (Blutwäsche)?

Untersuchungen haben gezeigt, dass die Ursachen der Entstehung von so genannten MS-Plaques sehr unterschiedlich sind. So konnte aufzeigt werden, dass eine bestimmte Subgruppe von MS-Patienten im akuten Schub von einer Plasmapherese besonders profitiert. Bei dieser Patientengruppe fanden sich in den Herden Ablagerungen von löslichen Bestandteilen des Immunsystems, so genannten Antikörpern und Komplement. Dieser so genannte Antikörper/Komplement-Subtyp der MS stellt einen von vier Subtypen dar, der bei Gewebeuntersuchungen nachgewiesen werden konnte. Die Bestimmung dieser vier Subtypen ist zurzeit leider nur mit einer Untersuchung von Hirngewebe möglich und noch nicht mit einfachen Bluttests oder bildgebenden Verfahren.

Wie geht man nun konkret vor? Diese neuen Erkenntnisse sind für den akuten Schub, nicht aber für die Langzeitbehandlung wichtig. Beim akuten Schub wird zunächst empirisch Standardkortison versucht, da eine Routine-Hirngewebeuntersuchung bei Schüben ethisch unvertretbar ist. Bei schweren Symptomen (Sehverlust, Lähmung von Arm oder Bein) und Nicht-Besserung nach Kortison sollte innerhalb von vier, maximal sechs Wochen eine Blutwäsche durchgeführt werden. In den Leitlinien der DGN ist der Einsatz der Plasmapherese bei Kortikoid-resistenten Schüben geregelt.

Die Plasmapherese ist also eine Option bei der Behandlung akuter MS-Schübe, sie stellt keine prophylaktische oder Langzeitmaßnahme dar und ist auch für den Einsatz im progredienten Stadium der MS nicht indiziert. Die Plasmapherese ist eine seit über 20 Jahren bei anderen neurologischen Autoimmunerkrankungen bewährte Methode.

Wann sollte eine Langzeittherapie begonnen werden? Welche Bedeutung hat die Frühtherapie?

Der behandelnde Neurologe wird von einem Patienten aufgesucht. Bei der Untersuchung stellt er erste klinische Zeichen einer MS fest. Arzt und Patient stellen sich nun häufig die Frage, wann es sinnvoll ist, mit einer MS-Therapie zu beginnen. Frühtherapie bedeutet, dass Patienten schon direkt nach dem ersten klinischen Schub behandelt werden.

Der erste Schub tritt häufig in Form eines einzelnen klinischen Symptoms auf. Im Englischen spricht man auch von einem Clinically Isolated Syndrom (CIS), einem klinisch isolierten Syndrom, und bezeichnet ein vom klinischen Gesichtspunkt her isoliertes und auf MS hinweisendes Ereignis, wie z. B. eine Sehstörung. Es gibt somit nur einen begrenzten klinischen Hinweis, der noch nicht als gesicherte Diagnose einer MS gewertet werden kann. Erst wenn weitere diagnostische Ergebnisse diese Verdachtsdiagnose bestätigen, spricht man von einer klinisch definierten MS.

Besonders aktiv ist die MS zu Beginn der Erkrankung. Daraus ergibt sich die Folgerung, so früh wie möglich mit einer Therapie zu beginnen, so wie es die MSTKG empfiehlt. Denn auch ohne sichtbare Symptome geht der Entzündungsprozess weiter, mit der Folge, dass irgendwann – und dieses Phänomen hat die Forschung bisher nicht klären können – der körpereigene Regenerationsmechanismus nicht mehr ausreichend funktioniert. Man weiß nicht, warum und wann der Körper die Fähigkeit verliert, Symptome vollständig zurückzubilden. Ab einem bestimmten Zeitpunkt bleibt aber nach einem Schub eine Restsymptomatik, und eine anfänglich schubförmige MS entwickelt den sekundär-progredienten Verlauf.

Verschiedene Studien bestätigen den Nutzen einer frühzeitig einsetzenden Behandlung nach einer ersten MS-verdächtigen Episode, um Schäden zu minimieren. Das Gegenargument der Kritiker, möglicherweise einen milden MS-Verlauf fälschlicherweise zu behandeln, ist kaum zu halten, das Risiko ist zu hoch.

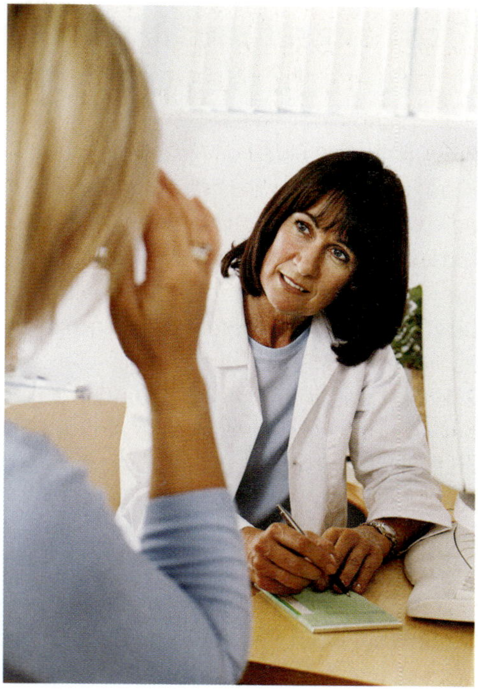

▲ Arzt und Patient sollten offen über die Krankheit sprechen

Die MS-Therapie hat zum Ziel, in frühen Stadien weitere Demyelinisierungen zu verhindern, den Schutz der empfindlichen Axone zu gewährleisten und damit die Langzeitprognose zu verbessern und in fortgeschritteneren Stadien die zunehmende Schädigung der Axone ebenfalls zu reduzieren und damit eine funktionelle Stabilisierung zu fördern.

Sind Langzeittherapien auch im schubfreien Intervall erforderlich? Was geschieht zwischen den Schüben?

Zwischen den Schüben geht es den MS-Kranken aufgrund der häufig kompletten oder weitgehenden Rückbildung der Symptome oft wieder so gut wie vor dem Schub. Da jedoch jedes Schubereignis das Risiko birgt, ablaufende Regenerationsprozesse zu unterbrechen, bleibende Schäden im ZNS und damit bleibende Behinderungen hervorzurufen, sollte die MS-Erkrankung auch im symptomfreien oder -armen Intervall schubvorbeugend (prophylaktisch) behandelt werden.

Zudem ist die MS eine chronische, auch im beschwerdefreien Intervall unbemerkt schwelende Erkrankung, die das Nervengewebe im ZNS auch ohne Schubaktivität zunehmend schädigt. Auch deswegen ist eine auf das Immunsystem gerichtete Langzeitbehandlung erforderlich. Sie stellt praktisch eine Dauertherapie dar, solange die Krankheitsaktivität anhält.

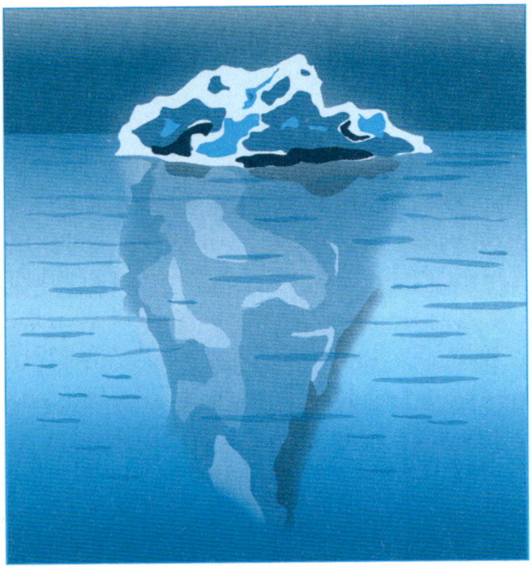

▲ Schübe sind nur die Spitze des Eisbergs. Zwischen den Schüben steht die MS nicht still.

Lediglich in sehr fortgeschrittenen MS-Stadien oder wenn die MS in eine chronische Verlaufsform ohne jede Schubaktivität übergeht, kann die Frage auftauchen, ob die Fortführung noch einen Nutzen hat oder ob vielleicht eine Therapieumstellung angezeigt ist.

Nach einer mehr oder weniger langen Phase von Schubfreiheit taucht bei vielen die Frage auf, ob denn die Medikamente noch gebraucht werden oder ob die Dosis reduziert werden könnte. Andere möchten die Medikamente absetzen, weil Nebenwirkungen störend sind, die Blutkontrollen oder die Notwendigkeit, das Medikament zu spritzen, zunehmend lästig werden.

Beim Thema Kinderwunsch ergeben sich vielfältige Aspekte der Therapie. Hier ist es wichtig, die Sicherheitshinweise und Herstellerangaben genau zu beachten. Alle bisherigen Erfahrungen zeigen keine erhöhte Fehlbildungsrate beim Kind. In der Schwangerschaft verläuft die MS in der Regel sehr viel gutartiger als sonst.

Das Absetzen der Medikamente ist nach den bisherigen Erfahrungen nicht unbedingt mit einer Krankheitsverschlechterung verbunden. Werden Interferone oder Glatirameracetat abgesetzt, kann noch etwa sechs Monate mit einem anhaltenden Schutz gegen Schübe gerechnet werden. Eine Reduzierung der Dosis (z.B. durch selteneres Injizieren) ist nicht ratsam. Die Schutzwirkung ist dann unklar, Nebenwirkungen können trotzdem auftreten.

Oft ist ein Absetzen von Interferonen nicht erforderlich, weil z.B. eine veränderte Spritztechnik oder ein Wechsel des Präparates zu einer besseren Verträglichkeit führt.

Letztendlich kann jeder MS-Betroffene nur selber entscheiden, ob er ein Medikament absetzt oder die Therapie trotz Schubfreiheit beibehält. Vor dieser Entscheidung sollte er sich jedoch mit seinem Arzt beraten, der möglicherweise noch Kontrollen (z.B. eine MRT) veranlasst.

Welche Basis- bzw. Langzeittherapien gibt es?

Abgesehen von der Akutbehandlung mit Kortison, wurden in den letzten Jahren Therapien entwickelt, die im Rahmen einer Langzeitbehandlung eingesetzt werden. Hierbei handelt es sich um immunmodulierende Medikamente, die das Immunsystem gezielt beeinflussen. Derartige Präparate vermindern die Entzündungsreaktionen, indem die Ausschüttung entzündungsfördernder Botenstoffe des Immunsystems reduziert wird. So wird bei der MS das Entstehen weiterer entzündlicher Herde im Gehirn verlangsamt. Das bedeutet, es treten deutlich weniger Schübe auf und das Fortschreiten der Behinderung wird gebremst. Daneben gibt es Medikamente, die die Funktion des Immunsystems abschwächen, also immunsuppressiv wirken.

Sie werden abhängig vom Stadium und vom Erscheinungsbild der MS bzw. der Art der Symptome eingesetzt. Die Therapie muss immer individuell gefunden werden. Bei einem Versagen der Behandlung ist ein Wechsel des therapeutischen Prinzips besser als ein Wechsel des Therapeuten.

All diese Medikamente kommen in einem Stufenplan zum Einsatz – entsprechend den Richtlinien der MSTKG:

1. Bei aktivem, schubförmigem Verlauf der Erkrankung frühzeitig nach Diagnosestellung Therapiebeginn mit einem Interferon-beta-Präparat oder Glatirameracetat. Bei zwei oder mehr schweren Schüben pro Jahr ist auch Natalizumab als Primärtherapie möglich.
2. Als Alternative für diese Patienten, die Kontraindikationen zu oben genannten First-line-Präparaten zeigen oder eine Spritzentherapie aus persönlichen Gründen ablehnen, steht Azathioprin als orale Chemotherapie zur Verfügung.
3. Eine intravenöse Immunglobulingabe kann bei nicht tolerierbaren Nebenwirkungen oder mangelndem Therapieerfolg der zugelassenen Medikamente nach Antrag durchgeführt werden.

Spricht eine schubförmig verlaufende MS-Erkrankung auf keine Basistherapie an, stellt sich die Frage nach einer Eskalationstherapie, z.B. mit Natalizumab oder dem Chemotherapeutikum Mitoxantron.

Die zurzeit zur Verfügung stehenden Therapeutika, die bei schubförmiger MS eingesetzt werden, haben alle eine zwar unterschiedliche, aber überwiegend entzündungshemmende Wirkung. Daher ist es auch nicht verwunderlich, dass diese Medikamente bei der primär progredienten MS keine oder nur eine geringe Wirkung haben. Um die Sache noch komplizierter zu machen, gibt es verschiedene Formen der Entzündung. Daher kann das eine Medikament wirken, das andere nicht. Leider gibt es derzeit noch keine Tests, die eine Vorhersage ermöglichen, ob das gewählte Medikament im Einzelfall wirken wird oder nicht. Unstrittig ist, dass ein möglichst früher Behandlungsbeginn vorteilhaft ist. Über die optimale Länge der Behandlung liegen keine Daten vor. Die Behandlung mit Immunmodulatoren und -suppressiva ist eine Langzeitbehandlung über Jahre – unter Umständen bis es etwas Besseres gibt.

Da die erwähnten Medikamente die MS nicht heilen können, bleibt die Frage der Behandlung mit einem Basistherapeutikum immer eine Einzelfallentscheidung und erfordert das Abwägen zwischen Aufwand, Risiken und dem zu erwartenden Effekt. Kennt man schon einen jahrelangen Verlauf mit sehr geringer Krankheitsaktivität, wird man zurückhaltender sein, eine Therapie mit Interferon-beta oder Glatirameracetat zu empfehlen. Gleiches gilt für eine sehr fortgeschrittene Erkrankung, da dann der zu erwartende Gewinn der Therapie gering ist und unter Umständen die Nebenwirkungen überwiegen.

Eine Basistherapie ist nach mindestens zwei funktionell relevanten Schüben in den vergangenen zwei Jahren oder einem schweren Schub mit schlechter Rückbildungstendenz sinnvoll. Das gilt bereits nach einem Schub, wenn bei Nachweis intrathekaler IgG-Synthese und subklinischer Dissemination nach Ausschluss anderer Ursachen eine funktionell deutlich beeinträchtigende Symptomatik auf die Kortison-Pulstherapie binnen zwei Monaten nicht ausreichend anspricht oder das MRT eine hohe Läsionslast und in einer Folgeaufnahme aktive Entzündungsherde nachweist.

Die Basistherapie wird durchgeführt, solange regelmäßige neurologische Kontrollen einen Therapieeffekt (reduzierte Schubzahl, verminderte Schwere der Symptome, verminderte Progression) zeigen und die Lebensqualität des Patienten nicht durch Nebenwirkungen schwerwiegend beeinträchtigt wird.

Was sind immunmodulatorische Therapien?

Der vor mehr als zehn Jahren eingeführte und durch neue Medikamente erweiterte Therapieansatz einer Immunmodulation hat sich mittlerweile als Standard der Langzeitbehandlung bei Patienten mit schubförmiger MS etabliert. Der Einsatz wird heutzutage von Experten für die sehr frühe, d.h. schon nach dem ersten Schub beginnende Therapie empfohlen, wenn gewisse Labor- oder MRT-Befunde vorliegen.

Die Wirkungsweise besteht darin,

- die Zahl aktivierter T-Zellen des Immunsystems zu verringern, da diese Zellen zu einer Zerstörung der Markscheiden führen,

- die Einwanderung dieser aktivierten T-Zellen in das ZNS zu verhindern,
- im ZNS die Aktivierung weiterer Immunzellen zu verhindern,
- die Markscheiden vor einem Angriff von T-Zellen, Antikörpern und Mastzellen zu schützen und
- im Idealfall die Überlebensfähigkeit von Nervenzellen zu erhöhen.

Dabei ist die Immunantwort des Körpers im Gegensatz zu einer die Immunantwort unterdrückenden Therapie bei Infektionen weitgehend unbeeinträchtigt. Das Immunsystem wird durch Immunmodulatoren gezielter und mit weniger Nebenwirkungen beeinflusst als durch Immunsuppressiva.

Es gibt momentan vier zugelassene MS-Medikamente aus zwei Substanzklassen (drei verschiedene Beta-Interferone sowie Glatirameracetat), die als verlaufsmodifizierte Medikamente zur Basistherapie der schubförmigen oder sekundär progredienten MS mit Schüben eingesetzt werden und sich für den Patienten zunächst in der Darreichungsform unterscheiden:

- Interferon-beta-1b (250 µg jeden zweiten Tag subkutan; Handelsname: Betaferon)
- Interferon-beta-1a (30 µg einmal pro Woche intramuskulär; Handelsname: Avonex)
- Interferon-beta-1a (22 oder 44 µg sowie eine Startpackung mit 8,8 und 22 µg, dreimal pro Woche subkutan; Handelsname: Rebif)
- Glatirameracetat (20 mg täglich subkutan; Handelsname: Copaxone)

Was bringt mir die Therapie mit Interferon-beta oder Glatirameracetat?

Die klinische Wirkung der Basistherapeutika besteht insbesondere in der Senkung der Schubrate. In den großen Zulassungsstudien wurde eine Reduktion der Schubrate um zirka ein Drittel nachgewiesen. In der Bildgebung mit modernen Verfahren wie der MRT lässt sich eine entzündungsreduzierende Wirkung auf die MS-Läsionen im ZNS nachweisen. Teilweise kommt es durch die Therapie auch zu einer dauerhaften Abnahme der Atrophie des Hirngewebes und zu einer Verringerung der Anzahl der Läsionen, die sich von akuten Entzündungen zu ausgebrannten Herden mit weitestgehender Zerstörung des Nervengewebes wandeln.

Ferner kann die immunmodulatorische Behandlung den MS-Verlauf langfristig günstig beeinflussen und teils die Zunahme der MS-bedingten Behinderungen reduzieren. Anders als bei der Akutbehandlung nimmt es aber eine gewisse Zeit in Anspruch, bevor die Immunmodulatoren das Immunsystem umgestimmt haben und sich ihre Wirkungen zeigen. Die Therapieeffekte sind nicht bei allen immunmodulatorischen Medikamenten gleich stark ausgeprägt, im Einzelfall kann es auch sein, dass die Behandlung wirkungslos ist. Bis jetzt ist eine Vorhersage, wie welches Medikament im Einzelfall wirkt, noch nicht möglich. Ziel ist in jedem Fall, eine Verlangsamung der Krankheitsaktivität zu erreichen.

Wie erkenne ich, ob die Therapie bei mir wirkt?

Patienten mit vielen Schüben pro Jahr erfahren das rasch. Bei einer Krankheitsaktivität von ein bis zwei Schüben pro Jahr muss die Behandlungsdauer länger sein, damit der Erfolg subjektiv erfahren werden kann. Um den Behandlungsverlauf zu überwachen, kann auch die MRT helfen. Mit dem Einsetzen der Wirkung ist innerhalb von drei bis sechs Monaten nach Beginn der Behandlung zu rechnen.

Was ist Interferon-beta und wie wirkt es?

Interferone sind natürlich vorkommende Proteine, die der Körper bei Entzündungen freisetzt. Mitte der 1980er Jahre erkannten Wissenschaftler erstmals, dass Interferon-beta entzündliche Reaktionen bremst und zugleich eine entzündungshemmende Wirkung fördert. Nach umfangreichen Sicherheits- und Verträglichkeitstests erlangten Mitte der 1990er Jahre die ersten Präparate ihre Zulassung zur MS-Therapie.

Bei den Interferonen handelt es sich, ganz allgemein gesprochen, um Eiweiße (Proteine), die als Botenstoffe (Zytokine) dienen. Zytokine stellen im Rahmen der körpereigenen Abwehr ein Glied in der Kommunikation zwischen verschiedenen Abwehrzellen dar und koordinieren z. B. die Zusammenarbeit von Antikörpern und T-Zellen. Sie wirken insbesondere auf die unspezifische humorale Immunabwehr ein. Interferone werden in verschiedene Klassen eingeteilt: Während die Gamma-Interferone das Immunsystem eher stimulieren, hat die Klasse der Beta-Interferone überwiegend entzündungshemmende, immundämpfende Wirkungen. Diese immunmodulierenden Effekte lassen sich für die Therapie der MS nutzen.

Interferon-beta ist eigentlich ein körpereigener Stoff und wird z. B. im Abklingen einer Infektion gebildet. Zu Beginn (z. B. einer Grippe) überwiegt hingegen die Ausschüttung von Interferon-alpha. Eine geringe Interferon-alpha-ähnliche Wirkung ist verantwortlich für die besonders zu Beginn der Therapie auftretenden grippeähnlichen Symptome wie Gliederschmerzen und erhöhte Körpertemperatur. Relativ häufig kommt es auch zu einer geringen Verminderung der weißen Blutkörperchen und einem Anstieg der Leberenzyme. In selteneren Fällen kann dies ein Grund sein, die Dosis zu reduzieren oder auch die Behandlung zu beenden.

In jedem Fall sind Blutuntersuchungen besonders zu Beginn der Behandlung notwendig. Einmal im Jahr sollten auch die Schilddrüsenwerte untersucht werden. Interferon-beta sollte bei Patienten mit schweren Depressionen, besonders mit Suizidneigung, nicht oder nur in besonderen Fällen eingesetzt werden. Auch muss man auf Wechselwirkungen mit anderen Medikamenten und Begleiterkrankungen achten.

Es gibt zwei Arten von Interferon-beta: Interferon-beta-1a und Interferon-beta-1b. Sie werden nach der Art ihrer Herstellung unterschieden. Während Interferon-beta-1b in Bakterien hergestellt wird, stammt Interferon-beta-1a aus Hamsterzellen, die so verändert werden, dass sie wie kleine biologische Fabriken das Protein produzieren. Letzteres ist damit dem natürlich im

Die zur Behandlung der MS eingesetzten Interferon-beta-Präparate im Überblick

Präparat	Betaferon	Rebif 44	Rebif 22	Avonex-Injektions-lösung	Avonex-Pulver
Hersteller	Bayer Healthcare	Merck Serono	Merck Serono	Biogen Idec	Biogen Idec
Wirkstoff	IFN-ß-1b	IFN-ß-1a	IFN-ß-1a	IFN-ß-1a	IFN-ß-1a
Darreichungs-form	Pulver und Spritze mit Lösungs-mittel zur Herstellung einer Injek-tionslösung	Fertigsprit-ze	Fertigsprit-ze	ungefüllte Spritze und Injektions-lösung	Pulver und Spritze mit Lösungs-mittel zur Herstellung einer Injek-tionslösung
Applikations-weg	subkutan (s. c.)	subkutan (s. c.)	subkutan (s. c.)	intramusku-lär (i. m.)	intramusku-lär (i. m.)
Applikations-frequenz	jeden 2. Tag	3 x wöchentlich	3 x wöchentlich	1 x wöchentlich	1 x wöchentlich
Einzeldosis/µg	250	44	22	30	30
Wochendosis/µg	750–1000	132	66	30	30
pH-Wert	7,0	3,5–4,4	3,5–4,4	4,8	7,3
Humanes Se-rum-Albumin	+	–	–	–	+
Mannitol	+	+	+	–	–
Sonstige Hilfsmittel	–	Essigsäure, Natriumhy-droxid, Na-triumacetat	Essigsäure, Natriumhy-droxid, Na-triumacetat	Argininhy-drochlorid, Essigsäure 99 %, Poly-oxyethylen-sorbit-Mo-nolaureat (Polysorbat 20)	Natriumdi-hydrogen-phosphat, Dinatrium-hydrogen-phosphat, Natrium-chlorid
Lösungsmittel	NaCl 0,54 %				Wasser
Lagerung	max. 24 Monate bei RT	bei 2–8°C im Kühl-schrank	bei 2–8°C im Kühl-schrank	max. 12 Stunden bei RT	max. 24 Monate bei RT

RT = Raumtemperatur

Menschen vorkommenden Interferon-beta identisch. Der Wirkstoff ist so empfindlich, dass er bei einer Einnahme in Tablettenform durch die Verdauung zerstört würde, bevor er wirken kann. Deshalb müssen Interferon-beta-Präparate bisher grundsätzlich injiziert (gespritzt) werden.

Die antientzündliche Wirkung der Beta-Interferone geht auf verschiedene Wirkungen auf das Immunsystem zurück: U.a. werden das schubfördernde oder -auslösende Interferon-gamma blockiert, die Aktivierung der T-Lymphozyten gehemmt, so dass diese Angreiferzellen nicht mehr vom Blut in das Kompartiment ZNS eindringen können, die Bildung entzündungshemmender Eiweißstoffe gesteuert sowie die Funktion der Abwehrzellen verbessert. Vor allem auf die überschießenden Immunvorgänge bei der MS wirkt Interferon-beta insgesamt dämpfend. Eine Hauptwirkung der Beta-Interferone bei der MS ist die Anregung der Suppressor-T-Lymphozyten, also jener Zellen, die die Aktivität der Angreifer-T-Zellen drosseln. Zusätzlich wirken die Medikamente auch auf die Zellen der Blut-Hirn-Schranke. Dies führt dazu, dass diese Barriere abgedichtet wird und aktivierte, MS-typische Abwehrzellen weniger leicht aus dem Blut in das Nervensystem einwandern können.

Wie bei allen Medikamenten können auch unter einer Interferon-Therapie Nebenwirkungen auftreten. Die häufigsten sind grippeähnliche Beschwerden wie Kopfschmerzen, Fieber, Schüttelfrost, Muskel- und Gliederschmerzen, Übelkeit, Schwächegefühl und Müdigkeit. Zu Beginn der Inter-

▼ Die Wirkung von Interferon

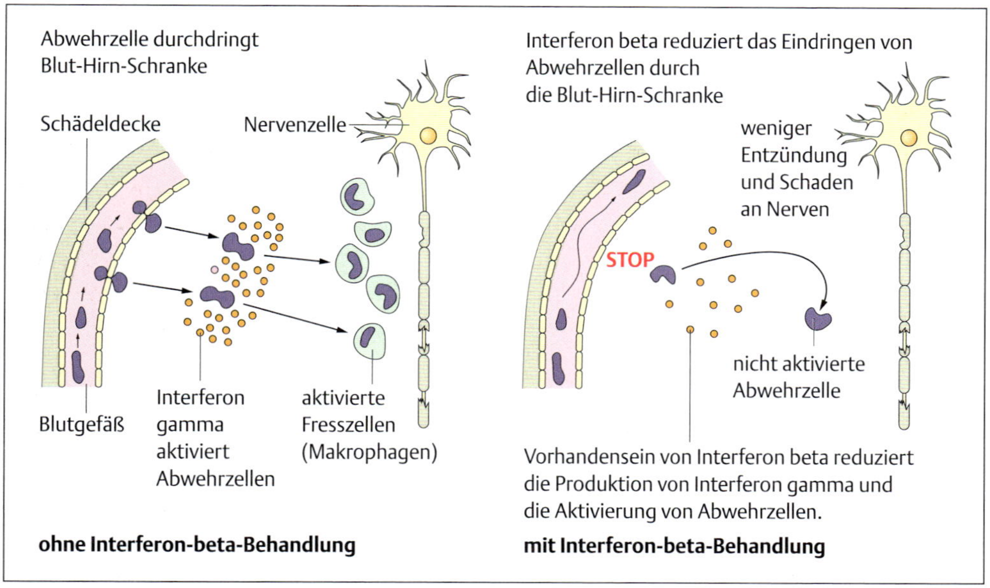

feron-Behandlung scheinen diese häufig verstärkt, nehmen jedoch im Verlauf der Therapie an Häufigkeit und Intensität ab. Bewährt hat sich hierbei die Einnahme fiebersenkender Medikamente (z.B. Paracetamol, Ibuprofen). Hautreaktionen an der Injektionsstelle werden häufig bei der subkutanen Injektion, also dem Spritzen unter die Haut, beobachtet. Sie treten hingegen seltener auf, wenn Interferon-beta direkt in den tiefer liegenden Muskel gespritzt wird, da im Muskelgewebe deutlich weniger Nervenenden, Schmerzrezeptoren und Immunzellen vorhanden sind als im Fettgewebe der Haut.

Neutralisierende Antikörper

Wir sind ständig dem Einfluss von Krankheitserregern wie Bakterien, Pilzen, Viren und Parasiten ausgesetzt. Dass wir davon normalerweise nicht krank werden, verdanken wir unserem ausgeklügelten Immunsystem. Es attackiert nicht nur Eindringlinge von außen, sondern greift auch entartete und damit krank machende Zellen unseres eigenen Körpers an. Inzwischen ist bekannt, dass das Immunsystem auch Antikörper gegen bestimmte Medikamente entwickeln kann. Bereits 1981 wurden Antikörper bei Krebspatienten nachgewiesen, die mit Interferon-alpha behandelt wurden.

Da es sich bei Interferonen um so genannte humanisierte Eiweiße handelt, werden sie vom Immunsystem als fremd erkannt. Das Immunsystem bildet Antikörper, die die biologische Aktivität des Inteferons reduzieren können und in diesem Fall Neutralisierende Antikörper (NAK oder englisch NAB = neutralizing antibodies) genannt werden. Der neutralisierende Effekt ist Abhängig von der Menge der Antikörper. Nach akutellem Stand der Forschung können bei 5–40 % der mit Inteferon-beta behandelten Personen neutralisierende Antikörper auftreten. Dies ist abhängig von der Injektionsart (i.m./s.c.), der Injektionshäufigkeit und dem Interferonmolekül.

Wenn Antikörper gebildet werden, treten sie in der Regel zwischen dem zwölften und achtzehnten Behandlungsmonat auf. Der Einfluss der neutralisierenden Antikörper ist noch nicht abschließend geklärt. Die Bestimmung der Antikörper wird nur bei Patienten empfohlen, die eine deutliche Krankheitsaktivität zeigen und die mindestens ein Jahr lang mit einem Interferon behandelt wurden. Sind hochtitrige neutralisierende Antikörper auch in einem Wiederholungstest nachweisbar, sollte eine Änderung der Therapie erwogen werden. Ausschlaggebend für die Therapieentscheidung ist aber immer der klinische Verlauf.

Was ist Glatirameracetat und wie wirkt es?

Glatirameracetat (Handelsname: Copaxone) ist seit 2001 in Deutschland zur Behandlung der schubförmigen MS zugelassen, wird aber bei einigen Patienten bereits seit über acht Jahren eingesetzt. Der Wirkungseintritt ist später als bei den Interferonen anzusetzen (zirka sechs Monate nach Behandlungsbeginn).

Glatirameracetat ist ein MS-Medikament, das sich von den Interferonen in vielerlei Hinsicht unterscheidet und eine spezielle Form der Immunmodulation bewirkt, indem es eine Immuntoleranz erzeugt. Noch sind nicht alle Details seiner Wirkungsweise bekannt. Es gilt jedoch als sicher, dass durch das Glatirameracetat genau jene Elemente im Immunprozess beeinflusst werden, die die Schäden bei der MS hervorrufen. Hierzu zählen sowohl jene T-Zellen, die die Myelinscheiden im ZNS angreifen, als auch jene T-Zellen, die entzündungshemmende, also bei MS schützende Eigenschaften besitzen.

Bei Glatirameracetat handelt es sich um ein synthetisches Eiweiß, bestehend aus den Aminosäuren L-Glutaminsäure, L-Alanin, L-Tyrosin und L-Lysin, die sich in Form von kleinen, unterschiedlich langen Ketten (Peptide) zusammenlagern. Diese Peptide haben eine starke Oberflächenähnlichkeit mit dem Myelin-Basischen Protein, das ein wesentlicher Bestandteil des Myelins der Nervenscheiden ist.

Diese Ähnlichkeit mit dem Myelin-Antigen scheint die MS-typischen Immunmoleküle von den Myelinscheiden der Nervenfasern abzulenken und damit die Immunreaktionen bei der MS beträchtlich zu dämpfen. Zusätzlich werden schützende Immunmechanismen aktiviert, indem die autoaggressiven T-Lymphozyten an das Antigen gewöhnt werden bzw. sich an ihm erschöpfen, so dass sie ihre gegen die Myelinscheide gerichteten Angriffe vermindern.

Vorteilhaft ist eine fehlende Wechselwirkung mit anderen Arzneimitteln. Laborkontrollen sind nicht vorgeschrieben. Häufige Nebenwirkungen sind Reizungen an der Injektionsstelle. Seltener so genannte Postinjektionsreaktionen: Meist kurz nach der Injektion kann es zu Herzklopfen, Hitzegefühl, Brustenge und gelegentlich auch leichten Schwellungen der Schleimhäute kommen. Dies wird oft als allergische Reaktion verkannt. Allergische Reaktionen auf Glatirameracetat und das Lösungsmittel Mannitol sind jedoch sehr selten. Auch kann es zu Lymphknotenschwellungen kommen. Relativ selten kommt es zu einem Schwund des Fettgewebes an den Injektionsstellen, was im Einzelfall auch zum Absetzen des Medikaments zwingen kann.

Copaxone wird als Fertigspritze mit Nadel vertrieben. Ein Autoinjektor ist ebenfalls verfügbar. Eine kontinuierliche Kühlung ist nicht vorgeschrieben, ist aber wie bei allen Eiweißlösungen empfehlenswert. Ein ml Copaxone wird jeden Tag subkutan verabreicht.

Was sind Immunglobuline und wann werden sie eingesetzt?

Auch die hochdosierte intravenöse Behandlung mit Immunglobulinen (IVIG) wirkt immunmodulierend. Die Immunglobuline sind aber nicht für die Behandlung der MS zugelassen. Bei aggressiven Verläufen kann bei Schwangerschaft und im Wochenbett eine Behandlung sinnvoll sein. Zuvor sollte jedoch ein Kostenübernahmeantrag bei der Krankenkasse gestellt werden. Mit Verweis auf die schlechte Studienlage wird die Kostenübernahme sonst in der Regel abgelehnt.

Insgesamt zeigt die Datenlage Hinweise auf eine Wirksamkeit intravenöser Immunglobuline bei der schubförmigen MS. Die MSTKG empfiehlt derzeit den Einsatz der Präparate nur bei ausgewählter Indikation. Darunter fallen Patienten, die eine Therapie mit Interferon-beta oder Glatira-

INFO

Wissenswertes zum Thema Haut – gibt es spezielle Tipps bei subkutaner Injektion?

Die Haut – größtes Organ des Menschen – ist ein Allroundtalent. Sie atmet, empfängt und transportiert Sinnesreize, sie reguliert die Körpertemperatur und schützt vor Kälte, Hitze und vor Strahlung. Sie bewahrt uns davor, zu viel Wasser und Wärme zu verlieren, schützt vor mechanischen und chemischen Schädigungen, verfügt über einen eigenen Säureschutzmantel. Und sie hat ein sehr ausgefeiltes Immunsystem, das Mikroorganismen davon abhält, in den Körper einzudringen.

Aber manchmal wird die Haut zusätzlich belastet, z. B. bei der Anwendung von subkutan gespritztem Interferon-beta oder Glatirameracetat.

Wie entstehen Reaktionen an den Einstichstellen?

Bei der subkutanen Injektion (in die Unterhaut) können je nach Einstichstelle Immunzellen der Haut aktiviert werden und Substanzen ausschütten, die zu lokalen (örtlichen) Hautreaktionen führen können. Unter Umständen kann ein leichtes Brennen oder ein schmerzendes Gefühl wahrgenommen werden.

Was passiert bei einer Injektion?

Bei manchen Anwendern entsteht – meist erst Stunden nach dem Spritzen – eine kreisrunde Hautrötung. Diese bleibt oft tagelang sichtbar. Seltener kommt es zu einer entzündlichen Reaktion (z. B. Rötung, Schwellung, Erwärmung und/oder Schmerz). Wichtig zu wissen: Hautreaktionen treten in der Regel nur zu Beginn der Behandlung auf.

Richtig spritzen

Die gesamte Injektionslösung soll in die Unterhaut gelangen und nicht mit dem oberen Hautbereich in Berührung kommen. Daher ist es wichtig, dass die Kanüle trocken ist und die Injektionslösung ausreichend tief (mind. 5 mm) und senkrecht (im 90°-Winkel) in die Unterhaut injiziert wird. Die Nadel sollte nach der Injektion noch zehn Sekunden im Gewebe belassen werden, um keine Injektionsreste in die Dermis zu transportieren.

Außerdem sollte die Substanz nicht direkt aus dem Kühlschrank kommen, sondern Zimmertemperatur haben. Ein regelmäßiger Wechsel der Injektionsstelle ist ebenfalls ratsam. An Bauch und Gesäß kommen dabei seltener Reaktionen vor als am Oberschenkel oder Oberarm. Die Verwendung einer Injektionshilfe ist sinnvoll, weil damit die meisten Fehler beim Spritzen und somit viele Nebenwirkungen an der Haut vermieden werden können.

meracetat nicht vertragen oder bei denen diese Präparate kontraindiziert sind.

Immunglobuline sind körpereigene, Zucker enthaltende Eiweiße (Glykoproteine), die von umgewandelten B-Lymphozyten (Plasmazellen) als Reaktion auf den Kontakt mit einem Antigen gebildet werden. Diese Antikörper haben Bindungsstellen für das auslösende Antigen und können es unter Beteiligung der unspezifischen Körperabwehr (Komplementsystem) in Blut und Körpergeweben unschädlich machen.

Immunglobuline gehören zum so genannten humoralen Abwehrsystem und werden bei Kontakt mit Infektionserregern sehr früh gebildet. Eigentlich ist es noch etwas komplizierter, denn am Anfang einer Immunreaktion werden zuerst unspezifische Immunglobuline (IgM-Typ) und dann erst die spezifisch auf den Erreger ausgerichteten Immunglobuline (IgG-Typ) gebildet. Sind Immunglobuline in ausreichenden Mengen vorhanden, blockieren sie auch die Immunreaktionen der zellulären Abwehr. Dies geschieht über eine verstärkte Bildung von so genannten Suppressorzellen, die mit ihren antientzündlichen Eigenschaften Abwehrvorgänge beenden, wenn diese nicht mehr gebraucht werden.

Was sind immunsuppressive Therapien?

Die aus der Therapie bösartiger Tumore oder der Transplantationsmedizin mit ihren autoimmunologischen Abstoßungsreaktionen übernommenen Immunsuppressiva unterdrücken das Immunsystem ungezielt und meist sehr umfassend. Dadurch werden auch die weiterhin notwendigen Funktionen des Immunsystems beeinträchtigt.

Insgesamt haben sich die einst hohen Erwartungen an die herkömmliche immunsuppressive Therapie nicht erfüllt. Während das Fortschreiten der Erkrankung nur geringfügig verzögert wird, kommt es unter Immunsuppressiva nicht selten zu schwerwiegenden Nebenwirkungen, wie einer erhöhten Infektionsanfälligkeit, einem erhöhten Risiko für eine Tumor-Erkrankung, Beeinträchtigung des Knochenmarks bei der Bildung weißer und roter Blutzellen sowie der für die Blutgerinnung wichtigen Blutplättchen, so dass das Nutzen-Risiko-Verhältnis insgesamt oft nicht sehr günstig ist. Allerdings gibt es bestimmte Patienten oder bestimmte Situationen im Krankheitsverlauf, für die auf die immunsupprimierende Therapie als einzig mögliche Behandlungsform zurückgegriffen wird.

Zu den herkömmlichen Immunsuppressiva zählen Medikamente wie Azathioprin, Cyclophosphamid, Mitoxantron, Methotrexat und Cyclosporin A. Diese teils schon sehr lange im klinischen Einsatz befindlichen Medikamente können heutzutage bei vielen Patienten vermieden werden, zumindest in den Anfangsstadien der Erkrankung. Statt ihrer werden nach Möglichkeit moderne immunmodulatorische Medikamente eingesetzt. Azathioprin und Mitoxantron haben allerdings nach den derzeitigen Behandlungsempfehlungen und Leitlinien eine wichtige Sonderstellung.

Was ist Azathioprin und wie wirkt es?

Das seit 20 Jahren eingesetzte Azathioprin hat die Behandlung der MS ohne Zweifel bereichert. Es kann das Fortschreiten und damit das Auftreten der Behinderung hinauszögern. Am besten scheint es bei den mittelgradigen Verlaufsformen der MS zu wirken, bei Patienten mit hoher Schubrate von ein bis zwei Schüben im Jahr oder beim primär-progredienten MS-Typ wird der Krankheitsverlauf nicht ausreichend positiv beeinflusst.

Aufgrund von Zusammenfassungen kleinerer Studien, die den heute geforderten Standards von Zulassungsstudien jedoch nicht genügen, wurde auch Azathioprin (Handelsname: Imurek) für die Behandlung der MS zugelassen, unter der Voraussetzung, dass eine Behandlung mit Interferonen-beta nicht möglich ist oder bereits unter Azathioprin ein stabiler Verlauf erreicht wurde.

Es ist die derzeit einzige zugelassene, den Verlauf der MS beeinflussende orale Behandlung. Der Hauptvorteil ist die Darreichungsform als Tabletten. Laborkontrollen von Blutbild und Leberwerten sind unbedingt erforderlich. Ein erhöhtes Risiko von Krebserkrankungen (z.B. Lymphomen und Hautkrebs) besteht bei allen immunsuppressiven Therapien, kann aber nach allen Erfahrungen mit Azathioprin als sehr gering eingeschätzt werden.

Eine mögliche negative Folge: Wird die Entzündung durch Azathioprin nicht komplett unterdrückt, können latente Schübe die Folge sein, die nicht als solche erkannt und dadurch auch nicht behandelt werden. Das insgesamt gut verträgliche Azathioprin (empfohlene Dosis 2 mg/kg Körpergewicht) kann zu Behandlungsbeginn leichte Übelkeit auslösen. Dies kann durch Einschleichen, also eine schrittweise Dosiserhöhung, meist vermieden werden. Nur selten kommt es zu Haarausfall und anderen Symptomen. Eine Schwangerschaft sollte bis zu zwei Jahre nach Ende der Einnahme strikt vermieden werden.

Was versteht man unter Eskalationstherapie?

Bei unzureichender Wirkung der Basistherapie, bei sehr aggressivem Beginn einer schubförmigen MS oder bei rascher Verschlechterung einer sekundär progredienten MS mit mehr als einem EDSS-Punkt Verschlechterung in einem Jahr kommt eine Eskalationstherapie in Frage.

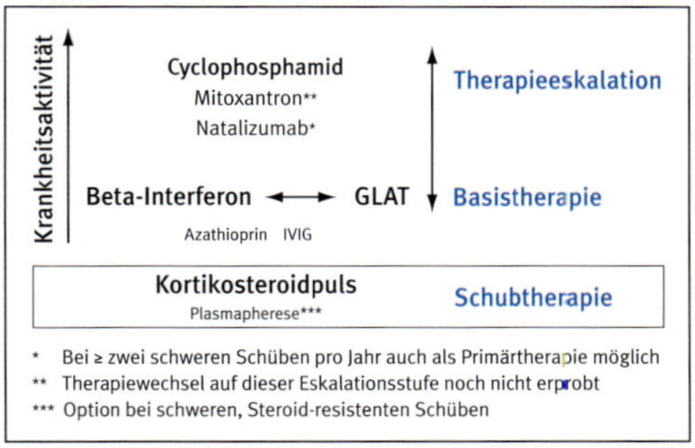

▲ Stufenschema der MSTKG

Die bisher beschriebenen Medikamente werden als Basistherapeutika bezeichnet und zur Vorbeugung von Schüben und Behinderungszunahme bei MS eingesetzt. Reicht deren Wirksamkeit nicht aus, um die Erkrankung in den Griff zu bekommen, können Immunsuppressiva eingesetzt werden. Dies bezeichnet man als Eskalationstherapie. Die Eskalationstherapie wird aber in der Regel nur vorübergehend eingesetzt, bis sich die Erkrankung stabilisiert hat.

Was ist Natalizumab und wie wirkt es?

Natalizumab, Handelsname Tysabri, ist ein spezifischer Antikörper, der die Blut-Hirn-Schranke abdichtet, so dass Entzündungszellen nicht in das ZNS einwandern können. Zwei-Jahres-Daten der AFFIRM-Studie zeigen eine Schubreduktion um rund 70% und eine Reduktion der Behinderungsprogression um 42%.

INFO

Nomenklatur Nata-li-zu-mab

- Erster Wortteil: Eindeutige und frei wählbare Vorsilbe, um einen einzigartigen Namen zu erzeugen
- Zweiter Teil: Identifizierung der Indikation bzw. des Zielortes des Antikörpers: li (immun)
- Vorletzter Wortteil: Identifizierung des Antikörper produzierenden Wirkorganismus: zu (humanisiert)
- Endsilbe: mab für monoclonal antibody

Die Markteinführung für Natalizumab erfolgte im Juli 2006, nachdem die Europäische Kommission im Juni 2006 die Zulassung als Monotherapie bei Patienten mit hochaktiver, schubförmig remittierend verlaufender MS und mit hoher Krankheitsaktivität trotz Behandlung mit Interferon-beta oder mit rasch fortschreitender schubförmig remittierend verlaufender MS erteilt hatte.

Die Stellung von Natalizumab innerhalb des gültigen Stufenschemas der MS-Behandlung wird in der Eskalationstherapie, also neben dem Einsatz von Mitoxantron, gesehen, sowie in der Primärtherapie bei besonders schweren Verläufen (wenn zwei oder mehr schwere Schübe pro Jahr aufgetreten sind). Auf keinen Fall darf der neue Wirkstoff in Kombination mit anderen Therapeutika gegeben werden.

Ebenfalls notwendig ist die engmaschige Beobachtung und Betreuung durch einen kompetenten Neurologen, der mit der Diagnostik und Therapie der MS sehr erfahren ist, so dass die Behandlung nur in MS-Zentren durchgeführt wird. In den USA ist daher ein strenges Überwachungsprogramm verpflichtend (TOUCH-Programm), in Deutschland (TYGRIS) empfohlen. TYGRIS wird auf Verlangen der EMEA in Europa und der FDA in USA durchgeführt, um das Sicherheitsprofil von Natalizumab über einen Zeitraum von fünf Jahren bei insgesamt 5000 MS-Patienten (2000 in Europa und 3000 in USA) zu dokumentieren.

Natalizumab wirkt anders als die bisher eingesetzten Wirkstoffe. Es muss regelmäßig alle vier Wochen mittels Infusion angewendet werden, damit das körpereigene Abwehrsystem nachhaltig beeinflusst und so ein Effekt auf die MS erzielt werden kann.

In der Fachsprache wird Natalizumab als SAM-Inhibitor bezeichnet (SAM = Selektives Adhäsionsmolekül, Inhibition = Hemmung), da es bestimmte Adhäsionsmoleküle (4-Integrine) auf der Oberfläche der Leukozyten blockiert. Durch diese Blockade können die Leukozyten nicht mehr über die Blut-Hirn-Schranke ins Gehirn eindringen. Darüber hinaus wird vermutet, dass Natalizumab im ZNS die Wanderung der Leukozyten an die Nervenzelle unterbindet.

- Natalizumab verhindert das Eindringen der für die Entzündung verantwortlichen Zellen ins Gehirn.
- Es wird vermutet, dass Natalizumab auch auf die entzündlichen Prozesse im Hirngewebe eine positive Auswirkung hat.
- Natalizumab kann die Zahl der Schübe reduzieren und das Fortschreiten der Behinderung verlangsamen.

Die Verträglichkeit der Substanz insgesamt ist gut, schwerwiegende Nebenwirkungen traten in der Monotherapiestudie nicht auf (Allergien 1%). Allerdings kam es in Verbindung mit der Natalizumab-Therapie in bislang drei Fällen weltweit zum Auftreten einer seltenen Infektion des ZNS, einer so genannten Progressiven Multifokalen Leukoenzephalopathie (PML). Zwei Fälle traten nach zweijähriger Behandlung in der Kombination von Natalizumab mit Interferon-beta auf, ein Fall war bei einem Patienten mit Morbus Crohn (einer chronisch entzündlichen, oft auch schubförmig auftretenden Erkrankung des Verdauungssystems) nachträglich festgestellt worden.

Die PML ist eine seltene, lebensbedrohliche Infektion des ZNS mit einem Virus, die insbesondere dann auftritt, wenn Patienten stark immungeschwächt sind. Diese schwerwiegende Komplikation hatte im Februar 2005 zum Rückzug der vorzeitigen Zulassung von Natalizumab in den USA geführt. Inzwischen wurden mehr als 90% der in den Studien mit Natalizumab behandelten Patienten nachuntersucht. Es konnten dabei keine weiteren PML-Fälle festgestellt werden, so dass nach gegenwärtiger Einschätzung das Risiko für diese Infektion bei 1 : 1000 liegt.

Anfang 2008 sind weitere schwerwiegende Nebenwirkungen aufgetreten. Bei einigen Patienten wurden bereits nach den ersten Infusionen Leberschäden beobachtet. Entsprechende Warnhinweise wurden in die Verschreibungsinformationen aufgenommen. Im Weiteren wurden zwei Fälle eines Malignen Melanoms (Hautkrebs) nach wenigen Tysabri-Infusionen beobachtet. Daher wird Patienten mit auffälligen Leberflecken und einer familären Melanom-Vorgeschichte von einer Therapie abgeraten.

Was ist Mitoxantron und wie wird es angewandt?

Mitoxantron (Handelsname: Ralenova) ist die erste seit Ende 2002 zur Eskalationstherapie der MS zugelassene Substanz und findet derzeit zu diesem Zweck die breiteste Anwendung. Es handelt sich um ein B-Zell supprimierendes Zytostatikum, das auch in der Chemotherapie verschiedener Krebserkrankungen Anwendung findet und im Allgemeinen gut verträglich ist. Es hat sich vor allem bei schweren Verläufen der MS oder nach Versagen der immunmodulatorischen Therapien als wirksame Alternative erwiesen. Die Behandlung erfolgt als Infusion in dreimonatigen Abständen. Je nach Schweregrad der Erkrankung können Zeitabstand und Dosis variieren.

Die zu verabreichende Menge Mitoxantron wird auf der Basis der Körperoberfläche errechnet. Eine Einzeldosis beträgt in der Regel 12 mg. Da die kumulative Gesamtdosis (Lebenshöchstdosis) von 140 mg/m² Körperoberfläche einzuhalten ist, ist die mögliche Therapiedauer auf zwei bis drei Jahre begrenzt. Die Entscheidung über eine Behandlung über zwei Jahre hinaus und bis zur kumulativen Gesamtdosis sollte vom behandelnden Arzt, der MS-Spezialist sein sollte, im Einzelfall unter strenger Nutzen-Risiko-Abwägung und gleichzeitiger Überwachung der Herzfunktion getroffen werden. Da Herzkranke das Medikament nicht erhalten dürfen, wird vor Therapiebeginn eine Ultraschalluntersuchung des Herzens gemacht. Nach längerer Therapie kann es zu einer Herzmuskelschwäche kommen.

In der Stufentherapie bei MS fehlen bislang gesicherte Strategien zur Deeskalation nach Mitoxantron-Behandlung auf die immunmodulatorische Basistherapie. In der Regel wird nach Beendigung der Eskalationstherapie die Basistherapie weitergeführt.

Was ist Cyclophosphamid und wann wird es eingesetzt?

In einigen Fällen kann auch das alkylierende Zytostatikum Cyclophosphamid (Handelsname: Endoxan) gegeben werden. Die Substanz ist nicht für die Indikation MS zugelassen und wird derzeit nur eingeschränkt empfohlen. Sie findet überlicherweise in der Krebsbehandlung Anwendung. Cyclophosphamid wird in vier- bis sechswöchigen Abständen in einer Dosis von 600 mg/m^2 Körperoberfläche gegeben.

Was bringt uns die Zukunft? Neue Therapiemöglichkeiten

Inzwischen gibt es einige viel versprechende Ansätze für die zukünftige Behandlung der MS. Sowohl neue Substanzen als auch die Kombination bereits verwendeter Therapien wird untersucht. Es laufen derzeit weltweit mehr als 170 Studien zur MS-Therapie (www.nmss.org). Diese Zahl ist sicherlich die bisherige Spitze einer intensiven Forschungstätigkeit zur MS und lässt hoffen, dass es neue, auch oral verfügbare Therapeutika für die MS geben wird. In den kommenden drei bis fünf Jahren wird eine echte Bereicherung des Therapiearsenals als Ergänzung zu den bereits heute wirksamen und sicheren Therapien erwartet.

Rituximab

Rituximab ist ein monoklonaler Antikörper gegen das von B-Lymphozyten exprimierte Obflächenantigen CD20, der effektiv die Zahl der B-Lymphozyten reduziert und bereits erfolgreich in der Behandlung anderer immunvermittelter Erkrankungen eingesetzt wird. Die gegenwärtig diskutierte pathogenetische Heterogenität der MS lässt vermuten, dass bei einigen Patienten die humorale Immunantwort einen entscheidenden Anteil der Krankheitsentstehung ausmacht, so dass ein therapeutischer Effekt von Rituximab bei MS denkbar erscheint.

In einem Fallbericht wird über einen Patienten mit fulminant verlaufender schubförmiger MS berichtet, der sich trotz immunmodulierender und -suppressiver Therapie klinisch als auch MR-tomographisch bei einer Schubfrequenz von etwa fünf Schüben pro Jahr progredient zeigte. Unter der Therapie mit Rituximab (dreimalig 1 g intravenös in vierwöchentlichen Abständen) verbesserte und stabilisierte sich der Patient klinisch. Seit Beginn der Therapie ist er schubfrei. Zusätzlich zeigte die zerebrale MRT im Gegensatz zu multiplen aktiven Läsionen vor Therapiebeginn keine kontrastmittelaufnehmenden Läsionen mehr bei stabiler Läsionslast im T2-gewichteten Bild. B-Lymphozyten, untersucht mittels Durchflusszytometrie, konnten unter der Therapie sowohl im peripheren Blut als auch im Liquor wiederholt nicht mehr nachgewiesen werden.

Dieser Fallbericht unterstreicht, dass Rituximab bei Patienten mit schubförmig verlaufender MS günstige Effekte zeigen kann.

Weitere kontrollierte Studien sind jedoch unerlässlich, um die Wirksamkeit von Rituximab besser beurteilen zu können.

Tabletten zur MS-Behandlung auf dem Prüfstand – die Hoffnung aller MS-Patienten

Fingolimod (FTY720). Fingolimod wird seit Frühjahr 2006 in der internationalen FREEDOMS-Studie untersucht. Die Studie richtet sich an Teilnehmer mit schubförmiger MS, die noch ohne Hilfe gehfähig sind und eine Therapie mit etablierten Medikamenten wie Interferonen nicht vertragen haben oder eine Therapie mit diesen Medikamenten ablehnen. Fingolimod ist eine Substanz mit einem neuartigen Wirkmechanismus und wird als Kapsel einmal täglich eingenommen.

Fingolimod hindert bestimmte Typen von weißen Blutkörperchen daran, aus den Lymphknoten im Körper auszuwandern. Hierdurch können die Lymphozyten nicht mehr in Gehirn und Rückenmark eindringen, wo sie die MS-typischen entzündlichen Läsionen verursachen. Die Blutkörperchen werden unter dieser Therapie nicht zerstört, sondern behalten ihre natürlichen Funktionen. In experimentellen Modellen konnte eine gute Wirksamkeit dieser Substanz bei MS gezeigt werden.

Die FREEDOMS-Studie untersucht nun die Wirkung von zwei verschiedenen Dosierungen von Fingolimod im Vergleich zu Placebo. Ziel ist der Nachweis vor allem der Verringerung der jährlichen Schubrate; daneben werden aber auch Effekte auf die entzündlichen Veränderungen im Gehirn sowie der Einfluss auf das Fortschreiten von neurologischen Einschränkungen untersucht. Die Studie läuft über 24 Monate. Mit der TRANSFORMS-Studie, an der insgesamt 28 deutsche Zentren teilnehmen, wird der Schwerpunkt des Studienfortschritts von Fingolimod nun auch in Deutschland liegen.

Teriflunomid. Im Frühjahr 2005 startete die internationale TEMSO-Studie bei ohne Hilfe gehfähigen Patienten mit schubförmiger MS mit der Substanz Teriflunomid, die als Tablette (täglich) verabreicht wird. Teriflunomid wird in zwei unterschiedlichen Dosierungen im Vergleich zu Placebo getestet. Ziel der Untersuchung ist der Wirksamkeitsnachweis dieser Substanz auf die Schubrate, Progression der Erkrankung und MRT-Kriterien. In der Patientenstudie konnte im Rahmen der neunmonatigen doppelblinden Behandlungsperiode eine signifikant geringere Zahl an aktiven Herden im Gehirn unter Teriflunomid als unter Placebo nachgewiesen werden.

Teriflunomid entfaltet seine Wirkung über eine Hemmung aktivierter Immunzellen, die die Entzündung verursachen, welche zu einer Zerstörung der Myelinscheide an den Nervenzellen im Gehirn und Rückenmark führt.

Cladribin. Ob das Medikament Cladribin in Tablettenform verabreicht zur Behandlung von Patienten mit schubförmiger MS Erfolg versprechend eingesetzt werden kann, soll ebenfalls in einer klinischen Studie geklärt werden. Cladribin ist ein als Infusionsbehandlung bei Haarzell-Leukämie zugelassenes Medikament und wurde bereits früher bei MS getestet. Es wird jetzt als eine patentierte orale Formulierung in einer internationalen Phase-III-Studie bei MS untersucht und kommt möglicherweise früher auf den Markt als angenommen, da es von der US-Zulassungsbehörde FDA (Food and Drug Administration) im September 2006 als Fast-Track-Produkt eingestuft wurde.

Als Endpunkte der multi-zentrischen placebokontrollierten Doppelblindstudie mit mehr als 1200 Patienten mit schubförmiger MS wurden die Schubrate, das Fortschreiten der Behinderung und die Anzahl der Läsionen im MRT definiert. Cladribin hat in vorangegangenen klinischen Phase-II-Studien bereits eine positive Wirkung bei MS-Patienten gezeigt.

Fast-Track-Programme sollen die Entwicklung neuer Arzneimittel beschleunigen und deren Prüfung erleichtern, wenn diese der Behandlung ernster oder lebensbedrohlicher Zustände dienen und einen potenziell neuen Therapieansatz darstellen. Die Fast-Track-Einstufung der oralen Cladribin-Formulierung ermöglicht eine beschleunigte Zulassungsprüfung, bei der die FDA Abschnitte des Antrags auf Marktzulassung vor Abschluss des eigentlichen Zulassungsverfahrens überprüfen kann.

Cladribin ist ein Purin-Nukleosid-Analogon, das das Verhalten und die übermäßige Bildung bestimmter weißer Blutzellen, insbesondere von Lymphozyten, beeinflusst, die am Krankheitsgeschehen von MS beteiligt sind. Aufgrund seines spezifischen Wirkmechanismus könnte Cladribin in Tablettenform eine Behandlungsalternative für MS-Patienten sein.

Stammzellentransplantation

Als ultima ratio gilt auch die Stammzellentransplantation (experimentelle Therapie, potenziell lebensbedrohlich). Dabei wird das blutbildende Organ durch eine hochdosierte Chemotherapie zerstört und durch zuvor gewonnene Stammzellen wieder aufgebaut. Theoretisch würde dies sogar die Chance auf Heilung bedeuten. Die bisherigen Erfahrungen sind aber eher ernüchternd. Zudem besteht das Risiko, dass der Wiederaufbau eines funktionstüchtigen blutbildenden Organs nicht gelingt. Dies wäre ein tödliches Risiko und in den seltensten Fällen vertretbar.

Wie können chronisch-progrediente MS-Formen behandelt werden?

Während Patienten mit schubförmiger MS von umfangreichen Behandlungsmöglichkeiten profitieren, bestehen bei MS-Kranken mit chronisch-progredienten Verlaufsformen derzeit leider nur wenige Therapieoptionen.

Die sekundär-progrediente MS

Die sekundär-progrediente MS geht aus einer zuvor schubförmig verlaufenden MS hervor. Ihr Kennzeichen ist eine fortlaufende Zunahme der Funktionsstörungen und Behinderungen, ohne dass sich das

Auftreten der Symptome noch einzelnen Schüben zuordnen ließe.

Zur Basistherapie der sekundär progredienten MS sind Rebif und Betaferon zugelassen, solange noch Schübe aufgesetzt sind. Ferner ist Mitoxantron zugelassen, wenn die Progression mehr als 1 EDSS-Punkt in einem Jahr beträgt. Als Heilversuch ohne Zulassung werden wiederholte Kortison-Stoßtherapien, Cyclophosphamid und Methotrexat eingesetzt. Zu intravenös verabreichten Immunglobulinen kann bei Patienten mit sekundär-progredienter MS angesichts der negativen Ergebnisse einer entsprechenden klinischen Studie nicht geraten werden.

Die Entscheidung, ob eine immunmodulierende oder immunsuppressive Therapie sinnvoll ist, muss immer im Einzelfall unter Berücksichtigung des Verlaufs und des Behinderungsgrades entschieden werden. Oft ist eine symptomatische Therapie zu bevorzugen.

Die primär-progrediente MS

Die Therapieoptionen bei der primär-progredienten Verlaufsform der MS sind bisher wenig zufrieden stellend. Für diese MS-Form, gekennzeichnet durch eine von Anfang an ohne schubförmige Krankheitsaktivität zunehmende Verschlechterung der neurologischen Funktionen und der bleibenden Behinderungen, ist keine gesicherte Therapie bekannt. Bei der primär chronisch progredienten Verlaufsform finden sich bei 30 % der Patienten auf diesen Verlauf aufgesetzt Schübe, welche entsprechend der Schubtherapie behandelt werden.

Wie gehe ich mit den Symptomen der MS um und wie können sie behandelt werden?

Bei jedem Menschen mit MS können Symptome in ganz unterschiedlichen Konstellationen auftreten, wobei die Symptome selbst von Zeit zu Zeit ganz verschieden sein und ihren Schweregrad und die Dauer ändern können. Darum nennt man die MS auch »Die Krankheit mit den 1000 Gesichtern«.

Häufige Symptome bei Menschen mit MS umfassen Fatigue, Steifheit, Schwäche, Spastik der Arme und Beine, abnorme Wahrnehmungen wie Juckreiz, Schmerz oder Taubheitsgefühl, Blasen- und Darmprobleme sowie sexuelle Probleme. Die Behandlung der verschiedenen Symptome einer MS beeinflussen nicht deren Verlauf, können aber entscheidend für die Lebensqualität sein.

Obwohl mit Hilfe der immunmodulatorischen Therapien das Fortschreiten der Erkrankung in den meisten Fällen günstig beeinflusst werden kann, treten bei 30 bis 40 % der Patienten klinisch relevante Behinderungen auf, die einer symptomatischen Behandlung bedürfen, um die Lebensqualität des Patienten zu bessern. Die symptomatischen Therapien sind eine notwendige Ergänzung der MS-Behandlung, wenn sich Beschwerden durch Änderungen der Lebensweise oder andere Anpassungen an die Erkrankung nicht in den Griff bekommen lassen. Viele unangenehme Symptome können mit medikamentösen und/ oder physiotherapeutischen Behandlungen gebessert werden.

Die Physiotherapie wird für MS-Patienten mit Gehbehinderung oder Koordinationsstörungen in der DGN-Leitlinie keinesfalls als zusätzlich zu erwägende Behandlung, sondern als Basisversorgung gewertet. Krankengymnastik auf neurophysiologischer Grundlage kann den Ergebnissen einer ersten kontrollierten Studie zufolge erfolgreich zur Vermeidung von Sekundärfolgen und zur Verbesserung funktioneller Einschränkungen eingesetzt werden.

Fatigue

Unter Fatigue versteht man die vorschnelle geistige und körperliche Erschöpfbarkeit. Die Müdigkeit des Fatigue-Syndroms hat wenig mit der normalen Müdigkeit zu tun, kommt anfallsartig und steht in keinem Verhältnis zu vorangegangenen Anstrengungen.

Die erhöhte Erschöpfbarkeit findet sich bei bis zu 90% der Patienten mit MS und gehört damit zu den häufigsten behindernden Symptomen dieser Erkrankung; nicht selten führt das Fatigue-Syndrom zu einer deutlichen Beeinträchtigung der Lebensqualität und ist die Ursache für frühzeitige Arbeits- und Erwerbsunfähigkeit.

Die charakteristischen Beschwerden unterscheiden sich deutlich von normaler Müdigkeit. Die Patienten geben eine zunehmende Schwäche und Mattigkeit an, die belastungsabhängig oder im Tagesverlauf stärker wird, beklagen einen Antriebs- und Energiemangel und berichten über ein dauerhaft vorhandenes Müdigkeitsgefühl, das sich sowohl auf die geistige als auch auf die körperliche Leistungsfähigkeit auswirken kann. Die Ermüdung wird oft auch durch Wärme (Folge: Anstieg der Körpertemperatur) verstärkt. Grund dafür ist das so genannte Uhthoff-Phänomen, das nicht nur für das Symptom Fatigue zutrifft.

Zwei Formen der Fatigue sind bekannt:
- Die eine ist eine ständige Müdigkeit, die dem Patienten die Ausführung sogar der einfachsten Arbeiten erheblich erschwert. Diese Form ist weitgehend unabhängig von körperlicher Aktivität.
- Die andere tritt spontan nach ein paar Minuten körperlicher Aktivität auf, betrifft vorwiegend die Beine und verschwindet nach einer kurzen Ruhepause. Sie kann sich auch auf die Sehschärfe auswirken, die sich beim Lesen verschlechtert und nach einer kurzen Pause wieder einstellt.

Forscher vermuten, dass die bei der MS geschädigte Nervensubstanz eine zentrale Rolle bei der Entstehung der Fatigue spielt. Das fordert dem Gehirn Mehrarbeit ab, und das strengt an. Gleichzeitig können bestehende Begleitsymptome der MS als Fatigue-Auslöser oder -Verstärker wirken. Neben Schmerzen, Krämpfen oder auch Schlafstörungen ist hier besonders die Depression zu nennen, weil sie eine Symptomatik aufweist, die zur Verwechslung mit der Fatigue führen kann. Beide Symptome

– Fatigue und Depression – können sich überlagern, und eine klare Abgrenzung ist im Einzelfall manchmal nicht möglich.

Medikamente können ebenfalls einen Einfluss auf die Fatigue haben: Während sich Kortison und Interferon-beta häufig positiv auf die Fatigue-Symptomatik auswirken, können andere Medikamente sehr müde machen. Die Krankheitsgeschichte, die Lebensumstände, eingenommene Medikamente und eine Schilderung der Beschwerden sind wichtig, um das vermutete Symptom Fatigue eindeutig feststellen zu können.

Der Umgang mit Fatigue

Wenn die Müdigkeit ein so großes Problem darstellt, dass sie den normalen Tagesablauf beeinträchtigt, sollte eine gründliche medizinische Untersuchung durch einen Neurologen vorgenommen werden, um die genauen Gründe herauszufinden. Wenn die MS als Ursache identifiziert wurde, sollte der Betroffene seinen Lebensstil und seine täglichen Aktivitäten genau analysieren. Hier hilft ein Müdemacher-Protokoll.

Geregelte Bettruhe, häufige Pausen, maßvolle Kraftübungen, Stress- und Zeitmanagement, Setzen von Prioritäten, sinnvolles Planen von Aktivitäten, Maßnahmen zur Arbeitsvereinfachung, kaltes Duschen bzw. Baden sowie Klimaanlagen bei warmem Wetter sind erste Schritte, die oft schon entscheidend sind. Anderen Betroffenen helfen Yoga oder Meditation in Kombination mit Bewegungsübungen. Überanstrengung sollte man aber auf jeden Fall vermeiden. Medikamente können im Kampf gegen MS-bedingte Fatigue eingesetzt werden.

Blasenfunktionsstörungen

Es ist nicht angenehm, ständig zur Toilette gehen zu müssen. Und noch unangenehmer ist es, seinen Urin nicht halten zu können. Ungewollter Harnverlust oder Inkontinenz ist ein Problem, das viel komplexer ist als nur das der belächelten »Sextanerblase«.

Blasenstörungen sind eine sehr unangenehme Erscheinung der MS. Die Blasenfunktionsstörung und -koordination wird vom autonomen Nervensystem gesteuert. Abhängig von den betroffenen Nervenregionen können Blasenfunktionsstörungen sehr unterschiedlich ausgeprägt sein. In frühen Stadien treten sie vor allem als plötzlicher, heftiger Harndrang mit unge-

INFO

Müdemacher bei MS

- Fatigue
- Depression
- andere MS-Symptome (Spastik, Schwäche)
- Schlafstörungen
- geistige Überanstrengung
- Wärme
- Frust, Perfektionismus, Unorganisiertheit, Unordnung
- Wassermangel
- Medikamente (z. B. manche Antispastika, manche Schmerzmittel)
- Infektionen
- Begleiterkrankungen (z. B. Schilddrüsenunterfunktion)
- Vitamin- und Mineralstoffmangel

wolltem, unbemerktem Abgang kleiner Harnmengen (Inkontinenz) auf. Später kann es auch zu einer unvollständigen Leerung der Blase kommen (Miktionsstörung). Meist ist die Spannung der Blasenmuskulatur erhöht und die Patienten leiden unter häufigem, teils sogar schmerzhaftem Harndrang, nicht selten auch nachts. Diese Störungen können auch kombiniert vorliegen.

Für die Diagnose sind oft weitergehende neurologische und urologische Spezialuntersuchungen (z.B. Ultraschalldarstellungen, Blasendruckmessung, Elektromyogramm der Beckenbodenmuskulatur) erforderlich. Eine vom Patienten möglicherweise sogar unbemerkt bleibende Blasenentleerungsstörung kann zu einer aufsteigenden Harnwegsinfektion führen, die sogar die Nieren betreffen kann. Je nach Lage der Schädigung der komplizierten Systeme im Rückenmark treten verschiedene Formen von Blasenstörungen auf. Für alle Störungsformen gibt es auch unterschiedliche therapeutische Optionen.

Bei einer Reizblase (häufiger Harndrang), die als eigenständiges Krankheitsbild gilt, ist die Gabe von Anticholinergika als therapeutische Option zu empfehlen. Diese führt teilweise zu einer erhöhten Restharnbildung, es müssen demzufolge regelmäßig Ultraschallkontrollen durchgeführt werden.

Wenn man unter einem dieser Probleme leidet, kann es vorkommen, dass man aus Angst vor unwillkürlichem Harndrang die Flüssigkeitszufuhr einschränkt. Dies sollte unbedingt vermieden werden – denn eine ausgeglichene Flüssigkeitszufuhr ist wichtig für den Körper; Nierensteine oder chronische Nierenschädigungen können die Folge sein.

Die bei Vorliegen einer depressiven Störung oder auch bei chronischen Schmerzzuständen eingesetzten Antidepressiva, besonders die so genannten trizyklischen Antidepressiva, können die Neigung zur Restharnbildung bei Patienten mit Blasenstörungen noch verstärken. In eher leichten Fällen reicht es meist, auf alkoholische und koffeinhaltige Getränke (Kaffee, schwarzer Tee) zu verzichten.

Therapeutische Möglichkeiten bei Blasenfunktionsstörungen

Restharnbildung (dauerhaft erhöhtes Urinvolumen, das in der Blase verbleibt)	Blasentraining, diverse Medikamente, evtl. Selbstkatheterisierung, Legen eines Dauerkatheters
Inkontinenz (Unvermögen, Harn zu halten)	Slip mit Spezialeinlage, medikamentös, Männer: Urinalkondom
Imperativer Harndrang (Unfähigkeit den Harn nach Auftreten des Harndrangs länger zurückzuhalten)	Häufig lässt sich dieses Problem durch regelmäßigen Toilettengang vermeiden. Die Überaktivität der Blase lässt sich gegebenenfalls auch medikamentös hemmen.

Magen-Darm-Störungen

Die MS-Schädigungen können sich auch auf die Funktionen des Magen-Darm-Traktes auswirken. Dabei kommt es in erster Linie zu einer Verlangsamung der Darmbewegungen (Peristaltik), die eine ausgeprägte Stuhlverstopfung (Opstipation) zur Folge haben können.

Obstipation, meist auch hervorgerufen durch zu wenig Bewegung, wird häufig auch durch eine unzureichende Flüssigkeitsaufnahme (meist aus Angst vor der Zunahme bestehender Blasenstörung) verstärkt. Daher ist eine ausreichende Trinkmenge von essenzieller Bedeutung. Auch helfen diätetische Maßnahmen mit ballaststoffreicher Kost. Allerdings sollte mit den Ballaststoffen auch nicht übertrieben werden, da eine kraftgeminderte Darmmuskulatur mit dem erhöhten Volumen möglicherweise überfordert ist. Dies kann insbesondere dann eintreten, wenn die Darmträgheit/Verstopfung bereits vor Beginn der MS-Erkrankung bestand. Die reichliche Verwendung von Pflanzenölen bei der Nahrungszubereitung kann die Darmpassage beschleunigen. Auch mit der Einnahme von Milchzucker, Paraffin- oder Rizinusöl, Bittersalz oder Quellmittel kann dieser Effekt erzielt werden. Ferner ist eine Darmmassage (in Höhe des Blinddarms beginnendes und fortlaufendes sanftes Drücken der Bauchwand im Uhrzeigersinn) häufig hilfreich. Vor starken Abführmitteln muss bei Langzeitanwendung gewarnt werden, da diese Medikamente außer zur Gewöhnung auch zu einer Schädigung der Darmwand führen können.

Sexuelle Funktionsstörungen

Erektionsstörungen bei Männern und sonstige Probleme der sexuellen Sphäre sind bei MS-Patienten häufig und in etwa 60% der Fälle bei MS zu finden. Typisch sind eine verminderte Gefühls- und Orgasmusfähigkeit sowie Erektions- und Ejakulationsstörungen. Diese sind auf Empfindungsstörungen in der Genitalregion, die eine adäquate sensorische Stimulation verhindern, zurückzuführen. Ursache kann aber auch eine Unterbrechung der Reflexbögen sein, die z.B. die Erektion bewirken.

Auch Überempfindlichkeiten von Vagina und Klitoris oder eine trockene Vagina, die beim Geschlechtsverkehr Missempfindungen oder Schmerzen auslöst, treten bei den Betroffenen nicht selten auf. Eine zusätzliche Beeinträchtigung der Sexualfunktion entsteht durch Bewegungsstörungen. Die Fatigue kann zudem ein vermindertes Lustempfinden bzw. eine frühzeitige Ermüdbarkeit bewirken.

Häufig besteht zumindest eine Beteiligung psychischer Faktoren, wie z.B. eine auf die MS-Erkrankung zurückgehende Scham oder ein stark beeinträchtigendes Selbstwertgefühl. Hier können zum einen schon offene Gespräche mit dem Partner helfen. Das Aufeinanderzugehen, das Suchen von Alternativen, die den Möglichkeiten des Patienten angepasst sind, oder auch das Ausprobieren neuer Praktiken können die Situation schlagartig verbessern. Bei schwerer oder hartnäckiger psychischer Problematik kann z.B. auch eine psychotherapeutische Begleitung helfen. Gleiches gilt für MS-Patienten, die unter einer Verminderung der sexuellen Lust (Libido) und/ oder Orgasmusschwierigkeiten leiden.

Durch die Diagnose MS ändert sich oftmals die Einstellung zum eigenen Körper. Bei jedem ist eine positive Haltung gegenüber dem eigenen Körper und damit ein ausgeglichenes Selbstwertgefühl ein wichtiger Faktor für ein entspanntes und glückliches Sexualleben. Die erektile Impotenz des Mannes kann verhältnismäßig gut medikamentös beeinflusst werden. Ein verzögerter oder fehlender Orgasmus oder herabgesetzte Libido ist bei Frauen und Männern ungleich schwerer zu behandeln. Chemische Substanzen, außer Antidepressiva bei nachgewiesener Depression, sind nicht wirksam.

Sehstörungen

Oft sind Sehstörungen die allerersten Anzeichen für eine MS. Sie sind auf eine MS-bedingte Entzündung im Bereich des Sehnerven, eine Retrobulbär- oder Optikusneuritis, zurückzuführen. Diese tritt meist einseitig auf. Dabei bestehen leichte Schmerzen hinter dem Augapfel, die sich bei Bewegungen der Augen verstärken. Es kommt zu einer verschwommenen Wahrnehmung, auch als Schleier- oder Nebelsehen bezeichnet, und/oder zum Verlust der Farbwahrnehmung. Die Sehstörungen können mehrere Tage, zuweilen auch mehrere Wochen anhalten. Sie bilden sich bei der überwiegenden Mehrheit der Patienten langsam und meistens vollständig zurück, können aber auch vereinzelt wiederkehren.

Anormale Augenbewegungen (Nystagmus) und das Sehen von Doppelbildern (Diplopie) kann durch die MS-Aktivität im Gehirn verursacht werden. Vorübergehende Doppelbilder entstehen durch MS-bedingte Beeinträchtigungen der Augapfelmuskeln. Die Nervenbahn, die für die Bewegungen der Augenmuskeln verantwortlich ist, ist gestört. Ein unwillkürliches Augenzittern (Nystagmus) mit unterschiedlicher Frequenz und Intensität wird durch eine Koordinationsstörung der Augenmuskeln hervorgerufen. Der Betroffene kann einen Gegenstand nicht mehr fixieren. Ein halbseitiger Gesichtsfeldausfall tritt auf, wenn der Informationsfluss von der Netzhaut zum Sehzentrum oder im Sehzentrum durch Läsionen unterbrochen wird. Das ursprüngliche Bild kann nur noch in Teilen weitervermittelt oder verarbeitet werden. Der Betroffene sieht die rechte oder linke Hälfte des Gesichtsfeldes nicht.

Die Sehstörungen können sich im Übrigen verschlechtern, wenn der Patient durch Stress, Erschöpfung, fieberhafte Infekte oder andere Umstände in eine Belastungssituation gerät.

Für die verschiedenen Formen von Sehstörungen der MS-Kranken existieren keine symptomatischen Therapien. Sie sollten möglichst bald nach ihrem Auftreten mit einer wirksamen Schubtherapie bekämpft werden. Die Doppelbilder können durch eine spezielle Brille vermindert werden, eine verringerte Sehkraft nach durchgemachter Sehnerventzündung kann hingegen durch keine Brille beeinflusst werden.

Lähmungen, Muskelatrophie, Spastik – der Geist ist willig, doch mein Körper macht, was er will

Sehr häufig kommt es bei der MS zu einer Abnahme der Muskelkraft. Je nach Ausprägung und Lokalisation eines MS-Herdes im ZNS können Störungen der willkürlichen Muskelfunktionen einen unterschiedlich starken Verlust der Muskelkraft bewirken.

Spastik ist eine krankhaft erhöhte Muskelanspannung oder -versteifung. Sie tritt auf, wenn das ZNS die Befehlsgewalt über die Muskeln verliert. So können beispielsweise bei einer Steifheit in den Beinen die Knie nicht richtig gebeugt und die Füße nicht gehoben werden. Spastik kann mit Schmerzen verbunden sein, wenn sich die Muskeln stark verkrampfen. Im Krankheitsverlauf kann es trotz Spastik zu einem Verlust der Muskelkraft in den Armen und Beinen kommen. Diese Symptome können nach und nach schlimmer werden und zunehmend Hilfe und Unterstützung beim Gehen erforderlich machen.

Der spastisch erhöhte Tonus der Muskulatur ist in fortgeschrittenen Stadien sehr behindernd und schmerzhaft (besonders nächtliche Krämpfe). Aber nicht jede Spastik muss behandelt werden. Eine moderate Tonuserhöhung in einem gelähmten Bein kann auch die Gehfähigkeit erhalten. Dosis, Dosisintervall und Präparat bzw. Methode müssen individuell angepasst werden.

Den größten therapeutischen Stellenwert beim Auftreten von spastischen Beschwerden hat eine intensive, regelmäßig durchgeführte Krankengymnastik auf neurophysiologischer Basis (Vojta, Brunkow, Bobath oder PNF). Durch Muskelübungen oder auch Kälteanwendungen können hartnäckige, schmerzhafte Verspannungen und Versteifungen der Muskulatur verbessert werden. Dehnübungen können Spastik und Muskelverkürzung entgegenwirken.

Die Behandlung der Spastik hängt von deren Schweregrad ab. In den letzten Jahren wurden mehrere Medikamente entwickelt, die sich bei Spastik als vorteilhaft erwiesen haben. Es gibt unterschiedliche Medikamente, die alle Muskeln mehr oder weniger gleichmäßig beeinflussen. Bei Befall nur weniger Muskeln kann ein Medikament auch gezielt in diese gespritzt werden. Seit langer Zeit und sehr häufig wird dazu der Wirkstoff Baclofen eingesetzt, der in der Regel gut vertragen wird, aber müde machen kann. Allerdings muss die Dosis gut auf den Patienten abgestimmt sein, damit die Beine nicht »zu weich« werden. Ein weiteres Medikament zur Behandlung der spastischen Beschwerden ist Tizanidin, das auch mit Baclofen kombiniert werden kann, um die Wirkungen gegenseitig zu verstärken.

Zweite Wahl sind aufgrund der Nebenwirkungen Dantrolen und Diazepam. Ebenfalls für die Kombinationsbehandlung mit Baclofen wird der Tranquilizer Diazepam verwendet. Allerdings geht die Einnahme außer mit einer akuten Müdigkeit mit der Gefahr einer psychischen Gewöhnung und einer regelrechten körperlichen Abhängigkeit einher, und bei Dauergabe ist die Wirksamkeit in Frage gestellt. Dantrolen wird gerne eingesetzt, um die zentral ausgelösten Nebenwirkungen, wie Müdigkeit und Konzentrationsstörungen, möglichst gering zu halten.

Die optimale Dosierung kann meist nur durch den Patienten und die Mitarbeit des Krankengymnasten gefunden werden. Wichtig ist, dass die medikamentöse Therapie nicht eine möglichst intensive Krankengymnastik auf neurophysiologischer Basis ersetzt, sondern ergänzt. Physiotherapeutische Maßnahmen können die motorischen Beeinträchtigungen bessern.

Ebenfalls bei sehr starker Spastik kann Botulinumtoxin eingesetzt werden. Es wird in die spastische Muskulatur injiziert und lähmt diese im gewünschten Ausmaß für einen Zeitraum von etwa drei bis sechs Monaten. Die Behandlung gilt als sicher und kann bei Bedarf auch wiederholt werden, insbesondere, wenn die Spastik mit Schmerzen einhergeht. Schmerzen können durch Carbamazepin deutlich gebessert werden. Die Anwendung von Cannabinoiden ist in Deutschland nicht zugelassen, und so bedarf es einer Verhandlung mit der Krankenkasse, ob die Kosten übernommen werden. Dronabinol ist ein Cannabinoid, das alternativ zur Schmerztherapie eingesetzt wird, falls Gabapentin oder Carbamazepin nicht ausreichend Effekt zeigen.

Motorische Störungen können neben den Muskeln der Arme und Beine auch andere Muskelgruppen wie z. B. die Rachen- oder Gesichtsmuskeln betreffen. Der Patient zeigt dann eine gestörte Sprache oder Mimik. Zusätzlich zu der Beeinträchtigung der bewusst gesteuerten Bewegungen können infolge von Nervenschädigungen auch Funktionsstörungen der unbewusst arbeitenden Muskeln (z. B. von Blase und Mastdarm) auftreten.

Lähmungen oder Schwund (Atrophie) der Muskeln werden ebenfalls insbesondere durch die erfolgreiche Schub- und Langzeittherapie gebessert bzw. verhindert. Muskelaufbauende Hormone (Anabolika), wie sie nicht selten von Kraftsportlern eingenommen werden, sind für den MS-Patienten nicht nur nicht geeignet, sie können auch gefährliche Nebenwirkungen hervorrufen.

Gangunsicherheit, Gleichgewichts- und Koordinationsstörungen

Probleme mit der Koordination und dem Gleichgewicht treten auf, wenn Kleinhirn oder Rückenmark durch MS in Mitleidenschaft gezogen werden. Die Folge kann ein Verlust des Gleichgewichts beim Stehen oder Gehen sein. Auch ist es manchmal für den Betroffenen schwierig, sehr kleine Dinge mit den Händen gezielt zu greifen. Ähnlich wie bei Muskelschwäche und Lähmungen können auch bei Gleichgewichtsstörungen und Gangunsicherheit (Ataxie) physiotherapeutische Maßnahmen angewendet werden.

Ein weiteres Symptom in diesem Zusammenhang ist Zittern (Tremor) in Ruhe oder bei bestimmten Bewegungen der Hände, Arme und Beine. Die Ergotherapie vermittelt Techniken, wie auch mit einem Tremor viele alltägliche Bewegungen durchgeführt werden können.

Schwindel

Beim Symptom Schwindel muss zwischen zwei verschiedenen Arten unterschieden werden, die unterschiedliche Ursachen haben:

Bei Schwindelzuständen, die durch Schädigungen der Gleichgewichtszentren im ZNS hervorgerufen werden (wie z.B. ein Drehschwindel), kann im Bereich der Physiotherapie ein vestibuläres Schwindeltraining durchgeführt werden. Bei Pendelnystagmus können Memantin oder Gabapentin, bei upbeat/downbeat-Nystagmus Baclofen, 4-Aminopyridin oder Clonazepam versucht werden.

Geht der Schwindel aber auf Kreislaufstörungen zurück, stehen kreislauffördernde Bewegungsübungen, Wasseranwendungen etc. auf der Liste der Gegenmaßnahmen ganz oben. Der eher als Liftschwindel nach längerem Stehen beim raschen Aufstehen oder besonders morgendlich auftretende, also kreislaufbedingte Schwindel spricht auch auf Medikamente an.

Empfindungs-, Sensibilitäts-, Gefühlsstörungen

Gefühlsstörungen (sensible Störungen) können durch geschädigte Nervenbahnen im ZNS verursacht werden. Normalerweise treten sie in einer oder mehreren Extremitäten auf und sind oft die ersten Anzeichen für die Krankheit. Im fortgeschrittenen Stadium der Erkrankung kann es zu Sensibilitätsstörungen, Lhermitte-Zeichen, Taubheitsgefühl, Schmerzen oder Juckreiz kommen.

Als Sensibilitätsstörungen werden alle Arten von Empfindungs- bzw. Gefühlswahrnehmungsstörungen bezeichnet. Sie gehen meistens vom Rückenmark aus. Abhängig von den betroffenen Nervenregionen sind Lokalisationen und Art der Gefühlsstörungen verschieden. Betroffen sind jedoch anfänglich insbesondere die Füße und Hände.

Sind nur relativ kleine Läsionen, die eine entsprechend geringe Funktionsstörung bewirken, vorhanden, so tritt an den betroffenen Stellen ein kribbelndes Gefühl auf. Dieses beschreiben die Betroffenen oft mit dem Begriff »Ameisenlaufen«. Bei größeren Läsionen wird die Empfindungsfähigkeit herabgesetzt. Die Berührungs- und Temperaturempfindung ist gestört. Andere Sensibilitätsstörungen äußern sich u.a. als Schnür- oder Bandagengefühl.

Auch die Vibrationsempfindung und die zumeist unbewusste Wahrnehmung der Lage von Gliedmaßen und der Stellung von Gelenken im Raum können beeinträchtigt sein. Sind hiervon die Hände betroffen, kann dies zusammen mit einer eventuellen Minderung des Tastsinns so alltägliche Verrichtungen wie das Schreiben erschweren oder gar unmöglich machen.

Hier sind keine symptomatischen Therapien verfügbar. Mit den Zielen einer frühen Rückbildung bzw. effektiven Prophylaxe hat die Schub- und Langzeittherapie strategisch den größten Stellenwert. Schmerzhafte Missempfindungen können unter Antikonvulsiva (Gabapentin, Carbamazepin, Lamotrigin) deutlich gebessert werden.

Anfallsartige (paroxysmale) Symptome

Der Begriff paroxysmal bezieht sich auf Symptome, die ganz plötzlich auftreten und in der Regel schnell wieder verschwinden. Sie können zu Störungen der Bewegung, aber auch des Gefühls oder des Sehens führen. Typisch ist, dass sie wieder und wieder in immer gleichem Muster auftreten und nur kurz (wenige Minuten, manchmal nur wenige Sekunden) anhalten. Sie werden häufig durch Bewegungs- oder Sinnesreize ausgelöst. Paroxysmale Symptome sind typisch für MS, können aber auch leicht mit einem Krampfanfallsleiden (Epilepsie) verwechselt werden. In der Regel sind sie gut behandelbar. Plötzlich kurz anhaltende Funktionsstörungen wie tonische Hirnstammanfälle, Schmerzen wie Trigeminusneuralgie, Schwindel, Ataxie, Doppelbilder und andere Paroxysmalien sprechen relativ gut auf Antiepileptika wie z. B. Carbamazepin oder Gabapentin an.

Schmerzen

Obwohl MS viele Jahre lang für eine schmerzfreie Krankheit gehalten und Schmerz als Symptom der MS oft zu wenig beachtet wurde, ist nun bekannt, dass einige Menschen mit MS sehr wohl Schmerzen und Beschwerden im Verlauf der Krankheit haben. Schmerzen können direkt im Nervensystem als Folge der Aktivität der MS auftreten oder das Resultat anderer MS-Symptome sein und von schwach bis heftig reichen.

Zusätzlich zu muskuloskelettalen Schmerzen (in Gelenken, Muskeln, Sehnen oder Bändern) werden stechende paroxysmale Schmerzen berichtet. Schmerzen können im Gesicht auftreten, z. B. wenn Gesichtsnerven geschädigt wurden. Krämpfe in den Armen und Beinen können auch schmerzhaft sein, wenn sie längere Zeit nicht bewegt wurden.

Die häufigste Form von Schmerzen bei MS ist der chronische neurogene Schmerz, der durch fehlerhafte Nervensignale, hervorgerufen durch MS-Läsionen in Gehirn und Rückenmark, verursacht wird. Zu diesen Arten von Schmerzen gehören auch Wahrnehmungen, die allgemein als »Kribbeln und Pieken« bezeichnet werden.

Schmerzen bei MS sind häufig eine direkte Folge von Entzündungen des Nervengewebes und können sowohl im Rahmen eines Schubes auftreten als auch durch die fortschreitende Verschlechterung zentralnervöser Funktionen (Spastizität) bedingt sein. Diese können akut (z. B. Sehnerventzündungen, Blasenentzündungen, Muskelfunktionsstörungen) oder auch anfallsweise als so genannte Schmerzattacken von kurzer Dauer (z. B. Trigeminusneuralgie) auftreten.

Andere Schmerzformen entwickeln sich langsamer und können sogar chronisch werden (z. B. Muskelschmerzen oder Rückenschmerzen als Folge von Gang- und Gleichgewichtsstörungen). Häufig sind Schmerzen auch die indirekten Folgen z. B. von lähmungs- oder spastikbedingten körperlichen Fehlhaltungen. 80 % der Patienten, die mehr als zehn Jahre an MS leiden, haben Symptome im Bereich des Urogenitaltrakts, z. B. Schmerzen bei Spasmen der

Blase oder im Bereich des Beckens. Besonders betroffen sind Patienten mit Herden im Rückenmark.

Umgang mit Schmerzen

Eine Kombination von Medikamenten und nicht-pharmakologischen Ansätzen ermöglicht heutzutage eine effektive Schmerztherapie. Konkret hängt sie von der Art der Schmerzen, ihrem Ursprung und den speziellen Problemen des Betroffenen ab. Grundsätzlich gilt: Mit den modernen Therapieverfahren können Schmerzen fast immer in den Griff bekommen werden. Man muss sie nur konsequent genug behandeln. Dazu gehören Tabletten und Spritzen, aber auch Physiotherapie, Hydrotherapie, Massagen, elektrische Nervenstimulation, Akupunktur und chiropraktische Behandlung. Jeder Betroffene kann auch selbst einen Beitrag leisten und so seine Lebensqualität erhöhen. So können z.B. Gymnastik, Meditation und progressive Muskelentspannung nach Jacobsen bei Krämpfen und Muskelschmerzen helfen.

Durch einen Schub ausgelöste Schmerzen am Körper oder den Gliedmaßen werden durch die Akuttherapie z.B. mit einem Kortison-Präparat mitbehandelt. Es handelt sich häufig um starke, als einschießend empfundene Schmerzen mit stechendem, brennendem oder elektrisierendem Charakter (neuropathischer Schmerz). Hier kann auch eine spezielle symptomatische Therapie mit bei Epilepsie eingesetzten Medikamenten helfen.

Neuropathische Schmerzsyndrome sind mit ca. 70–90% am häufigsten und können durch Läsionen an allen Stellen des Nervensystems entstehen. Die Trigeminusneuralgie ist häufigstes neuropathisches Syndrom der MS. Des weiteren handelt es sich um Dysästhesien, Hyperpathien, Allodynien und Schmerzen brennenden oder neuralgiformen Charakters, im Bereich des Rumpfes und der Extremitäten strang- oder ringförmigen Charakters.

Nicht selten ist eine spürbare Zunahme der Schmerzsyndrome gegen Abend oder auch nachts, häufig auch in Verbindung mit Unruhezuständen, dann insbesondere im Bereich der unteren Extremität. Weniger häufig sind radikuläre Schmerzsyndrome oder Schmerzen in einer Kopfhälfte.

Depressionen und andere depressive Verstimmungen

Depressionen treten bei MS relativ häufig auf. Rund 30% aller Patienten mit MS erleiden eine depressive Episode unterschiedlichen Schweregrades oder sind chronisch depressiv. Neben psychotherapeutischen Maßnahmen kommen die klassischen Antidepressiva und Serotonin-Wiederaufnahmehemmer zum Einsatz. Nicht immer wird eine Depression aber als solche erkannt und dann auch behandelt.

Eine Studie amerikanischer Wissenschaftler, die in der Fachzeitschrift Multiple Sclerosis veröffentlicht wurde, ging der Frage nach, ob Depressionen bei MS-Patienten ausreichend therapiert werden. Für die Studie wurden 260 amerikanische MS-Patienten (bei insgesamt 35 Neurologen) nach Depressionen und depressiven Verstimmungen befragt. Es zeigte sich, dass von den 260 befragten Probanden 25% an einer ausgeprägten Depression litten. Von diesen Patienten erhielten 65,5% keine antidepressive Medikation, 4,7% erhielten Antidepressiva unterhalb der empfohlenen Dosis, 26,6% erhielten die Minimaldosis und 3,1% erhielten eine höhere Dosis eines Antidepressivums. Die Autoren gelangen zu dem Schluss, dass Depressionen bei Patienten, die an MS leiden, nicht ausreichend therapiert werden.

Beeinträchtigungen der geistigen Leistungsfähigkeit

Inzwischen ist zunehmend deutlich geworden, dass im Verlauf der Erkrankung neben neurologischen Störungen wie Schüben und einer zunehmenden Behinderung auch neuropsychologische Störungen auftreten können. Hiermit sind Beeinträchtigungen gemeint, welche insbesondere Aufmerksamkeit, Gedächtnis, Sprache, geistige Beweglichkeit und geistiges Strukturierungs- und Durchhaltevermögen, kurzum viele Bereiche der geistigen Leistungsfähigkeit betreffen und unter dem Begriff »kognitive Störungen« zusammengefasst werden. Aktuelle Studien gehen von einer Häufigkeit neuropsychologischer Defizite bei 50–70% der MS-Patienten aus. Angesichts des hohen Grades an erforderlichem Zusammenspiel verschiedener Hirnfunktionen ist es plausibel, warum es bei MS-bedingten Störungen zu Beeinträchtigungen dieser höheren Hirnleistungen kommen kann.

Während sich bei der chronisch-progredienten Verlaufsform der MS eher eine gleichmäßige Leistungsreduktion über fast alle Bereiche beobachten lässt, kommt es bei Patienten mit schubförmigen Verläufen meist zu einzelnen Leistungsbeeinträchtigungen.

Generell empfiehlt es sich, die Trainingsmaßnahmen eher auf die Stärkung noch besser erhaltener Leistungsbereiche zu konzentrieren, statt die beeinträchtigten Funktionen wieder verbessern zu wollen. Beispielsweise sollte bei Patienten mit verminderter Gedächtnisleistung ein Training der Konzentration angestrebt werden.

Etliche MS-Kranke haben Probleme, sich zu konzentrieren, wenn um sie herum zu viel geschieht, beispielsweise in einer lauten Büroumgebung oder in Hörweite schreiender Kinder. Sind die kognitiven Leistungen beeinträchtigt, sollte der Betroffene versuchen, zusätzliche Störfaktoren nach Möglichkeit zu vermeiden oder auszuschalten. Unter praktischen Gesichtspunkten ist bei Gedächtnisproblemen der Einsatz von Hilfsmitteln wie Terminplanern oder computergestützten Gedächtnishilfen sinnvoll.

Oft stellen MS-Patienten fest, dass sie weniger belastbar sind als früher. Tätigkeiten, die ihnen früher locker von der Hand gingen, brauchen nun mehr Zeit. War es früher möglich, mehrere Dinge gleichzeitig zu tun (z.B. telefonieren und einen Computerausdruck überwachen), so macht dieses heute große Mühe oder man wird rasch müde. Um diesen Schwierigkeiten zu begegnen, sollten – wenn möglich – Stresssituationen vermieden und eine Planung gemacht werden, die es ermöglicht, die Dinge nacheinander zu erledigen.

Obgleich diese Veränderungen von vielen Patienten im Verlauf ihrer MS-Erkrankung wahrgenommen werden, ist ihnen bislang eher wenig Aufmerksamkeit geschenkt worden. Inzwischen konnte in wissenschaftlichen Studien gezeigt werden, dass neben körperlichen Behinderungen insbesondere die geistige Leistungsfähigkeit ein wichtiger Faktor ist, der im Einzelfall für den Verbleib im Erwerbsleben entscheidend ist. Darüber hinaus stellt die kognitive Funktionstüchtigkeit aber auch für die Teilnahme des Einzelnen am sozialen Leben eine wichtige Bedingung dar und ist damit für die Lebensqualität von großer Bedeutung.

Neuropsychologische Diagnostik bei MS-Patienten

Gerade weil geistige Beeinträchtigungen im täglichen Leben von hoher Wichtigkeit sind, ist eine klinisch-neuropsychologische Untersuchung bei Patienten mit MS von großer Bedeutung. Genauso wie es im Rahmen der neurologischen Untersuchung möglich und sinnvoll ist, genauere Informationen über den körperlichen Zustand eines Patienten zu erhalten, sollte die Prüfung der geistigen Leistungsfähigkeit ebenfalls erfolgen.

Aufmerksamkeits- und Konzentrationsstörungen

Das Gehirn als Zentrale unserer Informationsverarbeitung ist ständig damit beschäftigt, die Vielzahl von Informationen, die sowohl von innen (z. B. Hungergefühl, Durst, Gedanken) als auch von außen (z. B. Verkehrshinweise, Telefonate) auf uns einströmen, sinnvoll nach Inhalt und Wichtigkeit zu ordnen. Beobachtungen zeigen, dass es verschiedene Aufmerksamkeitsbereiche gibt, die im Gehirn an unterschiedlichen Orten repräsentiert sind.

Manchmal beklagen Patienten mit MS, dass ihre Konzentration nachlässt, so dass sie nicht immer in der Lage sind, mehrere Dinge gleichzeitig zu erledigen oder schnell zu reagieren. Oder sie klagen über den so genannten »Cocktailparty-Effekt«, also die Unfähigkeit, sich im Stimmengewirr auf seinen Gesprächspartner zu konzentrieren. Oft aber stellt sich bei genauerer Untersuchung heraus, dass nur bestimmte Teilbereiche der Aufmerksamkeitsfähigkeit beeinträchtigt sind.

Eine genauere Aufmerksamkeitstestung kann hier zu einer Klärung beitragen und praktische Konsequenzen haben: Es könnten sowohl Möglichkeiten der Optimierung dieser Leistung als auch Kompensationsmöglichkeiten aufgezeigt werden. Weiterhin können bestimmte Aufmerksamkeitsfunktionen gezielt trainiert werden.

Gedächtnisstörungen

Über Gedächtnisstörungen berichtet ungefähr die Hälfte aller MS-Patienten. Hierbei ist das Kurzzeitgedächtnis in der Regel nicht betroffen. Betroffen sind das Arbeitsgedächtnis und der freie Abruf aus dem Langzeitgedächtnis. Das Gedächtnis für Orte und Wege wird ebenfalls von vielen Patienten als reduziert beschrieben.

Wieso bin ich gegen die Hitze so empfindlich und was kann ich dagegen tun?

Schon 1890 war dem Berliner Augenarzt Wilhelm Uhthoff das Phänomen der Temperaturabhängigkeit aufgefallen, bei dem körperliche Betätigung und Erschöpfung eine deutliche Verschlechterung des Sehvermögens hervorruft. Diese für die MS typische Symptomverschlimmerung durch Wärme wird darum »Uhthoff'sches Zeichen« genannt. Hierbei handelt es sich um eine vorübergehende, nicht um eine dauerhafte Verschlechterung der neurologischen Symptome bei erhöhter Körpertemperatur, die nicht als Schub gelten und sich nach Abkühlung wieder zurückbilden.

Wie kommt diese Empfindlichkeit gegenüber Wärme? Wie kommt das Uhthoff-Phänomen zustande? Bei der MS kommt es infolge von Entzündungen und Schädigungen der Nervenfasern zu Störungen der Nervenleitung und somit zu neurologischen Funktionsstörungen. Unter Wärmeeinwirkung verstärkt sich dieser Effekt, denn Wärme hat einen entzündungsfördernden Einfluss. Bereits vorhandene Funktionsstörungen der Nervenbahnen treten somit stärker hervor.

Das Thema Hitzeempfindlichkeit spielt gerade in den Sommermonaten für MS-Patienten eine wichtige Rolle. Viele Betroffene (ca. 50%) kennen das Phänomen, dass sie Wärme schlecht vertragen. Starke Hitze im Sommer, anstrengende körperliche Aktivitäten, ein Saunabesuch, Fieber oder ein heißes Bad – d.h. alle Vorgänge, die den Körper erwärmen – können Auslöser sein. Bei einigen Patienten haben sogar heiße Getränke oder Suppen diesen Effekt. Daher sollte dieser Personenkreis z.B. auf Saunabesuche und ausgedehnte Sonnenbäder verzichten.

Mit einigen Tipps und Tricks können MS-Betroffene ihrer Hitzeempfindlichkeit frühzeitig entgegenwirken bzw. bereits bestehende Symptome lindern. Bei kühlerer Umgebung bzw. Abkühlung des Kör-

INFO

Das hilft gegen Hitzeempfindlichkeit

- Vermeiden Sie generell zu heiße Bäder.
- Tragen Sie leichte und luftige Kleidung.
- Vermeiden Sie im Sommer längere Aufenthalte in der Sonne.
- Verdunkeln Sie frühzeitig Ihre Wohnung. Rollläden können die Hitze abhalten.
- Lüften Sie nachts, um die Temperaturen in ihrer Wohnung abzusenken.
- Verlegen Sie im Sommer anstrengende Aktivitäten auf kühlere Tageszeiten.
- Besprühen Sie im Sommer ihre Haut mit kaltem Wasser. Auch ein kaltes Fußbad kann die Körpertemperatur senken.
- Kühlen Sie Ihre Haut mit Kühlelementen (z.B. Kühlweste) oder Eiswürfeln oder legen Sie sich ein kaltes Handtuch in den Nacken.
- Bei heißen Temperaturen möglichst viel trinken, mindestens zwei Liter. Nehmen Sie insbesondere kühle Getränke zu sich.
- Nehmen Sie im Sommer häufiger ein kühles Bad oder duschen Sie kalt, insbesondere vor und nach körperlichen Anstrengungen.
- Essen Sie öfters ein leckeres Eis.
- Wenn Ihre Wohnung sich im Sommer sehr aufheizt, sollten Sie evtl. den Einbau einer Klimaanlage erwägen.
- Wählen Sie als Reiseland keines mit bekannt hohen Temperaturen aus.

pers bilden sich die Symptome bei den meisten Betroffenen ziemlich rasch wieder zurück.

Kühlweste hilft bei MS

Eine Kühlweste lindert die Beschwerden bei MS. Zu diesem Ergebnis kamen Mediziner der Universität Groningen in einer Studie. Patienten trugen eine Stunde lang eine spezielle Weste, die auf acht Grad heruntergekühlt wurde. Gleichgewichtsgefühl und Muskelkraft verbesserten sich, die Müdigkeit der Patienten ging im Vergleich zur Kontrollgruppe zurück.

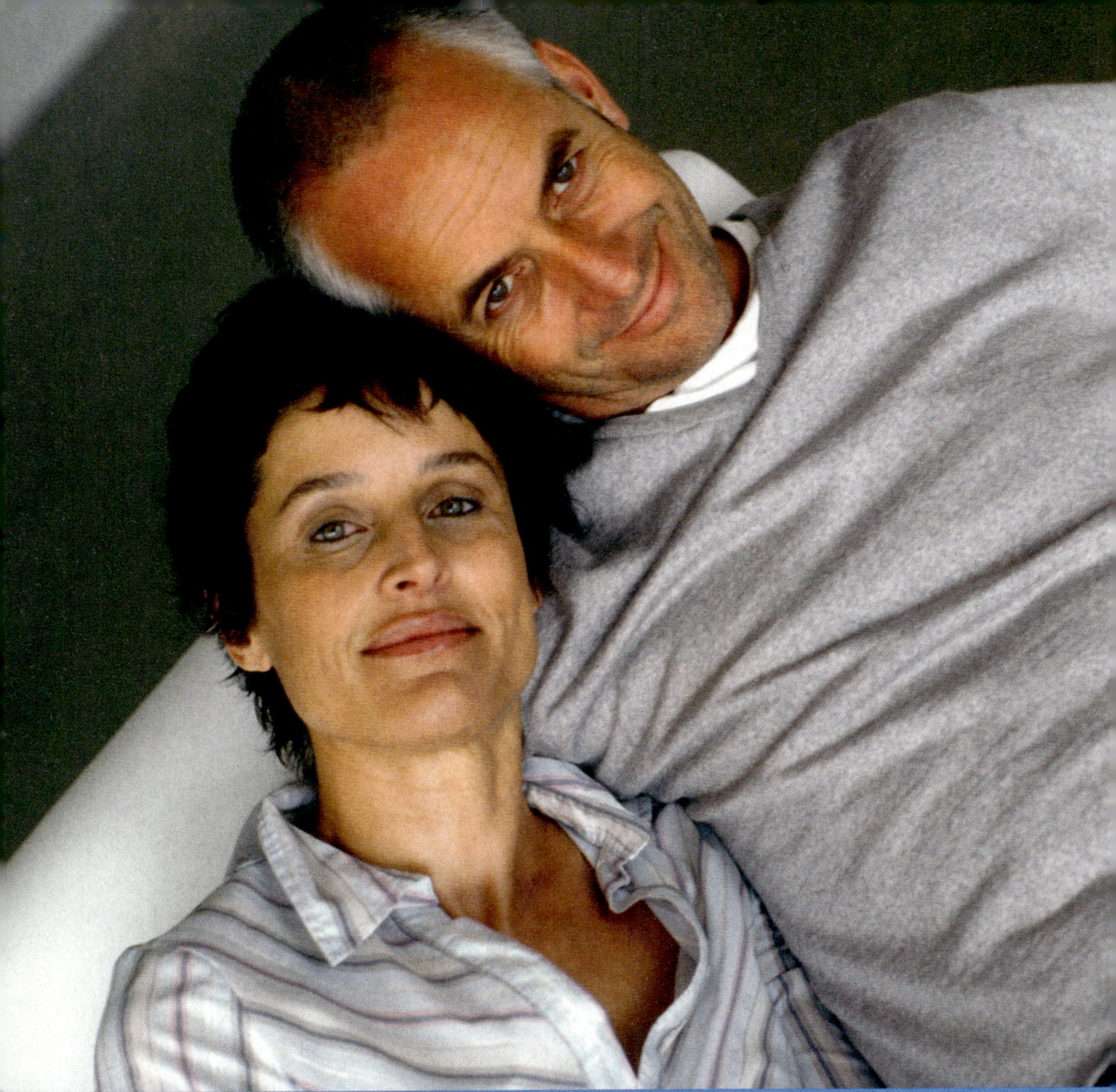

Leben mit MS

Die Diagnose MS ist im ersten Moment für viele Patienten ein Schock. Wie wird sich mein Leben ändern? Kann ich normal weiterleben oder muss ich mit großen Einschränkungen rechnen? Welche Therapie ist für mich die richtige? Kann ich selbst etwas tun, um drohende Behinderungen zu vermeiden? Diese und viele andere Gedanken stürmen wohl auf die meisten Patienten ein.

Auf viele dieser Fragen gibt es vernünftige Antworten und oft lässt sich der Lebensalltag durch einfache Maßnahmen deutlich verbessern. Es hilft dagegen wenig, den Gedanken an die Krankheit zu verdrängen. Vielmehr sollte sich der Betroffene mit der MS auseinandersetzen, Hilfe suchen und annehmen. Besonders wertvoll sind Tipps von anderen Erkrankten, die gelernt haben, ihren Alltag mit der Erkrankung zu meistern. Sich auf die Krankheitssituation einstellen und mit den Kräften hauszuhalten ist eine der wichtigsten Regeln, die MS-Patienten lernen und beherzigen sollten.

Welche emotionalen Reaktionen entstehen nach der Diagnose?

Plötzlich »krank« zu sein, mit dem Risiko weiterer Schübe oder schleichend fortschreitender Verschlechterung bei einem chronischen Verlauf leben zu müssen, ist ein Schock. Wie jemand damit fertig wird, wie er oder sie den »Verlust von Gesundheit« verarbeitet, ist von Mensch zu Mensch höchst unterschiedlich. Die erste Reaktion wird bei den meisten Erstarrung und Verwirrung sein – man fühlt sich buchstäblich wie vor den Kopf geschlagen.

Hat sich der erste Schock gelegt, folgt gewöhnlich eine Phase heftiger Gefühle der Hilflosigkeit, Angst, Verzweiflung, Verbitterung und Wut. Eltern von Betroffenen werden häufig von quälenden Schuldgefühlen heimgesucht.

Über Gefühle nachzudenken, kann

- den Umgang mit ihnen erleichtern,
- zu mehr Verständnis für die eigene seelische Verfassung nach dem »krank werden« führen,

▶ Stufen auf dem Weg der Krankheitsbewältigung

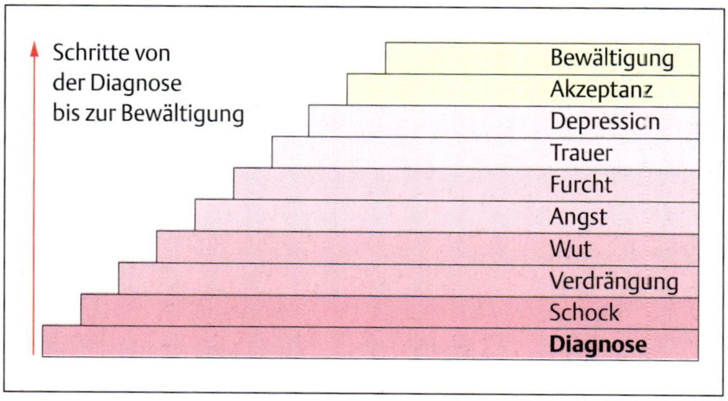

- helfen, die »Kränkung« seelisch zu verarbeiten und wieder nach vorn zu schauen,
- zur Bewältigung der Erkrankung beitragen, Mut machen und Kraft geben,
- die offene Auseinandersetzung mit MS und das unverkrampfte Gespräch mit anderen darüber fördern und damit Hilfe zur Selbsthilfe geben.

Ungläubigkeit/Schock

Für die meisten Frischdiagnostizierten ist die Nachricht, MS zu haben, ein lähmender Schock. Gerade jetzt ist es wichtig, mit anderen zu sprechen und sich nicht fallen zu lassen.

Beispiele für emotionale Abwehrreaktionen

Abwehrmaßnahmen	Kurzbeschreibung
Verdrängung	Verdrängung der Erkrankung, insbesondere so lange die körperlichen Symptome noch leichtgradig sind bzw. in beschwerdefreien Intervallen zwischen Schüben. Der Betroffene will das Ausmaß der Erkrankung nicht wahrhaben, MS und mögliche Auswirkungen werden nicht realistisch in die Zukunftsplanung einbezogen. Der Mechanismus der Verdrängung kann zu psychischer Erschöpfung führen.
Überkompensation	Betroffene wollen sich mit aller Gewalt beweisen, dass ihre Leistungsfähigkeit nicht eingeschränkt ist. Sie begeben sich bewusst in gefährliche und belastende Situationen.
Außenprojektion	Angst und Minderwertigkeitsgefühle werden einer außen stehenden Person zugeordnet, z. B. dem Partner.
Innenprojektion	Angst und Minderwertigkeitsgefühle werden so stark verinnerlicht, dass sie zu Depressionen führen und körperliche und geistige Aktivitäten stark hemmen. Alle Bewältigungsstrategien werden von vornherein als sinnlos eingestuft.
Substitution	Die Angst vor der Erkrankung wird in Angst vor etwas anderem, z. B. den Medikamenten oder dem Arzt umgewandelt.
Regression	Es findet ein Zurückfallen auf kindliche Verhaltensmuster statt, typisch dafür sind z. B. Trotzreaktionen. Überfürsorge und Aufmerksamkeit werden eingefordert (so genannter sekundärer Krankheitsgewinn).

Beispiele für Gefühlsreaktionen von Betroffenen

Sie sind verunsichert:

- Was bedeutet diese Krankheit für mich?
- Hat sich der Arzt getäuscht, stimmt die Diagnose überhaupt?
- Wie verläuft die Krankheit bei mir?
- Wie erkläre ich das Freunden und Bekannten?
- Sie schämen sich.

Sie haben Angst,

- unheilbar krank zu sein;
- Ihr restliches Leben im Rollstuhl verbringen zu müssen;
- auf die Hilfe anderer angewiesen zu sein;
- ein Pflegefall zu sein;
- Ihre Selbstständigkeit zu verlieren;
- sozial abzusteigen.

Sie sind verzweifelt:

- Wie sieht meine Zukunft aus?
- MS ist »unheilbar«.

Sie sind zornig:

- Warum ausgerechnet ich?
- Alle bemitleiden mich.
- Ständig muss ich mich mit etwas abfinden, mit dem ich mich gar nicht abfinden möchte.
- Auf den Mond können sie fliegen – wieso gibt es keine Wunderpille gegen MS?
- Sie (oder ihre Eltern) fühlen sich schuldig.
- Ich werde für meine Familie eine Last.
- Habe ich falsch gelebt?
- Werde ich mit MS bestraft?
- Liegt eine Veranlagung in unserer Familie?

Nach dem ersten Schreck:

Die MS gibt es nicht. MS zeigt sich in vielfältigen Formen. Wie Sie mit Ihrer MS leben, wie Sie sie verarbeiten, hängt von Ihren Erfahrungen, Ihrem Temperament und Ihren Lebensumständen ab.

MS kann für Sie bedeuten:

- Vor anderen als krank behandelt zu werden, ohne sich selbst krank zu fühlen.
- Den bisherigen Lebensweg und Ihre Lebensplanungen in Frage zu stellen.
- Liebgewordene Gewohnheiten, Aktivitäten (z. B. Auto fahren) und Freizeitbeschäftigungen (z. B. Bergsteigen) aufzugeben.
- Sich neue Ziele setzen zu müssen.

Und Sie werden manche Enttäuschung erleben: Menschen, die von Ihrer MS-Erkrankung erfahren haben, begegnen Ihnen mit Mitleid, Un- oder Halbwissen über MS und sind meist total verunsichert im Umgang mit MS-Betroffenen. Außerdem wird es Widerstände geben, wenn Sie versuchen, Ihr bisheriges Leben weiterzuführen. Sie werden überschüttet mit »guten Ratschlägen«. Sie werden den Unterschied zwischen Freunden und Bekannten erkennen, im Beruf werden Sie evtl. Rücksichtnahme einfordern müssen.

Warum ist das gerade mir passiert?

Die MS-Erkrankung einfach hinnehmen und sich mit ihr einrichten, das schafft fast niemand sofort. Es ist ja auch ganz natürlich, dass Sie hoffen, das sei alles nur ein Irrtum oder doch nur ein vorübergehendes Problem. Irgendjemand muss doch helfen können! Sie werden nach der verlorenen Gesundheit suchen, von Arzt zu Arzt wechseln, Hilfe von Heilpraktikern erhoffen, sich an jeden Strohhalm klammern. Ist ein akuter Schub vorbei, werden Sie womöglich vorschnell denken, Sie seien wieder gesund – um bei einem nächsten Schub umso härter mit der Realität konfrontiert zu werden.

Auch als chronisch Betroffener wird es Ihnen nicht verborgen bleiben, wann die MS aktiv ist. Sie werden lernen, die begrenzte Wirksamkeit einiger Medikamente zu akzeptieren. Immer wieder stellen Sie sich vor, wie es war, als Sie sich noch nicht mit der MS herumärgern mussten. Niedergeschlagenheit und Hoffnungslosigkeit werden Sie quälen – und dazu ständig die Frage »Warum? Warum ich?«

Die »heilsame« Wut

Wie fast jeder sind Sie manchmal wütend, unterdrücken aber die Wut. Sie fürchten sich vor einem Kontrollverlust oder machen sich Sorgen, andere Menschen in Ihrer Wut zu verletzen. Wut – ob berechtigt oder nicht – ist jedoch ein wichtiges und ernst zu nehmendes Gefühl. Wut auf die MS, die Schübe, die Ärzte, auf alle Gesunden. Manchmal sind Sie sogar auf sich selbst wütend und auf die Wut, die Sie auch nicht in den Griff kriegen. Dazu kommt die »verdammte Hilflosigkeit«. Sie würden ja gerne etwas gegen diese »blöde« MS unternehmen, aber gegen wen? Wer oder was ist die MS – die stellt sich nicht, ist nicht mit der Hand zu greifen – ist da, taucht weg, versteckt sich – tagelang, wochenlang, schlägt dann wieder zu. Heimtückisch und unfair. Diese unterdrückte Wut geht nicht spurlos am Selbstwertgefühl vorüber. Sie zuzulassen ist heilsam. Dies ist ein wichtiger erster Schritt zur aktiven Bewältigung.

Nicht-Wahrhaben-Wollen

Es gibt Tage, da geht es Ihnen gut, es ist alles »wie immer«. Na bitte, alles im Griff, wäre doch gelacht! Ein schöner Traum, aber die MS hat Sie nicht vergessen, sie meldet sich – wenigstens darauf können Sie sich verlassen. Es ist schwer, sich der Erkenntnis zu stellen, dass es gerade Sie getroffen hat. Eine Haltung des Nicht-Wahrhaben-Wollens ist da nur verständlich, aber kaum sinnvoll. Es ist enorm wichtig, den Schmerz über das »ungerechte« Schicksal zu spüren, statt die Augen davor zu verschließen. Solcher Schmerz kann heilsam sein.

Wenn sich die ersten Symptome der chronischen Erkrankung bemerkbar machen, werden Sie vielleicht versuchen, diese zu ignorieren. Sie wissen nicht, wie Sie damit umgehen sollen. Sie glauben, Sie bilden sich diese nur ein. Spricht der Arzt dann die Diagnose MS aus, kann das eine große Erleichterung sein, gleichzeitig aber auch ein schwerer Schock. Erleichterung, weil die Diagnose vielleicht eine lange Phase der Unsicherheit beendet, eine Zeit voller Arztbesuche und Untersuchungen, die Ihre Symptome dennoch nicht erklären konnten. Ein Schock, weil Sie vielleicht schon einiges über MS gehört haben oder jemanden kennen, der auch betroffen ist.

Möglich ist aber auch, dass Sie zunächst einmal gelassen und ruhig reagieren und dass die Emotionen später einsetzen. Oder Sie können einfach nicht glauben, dass gerade Ihnen das passiert, Sie zweifeln die Diagnose des Arztes an. Wie Ihre erste Reaktion auch sein mag, die Mitteilung, dass Sie MS haben, löst bei vielen Menschen eine Krise aus. Eine erste Erleichterung weicht meistens dem Gefühl der Angst, Niedergeschlagenheit und Zorn. Das ist bei einer Krise nichts Ungewöhnliches.

Am häufigsten beginnt die MS im Alter zwischen 20 und 40 Jahren. In dieser Lebensphase machen die meisten Menschen vielfältige Pläne für die Zukunft, sie beginnen, Verantwortung und Beziehungen auf längere Sicht zu planen. Natürlich stellt sich dann die Frage: »Was werde ich in Zukunft noch tun können?« Und diese Frage lässt Unsicherheit für die Zukunft entstehen. Das kann Sie aus dem Gleichgewicht bringen und Sie müssen zu einem neuen inneren Gleichgewicht finden, indem Sie sich mit den veränderten Gegebenheiten arrangieren und es allmählich akzeptieren lernen, dass Sie mit der Krankheit leben müssen. Die Bewältigung der Krise ist ein vielschichtiger geistig-seelischer Prozess. Er braucht Zeit und durchläuft mehrere Phasen. Es ist jedoch grundsätzlich jedem Menschen möglich, seinen Weg zu finden, mit der MS zu leben.

Zorn/Frustration/Neidgefühle

Wird man mit einer derartigen Belastung konfrontiert, wie sie eine chronische Krankheit darstellt, so empfindet man das vor allem erst einmal als ungerecht. Mancher hadert mit seinem Schicksal (»Warum gerade ich?«), beklagt die Ungerechtigkeit der Welt und beneidet jeden gesunden Menschen. Es kann Tage geben, an denen Sie sich ganz kraftlos fühlen, und dieses Gefühl macht Sie vielleicht erst recht zornig.

Gerade diese Art von Emotionen ist es aber, die zu zwischenmenschlichen Problemen führen kann. Da Sie Ihren Zorn auf nichts Bestimmtes richten können – schließlich ist Ihr Schicksal keine Person, die Sie direkt beschuldigen können –, richtet er sich nicht selten gegen die Menschen in Ihrem Umfeld oder gegen diejenigen, die ihre Hilfe zur Verfügung stellen. Sie sind vielleicht zornig auf den Arzt, der Ihre Krankheit nicht heilen kann oder der Ihrer Meinung nach nicht genug unternimmt, um Ihnen zu helfen. Sie empfinden Frustration, weil Sie Dinge, die alle anderen können und die Ihnen selbst früher auch möglich waren, jetzt nicht mehr leisten können oder weil

Sie Tag für Tag gefordert sind, Ihre Lebensweise der neuen Situation anzupassen.

Ihr Zorn wird manchmal dazu führen, dass Sie nicht bereit sind, angebotene Hilfe anzunehmen, selbst dann, wenn Sie sie dringend brauchen. Genauso gut kann es passieren, dass die Angebote zu helfen seltener werden, denn niemand lässt sich gern unfreundlich behandeln. Willenskraft und Widerstand allein geben Ihnen keine Kontrolle über die Krankheit. Trotz allem kann es erleichtern, wenn Sie Ihren Zorn, Ihre Frustration oder ähnliche Gefühle auch einmal zum Ausdruck bringen. Glücklicherweise vergeht diese Art von Gefühlen wieder; sie verändern sich mit der Bewältigungsphase, die Sie gerade durchmachen.

Furcht/Angst

Alles beherrschende Angst tritt ein, wenn eine Person nicht genau weiß, wovor sie Angst hat. Angst kann die Lebensqualität stärker beeinträchtigen als die eigentlichen Symptome der MS. Es kann im Krankheitsverlauf wiederholt zu Angstzuständen kommen, die man immer wieder aufs Neue bewältigen muss. Fundierte Informationen über die Erkrankung und das Leben mit MS sind besonders in diesen Phasen sehr wichtig, weil sie der Angst entgegenwirken.

Angstgefühle sind häufig und als Reaktion auf eine chronische Krankheit verständlich. Ein Schub oder eine unerwartete Verlaufsänderung führen Ihnen Ihre Verwundbarkeit sehr deutlich vor Augen; natürlich kann diese Erkenntnis mit Furcht verbunden sein. Auch Ihr Blick auf die Zukunft wird sich ändern. Ihnen kommen Gedanken wie: »Wenn ich nur nicht behindert werde!«, oder »Was wird diese Krankheit für mich und meine Familie für Konsequenzen haben?«

Alles in allem erscheint Ihnen Ihre Zukunft ungewiss, da sich der Verlauf der Krankheit nicht vorhersehen lässt. Die Kontrolle über sich selbst und das eigene Leben zu verlieren, macht vielen Menschen die größte Angst. Das geschieht vor allem in Momenten, in denen andere eine Aufgabe übernehmen, die Sie bisher immer als Ihre betrachtet haben. Die Kontrolle über das eigene Leben hängt eng zusammen mit dem Gefühl der Selbstachtung und dem Bild, das Sie von sich selbst haben. Ist beides bedroht, z.B. weil Sie manches nicht mehr wie gewohnt schaffen oder weil Ihre Rolle innerhalb der Familie eine andere geworden ist, kann eine Depression auftreten. Es ist nicht leicht, das innere Gleichgewicht wieder zu finden. Sie müssen an sich arbeiten, um Ihr Leben erneut wertschätzen zu können. Üben Sie sich in »Selbstliebe«. Die Akzeptanz der eigenen Person ist ein wesentlicher Bestandteil für gesunde soziale Beziehungen.

Verleugnung/Verdrängung

Nach dem anfänglichen Schock wollen es viele erst einmal nicht wahrhaben, dass sie MS haben, nach dem Motto, dass nicht sein kann, was nicht sein darf. Es ist schwierig zu akzeptieren, dass man an einer chronischen Krankheit leidet. Es ist völlig normal, wenn Sie manchmal nur widerwillig zugeben, dass Sie eine chronische Krankheit haben. Verleugnung unterbricht Ihre Anspannung, Ihre Sorgen um die Zukunft sind einen Augenblick ausgeklammert. Solch eine Unterbrechung ist manchmal nötig, um mit der veränderten Situation Stück für Stück fertig zu werden und ein neues inneres Gleichgewicht zu finden. Schwierig wird es jedoch, wenn Sie auf diesem Leugnen der Krankheit beharren (»Mir fehlt nichts!«, »Der Arzt hat sich geirrt.«) und stur weiterhin alles versuchen, wozu Sie früher in der Lage waren.

Es blockiert den Lernprozess, der schließlich ein Zurechtkommen und ein Leben mit der Krankheit möglich machen wird. Dauerndes Verleugnen kann sogar dazu führen, dass Sie wichtige Hilfe ablehnen. In dieser Situation ist es jedoch sinnvoller, wenn Sie für sich selbst eine neue Lebensweise finden und sich auf die Dinge konzentrieren, die Sie trotz der Krankheit können.

Wenn Sie versuchen, Ihr Leben wieder unter Kontrolle zu bekommen, indem Sie gegen jede Veränderung ankämpfen, werden Sie es schwer haben, mit Ihrer Krankheit zu leben. Manchmal ist es besser, wenn man den Dingen ihren Lauf lässt.

Schuldgefühle

Menschen, die an einer chronischen Krankheit leiden, leiden oft auch unter Schuldgefühlen und Selbstvorwürfen. Aber niemand kennt die Ursachen chronischer Krankheiten, und niemand kann für die Probleme verantwortlich gemacht werden, die sie mit sich bringen. Sie haben also überhaupt keinen Grund, sich schuldig zu fühlen.

Dass Ihnen Schuldgefühle und Selbstvorwürfe trotzdem zu schaffen machen, hat mit Ihrem Gefühl von Wehrlosigkeit zu tun. Es ist einfacher, sich selbst anzuklagen, als nicht zu wissen, wo man den Gegner suchen soll. Schuldgefühle sind auch abhängig davon, wie sich Ihre Beziehungen zu anderen Menschen, etwa dem Partner oder den Kindern, verändern. Mütter sind Schuldgefühlen gegenüber empfänglich, schließlich geht vieles nicht mehr, was sie früher für ihre Kinder getan haben. Sie werfen sich oft vor, keine gute Mutter zu sein oder ihre Familie im Stich zu lassen. Tatsächlich hat die Forschung aber gezeigt, dass Kinder, die in einer Familie mit einem chronisch kranken Elternteil aufwachsen, sich nicht nachteilig entwickeln. Im Gegenteil: die Kinder lernen, sich auf ihre Grenzen einzustellen, mit der neuen Situation zu leben und werden hilfsbereiter. Die gegenseitige emotionale Bindung wird dabei enger.

Peinlichkeit

Vielleicht ist es Ihnen peinlich, wenn Sie z. B. feststellen, dass Sie nicht mehr normal gehen können oder wenn Probleme mit Inkontinenz auftreten. Es ist oft schwierig, darüber zu sprechen, möglicherweise schämen Sie sich. Vielleicht meinen Sie, Sie müssten diese Gefühle für sich behalten und eine tapfere Miene zur Schau stellen.

Nehmen Sie das zum Anlass, über sich nachzudenken und Ihre negativen Gefühle (»Mach nicht so ein Theater!«) zu reflektieren. Das wird Ihnen bewusst machen, dass Sie sich tapferer zeigen, als Sie sich fühlen. Wenn Sie das tun, haben aber die Menschen um Sie herum keine Chance, zu erkennen, wie es Ihnen wirklich geht, sondern sie glauben, dass Sie mit allem allein fertig werden, auch wenn das überhaupt nicht der Fall ist. Sie werden möglicherweise Hilfe benötigen, wie stark Sie auch sein mögen. Versuchen Sie nicht, Tapferkeit zur Schau zu stellen, sondern nehmen Sie Ihre Gefühle ernst.

Verzweiflung/Verlust von Selbstvertrauen und Selbstachtung

Ein Mensch, der Sorgen hat und verzweifelt ist, zieht sich oft zurück. In solchen Augenblicken denken Sie nicht an die Zukunft, sondern trauern der Vergangenheit nach, der Zeit, »als die Welt noch in Ordnung war«. Jetzt, da das vorbei ist, werden Sie hoffnungslos und gleichgültig (»Es hat alles keinen Sinn mehr«). Ihr Leben ist aber auch mit der Krankheit lebenswert. Sie werden neue Dinge finden, die Ihnen Freude machen und Ihre Lebensweise der Krankheit anpassen.

Sicher wollen Sie Ihre Umgebung nicht immer mit Ihren Sorgen belasten und behalten Dinge für sich, über die Sie eigentlich gerne reden möchten. Aber es kann nicht nur für Sie, sondern auch für die anderen eine große Erleichterung sein, wenn Sie Ihre Gefühle mit ihnen teilen. Für Sie ist es vor allem wichtig, Ihre Sorgen zum Ausdruck zu bringen, damit Sie mit dem Verlustgefühl fertig werden, das eine chronische Krankheit mit sich bringt.

Eine chronische Krankheit kann zum Verlust von Fähigkeiten und Körperbeherrschung führen. Es kann z. B. passieren, dass Sie sich nicht mehr allein anziehen, nicht mehr leserlich schreiben oder deutlich sprechen oder Sport treiben können. Diese Ausfälle können vorübergehend sein, sind aber manchmal auch bleibend. Wenn Ihre Verfassung sich mit jedem Schub verschlechtert, werden Sie irgendwann auf andere Menschen angewiesen sein – eine Aussicht, die Ihre Selbstachtung bedroht. Aber jeder Mensch, zu dem Sie eine gute Beziehung haben, wird erkennen können, dass Sie, mit oder ohne Behinderungen, mehr sind als nur Ihr Körper, und dass Sie es verdienen, so angenommen und gemocht zu werden, wie Sie sind. Es gibt andere Werte als Leistungsfähigkeit.

Depressionen

Depressionen treten bei Menschen, die MS haben, relativ häufig auf. Die Depression kann anzeigen, dass Sie einen Punkt bei der Bewältigung Ihrer Diagnose erreicht haben, an dem Sie Unterstützung von außen benötigen. Vielleicht haben Sie einen engen Freund, mit dem Sie über Ihre Ängste und Gefühle sprechen können. Einige Patienten versuchen selbst mit ihren Depressionen fertig zu werden, aber eine klinische Depression ist eine ernst zu nehmende Krankheit.

Selbst Menschen, die mit MS leben, äußern zuweilen den Verdacht, dass mentale (psychologische) Faktoren bei dem Ausbruch und dem Verlauf der Krankheit eine Rolle spielen. Viele Menschen mit MS berichten über schwere Krisen, erhöhten Stress, den Verlust oder der Trennung von einem geliebten Menschen gerade kurz vor einem neuen MS-Schub oder einer Verschlechterung ihres Zustandes. Es ist auf jeden Fall wichtig, einer Depression konsequent entgegenzuarbeiten. Neben psychologischer Betreuung (z. B. Gesprächstherapie) stehen wirksame Medikamente (Antidepressiva) zur Verfügung.

Depressionen sind eine Krankheit, die sich seelisch und körperlich äußert. Hauptsymptom ist ein Gefühl von Kummer und Verzweiflung, Niedergeschlagenheit, Hoffnungslosigkeit und Reizbarkeit. Jeder Mensch kennt es, dass er gelegentlich trübsinnig und traurig ist. Wenn dieses Gefühl aber zu lange anhält oder so bestimmend wird, dass es die Arbeitsfähigkeit oder persönliche Beziehungen beeinträchtigt, kann man von Depressionen sprechen. Ein chronisch kranker Mensch kann aufgrund seiner Krankheit durchaus ein Gefühl von Trauer oder tiefer Niedergeschlagenheit entwickeln. Auch die MS selbst kann durch die Schäden am ZNS eine Depression verursachen. Wenn Sie auf die Nachricht, Sie hätten eine chronische Krankheit, deprimiert reagieren, so ist das normal und verständlich. Gerade in solchen Fällen spricht man aber eigentlich nicht von einer Depression, denn die Krankheit ist ein plausibler Grund für die gedrückte Stimmung.

Jeder Mensch ist anders, und auch eine Depression äußert sich bei jedem anders. Sowohl die Schwere der Depression als auch Dauer und Art der Symptome können völlig unterschiedlich sein. Die Symptome, die bei Ihnen besonders gravierend sind, treten bei jemand anderem möglicherweise überhaupt nicht auf.

Wenn Sie selbst unter einer Depression leiden, werden Sie sich oft isoliert fühlen und zögern, mit anderen darüber zu sprechen. Vielleicht glauben Sie, ohne fremde Hilfe über diese Phase hinwegzukommen und zögern eine Suche nach Hilfe so lange hinaus, bis die Depression sehr schwer geworden ist. Vergessen Sie aber nicht, dass Depressionen durchaus häufig sind: zirka 25 % aller Frauen und 15 % aller Männer leiden mindestens einmal im Leben unter einer Depression. Rechtzeitige Hilfe kann viel Leid verhindern, denn Depressionen lassen sich heute gut behandeln.

INFO

Checkliste zur Diagnose von Depressionen

- Traurige, trübe, weinerliche oder gereizte Stimmung
- Kein Interesse an Aktivitäten, die Ihnen normalerweise Freude machen
- Schlafstörungen oder gesteigertes Schlafbedürfnis
- Müdigkeit, Antriebsmangel
- Das Gefühl, verlangsamt zu sein, oder Ruhelosigkeit und die Unmöglichkeit, einen Moment stillzusitzen
- Veränderungen im Appetit, Gewichtsverlust oder -zunahme
- Gefühl von Wertlosigkeit; Schuldgefühle
- Kein Interesse an Kontakt mit dem Partner und an Sex
- Mangel an Motivation
- Gedanken an Tod oder Selbstmord

Akzeptanz

Die meisten Menschen mit MS verarbeiten früher oder später die Flut von schlechten Nachrichten, die dem Krankheitsbefund folgt. Der Schluss, den jeder Einzelne in der

Regel daraus zieht, ist das Akzeptieren der MS und die Erkenntnis, dass wir alle unsere Last zu tragen haben. Wichtig dabei ist, dass man sich klarmacht, dass Akzeptanz nicht gleichbedeutend ist mit »aufgeben« oder »eine Niederlage eingestehen«. In dem Moment, in dem Sie diese Sätze lesen, sind Sie vielleicht noch weit davon entfernt, Ihre Krankheit zu akzeptieren.

Vielleicht glauben Sie sogar, dass Sie niemals dahin kommen werden, und schon der Gedanke daran macht Sie wütend.

Ein erster Schritt, um die Krankheit zu akzeptieren und in Ihr Leben einzufügen, ist, dass man darüber spricht und zugibt, dass man vielleicht Hilfe braucht. Auf diesem Weg werden Sie lernen, die Krankheit Stück für Stück zu verarbeiten und damit zu leben. Immer aber braucht es Zeit, bis man mit einer chronischen Erkrankung zurechtkommt, und einige Menschen brauchen mehr Zeit als andere. Auch Ihre Familie und Freunde benötigen Zeit, Hinwendung und Unterstützung, um den Umgang mit der veränderten Situation zu erlernen. Letztendlich kann die Krankheit dazu führen, dass Sie neue Interessen bei sich entdecken und manches mehr Bedeutung bekommt, als es bisher hatte.

Welche Probleme stellen sich nach der Diagnose?

Die Ungewissheit der Diagnose

Die endgültige Diagnose MS steht oft erst nach einem langen Prozess fest, der viel Ungewissheit und Verwirrung verursacht. Jeder ist verunsichert, wenn er nicht weiß, was genau ihm eigentlich fehlt. Die Bemühungen der Ärzte, der Diagnose näher zu kommen, erfordern zahlreiche Untersuchungen, denn die Krankheit äußert sich zu Beginn oft mit Symptomen, die ebenso alle möglichen anderen Ursachen haben können. Die Sicherheit, dass es MS ist, kann sogar Erleichterung auslösen: Endlich kann man die Symptome einordnen.

Die ungewisse Zukunft

Ist die Diagnose MS einmal sicher, so beginnt meistens eine Periode neuer Unsicherheiten. Sie erkennen, dass die Krankheit nicht heilbar ist; sie wird nie wieder verschwinden. Sie werden sich jetzt alle möglichen Fragen stellen, wie »Was heißt das für mein tägliches Leben?«, »Was wird das für meine Arbeit bedeuten?«, »Was wird aus meiner Partnerschaft?« oder »Heißt das, dass ich in Zukunft nur noch krank bin?«. Ihren Zukunftsplänen fehlt die Sicherheit, von der Sie bisher ausgegangen waren. Das Leben eines Menschen mit MS ist unvorhersehbar, denn eine Voraussage über den Verlauf der MS ist außerordentlich schwierig. Was für den einen MS-Betroffenen gilt, muss nicht auch für den anderen zutreffen. Wenn Sie Ihren Arzt darauf ansprechen, wie er Ihre Zukunft sieht, lösen sich vielleicht einige Unsicherheiten, und Sie bekommen in diesem Gespräch eine Vorstellung davon, was auf Sie zukommen kann.

Akzeptieren zu müssen, dass zukünftig Ihre Pläne jederzeit ins Wasser fallen können, ist hart. In dieser Hinsicht zwingt Ihnen die MS einen ununterbrochenen Gewöhnungsprozess auf und fordert von Ihnen und Ihren Angehörigen eine große Flexibilität des Handelns. Wenn Sie neue, alternative Pläne bereithalten, die Sie bei Bedarf an die Stelle der bereits fertigen, aber vielleicht nicht mehr durchführbaren Pläne setzen können, ist die Unberechenbarkeit Ihres Lebens nicht mehr Ihr Gegner, sondern eher ein Verbündeter. Sie werden dadurch eine Menge an Lebensqualität gewinnen. Die Realität des Alltags ist die Gewissheit, die Sie haben.

Die Zukunft kennt niemand – aber es gibt berechtigte Hoffnung, denn die Entwicklung neuer Behandlungsmethoden für Ihre Krankheit macht Fortschritte.

Verborgene Symptome

Es gibt Symptome, wie Müdigkeit oder Schmerzen, die man ohne weiteres vor der Umwelt verbergen kann. Das kann allerdings dazu führen, dass Ihre Umgebung Ihnen mehr zumutet als Sie zu diesem Zeitpunkt leisten können und Ihnen vielleicht Mangel an Initiative oder Bequemlichkeit vorwirft. Manche Menschen zeigen wenig Verständnis dafür, wenn Sie »den ganzen Tag nichts tun«. Abgesehen davon, dass Sie das vielleicht selbst nur schwer akzeptieren können, scheint Ihr Verhalten, zumindest soweit es die Menschen in Ihrer Umgebung betrifft, als unpassend. Bemerkungen und Reaktionen anderer können für Sie zum Stressfaktor werden. Machen Sie Ihrer Umwelt klar, dass Sie unter diesen Symptomen leiden, auch wenn man es Ihnen nicht ansieht.

Wie schwer eine Bitte um Hilfe sein kann

Es ist oft schwierig, einen Freund oder jemand anderen um Hilfe zu bitten. Vielleicht haben Sie es sich selbst noch gar nicht eingestanden, dass das notwendig ist. Vielleicht möchten Sie auch niemanden mit Ihren Problemen belästigen, oder Sie wissen gar nicht, wo Sie die nötige Hilfe finden können. Eine Bitte um Hilfe ist kein Zeichen von Schwäche, sondern ein Zeichen persönlicher und sozialer Stärke. Probleme sind weniger belastend, wenn man mit jemandem darüber sprechen kann. Man kann gemeinsam eine Lösung finden.

Welche Auswirkungen hat die MS auf die Familie?

Gespräche mit dem Partner

Die MS betrifft nicht nur Sie allein, auch die Menschen in Ihrem Umfeld sind betroffen – Ihr Partner, Ihre Freunde, Ihre Familie. Oft sogar in einem solchen Maß, dass sie die gleichen Gefühle erleben wie Sie selbst. Sobald Ihr Partner erfährt, dass Sie MS haben, wird er einen ähnlichen Prozess des Sichzurechtfindens durchmachen wie Sie; einen Prozess, der Schock, Angst, Zorn und alles andere einschließt. Diese Veränderungen in Ihrem Leben können zusätzliche Spannungen bringen. Das heißt jedoch nicht, dass nur Probleme auf Sie warten. Ebenso können Sie aufgrund der MS mehr zueinanderfinden, im Leben und in Ihrer

Beziehung mehr Tiefe erfahren und dem Alltäglichen mehr Wertschätzung entgegenbringen.

Ihr Partner mag sich hilflos fühlen, wenn der geliebte Mensch unberechenbare körperliche Beschwerden hat, die die Zukunft unsicher erscheinen lassen. MS wird die Arbeitsteilung, die Sie bisher gewohnt waren, unter Umständen verändern. Ihr Partner wird Aufgaben übernehmen, die Sie bisher erfüllt haben, und Sie werden von Ihrem Partner abhängiger sein. Sie werden dabei etwas Zeit brauchen, um sich daran zu gewöhnen.

Sobald Sie aber feststellen, dass die Belastung für Ihren Partner zu groß wird oder Sie die Abhängigkeit vom Partner als zu stark empfinden, sollten Sie sich um professionelle Hilfe bemühen. Dafür kann kein Zeitpunkt zu früh sein; allzu häufig wird das Anfordern professioneller Hilfe so lange hinausgezögert, bis die Probleme aus dem Ruder laufen.

Möglicherweise wird Ihr Partner manchmal mit Zorn reagieren, denn er hält es für ungerecht, dass Sie leiden müssen. Vielleicht ist er auch ärgerlich auf Sie, z.B. weil er zu viel Arbeit hat. Oder vielleicht weil er das Gefühl hat, zu sehr angebunden zu sein. Oft wird Ihr Partner seinen Ärger für sich behalten, denn er weiß, dass Sie eigene Sorgen haben. Aber dadurch verschwinden solche Gefühle nicht, das »Herunterschlucken« kann im Gegenteil sogar zu einem unkontrollierten Wutausbruch führen.

Es kann auch sein, dass Ihr Partner Schuldgefühle entwickelt, weil er weiterhin Freude an Dingen hat, die Ihnen nicht mehr möglich sind. Sie selbst fühlen sich womöglich Ihrem Partner gegenüber schuldig, weil Sie für ihn ein »Klotz am Bein« geworden sind.

Es kommt auch vor, dass Ihr Partner eine Phase negativer Gedanken durchmacht (»Hätte ich dich doch nie getroffen«, oder »Würdest Du dich doch scheiden lassen, dann wäre ich wenigstens frei«). Dass Ihrem Partner gelegentlich solche Gedanken kommen können, ist in solch einer Situation normal. Sie verblassen im Laufe der Zeit von allein, und Sie und Ihr Partner werden ein neues Gleichgewicht in Ihrer Beziehung finden.

Möglicherweise haben Sie den Eindruck, Ihr Partner würde Sie nicht mehr ernst nehmen und versuchen, Ihre Gefühle zu schonen, wenn er bestimmte (schmerzliche) Themen vermeidet. Auch das kann zu einem Auseinanderleben führen. Suchen Sie immer wieder das Gespräch miteinander; halten Sie Probleme nicht von Ihrem Partner oder anderen Menschen fern, die Ihnen nahestehen.

Gespräche mit den Kindern

Wünschen Sie sich Kinder? MS hat keinen Einfluss auf die Fruchtbarkeit, und viele Frauen mit MS haben heute ein oder mehrere Kinder. Wenn Sie schon Kinder haben, muss die MS einer liebevollen Beziehung zu Ihnen auf keinen Fall im Wege stehen. Allerdings kann man sich unschwer vorstellen, dass auch Kinder in dieser Situation Zorn, Traurigkeit, Angst und Schuldgefühle empfinden. Zorn, weil sich ein Elternteil so verändert und das Kind sich der Veränderung anpassen muss. Traurigkeit ist bei einem Kind oft verbunden mit Gedanken wie: »Ich möchte nicht, dass Menschen, die ich liebe, Schwierigkeiten haben.« Sie kann auch damit zusammenhängen, dass ein Elternteil zu Dingen, die bis jetzt im Leben des Kindes selbstverständlich waren, nicht mehr fähig ist. Schuldgefühle nähren sich bei Kindern oft aus der unrealistischen Vorstellung, dass das Kind selbst für die Krankheit des Vaters oder der Mutter verantwortlich sei.

Kleinere Kinder wollen unbedingt genau wissen, ob Vater oder Mutter sterben werden, denn sie haben Angst, verlassen zu werden. Sie fürchten sich davor, mit ihren Problemen allein zu bleiben, oder sie haben Angst, selbst auch MS zu bekommen. Die direkten Fragen der Kinder verlangen nach klaren Antworten. Es gibt Broschüren zu MS, die kindgerecht erklären, was die Krankheit von Mutter oder Vater bedeutet. Verheimlichen Sie Ihren Kindern nichts. Sie gedeihen besser in einer Atmosphäre, die Diskussionen und die Beantwortung ihrer Fragen zulässt. Kinder verstehen oft schneller als man denkt.

- Reden Sie mit Ihren Kindern über die Erkrankung MS und versuchen Sie, Ängste abzubauen. Eine altersgerechte Erklärung ist dafür angemessen.
- Sprechen Sie aus, dass Sie manche Dinge nicht so können wie früher.

▼ Helfen Sie Ihren Kindern, Ängste zu überwinden

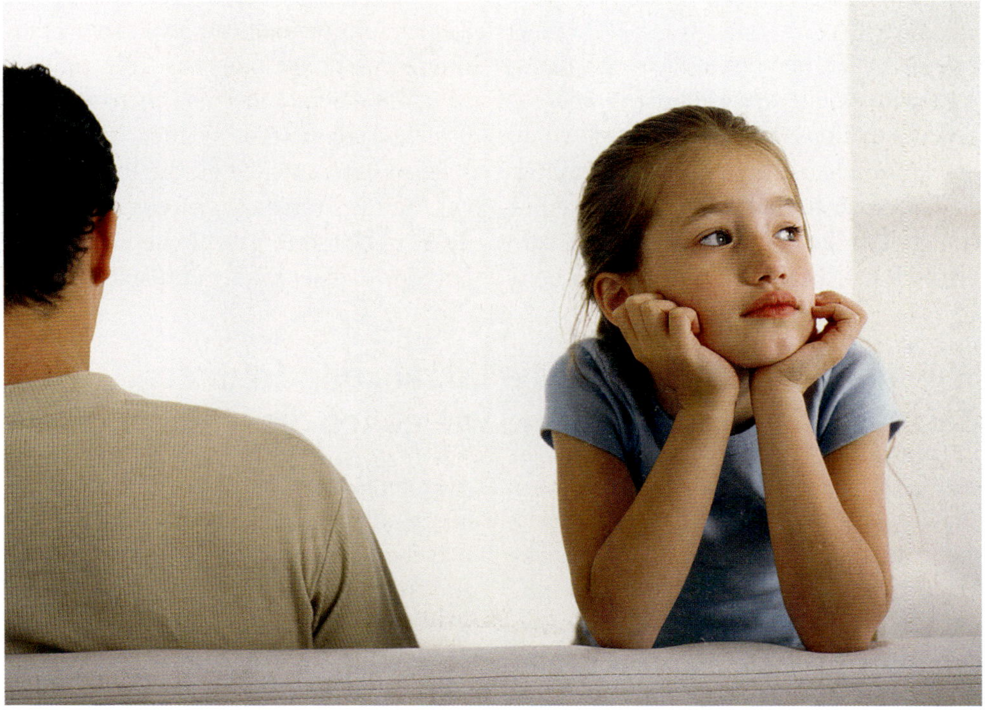

- Versichern Sie Ihren Kindern auf jeden Fall, dass Sie Ihre Aufgabe als Elternteil weiter wahrnehmen und Schutz und Liebe selbstverständlich bleiben.

Kleine Kinder im Vor- und Grundschulalter leiden stark unter der Trennung vom erkrankten Elternteil. Ihr fundamentales Bedürfnis nach Schutz und emotionaler Zuwendung findet keine ausreichende Befriedigung. Erleben sie ein Elternteil mit starken Krankheitssymptomen, entstehen Verlustangst und Todesangst. Nur mit altersgerechten Erklärungen finden kleinere Kinder eine logische Begründung für die veränderte Familiensituation. Besonders wichtig ist es, dass Eltern oder betreuende Personen im Gespräch auf Phantasien und Gedanken eingehen. Die beschützende Rolle der Eltern sollte so uneingeschränkt wie möglich vermittelt werden.

Ältere Kinder und Jugendliche reagieren meist auf andere Weise auf die veränderte Lebenssituation. Oft erscheinen sie ruhig und möglicherweise sogar gleichgültig, sind aber höchstwahrscheinlich sehr betroffen. Um ihnen die Angst vor einer bedrohlich erscheinenden Situation zu nehmen, sind realistische und verständliche Informationen notwendig. Jugendliche tendieren oft dazu, wie ein Erwachsener eine verantwortungsvolle Rolle bei einem Familienproblem – quasi die Elternfunktion für den erkrankten Elternteil – zu übernehmen. Damit verzichten sie aber in unangemessener Weise auf eigene Bedürfnisse.

Sorgen Sie dafür, dass Kinder und Jugendliche die altersentsprechenden Rollen in der Familie behalten. Ein offenes Ohr und viele Gespräche können Ängste aus dem Weg räumen. Für Kinder ist ein Ansprechpartner außerhalb der Familie sinnvoll, wenn die Situation in der Familie emotional stark belastend ist. Erst in den letzten Jahren wurden die Auswirkungen einer chronischen Erkrankung wie MS auf das Familienleben näher betrachtet. Dabei kamen Experten zu der Ansicht, dass gerade Kinder und Jugendliche sehr davon profitieren, wenn sie möglichst früh im Umgang mit der veränderten Lebenssituation professionell betreut werden. Ziel einer solchen Betreuung ist es, die Probleme in der Familie so zu meistern, dass eine möglichst unbelastete psychische und soziale Entwicklung der Kinder ermöglicht wird.

Wann und wie erkläre ich die Erkrankung Freunden, Bekannten und Kollegen und wie gehen diese damit um?

Wen geht meine Erkrankung etwas an? Was löst eine derartige Erklärung bei meinem Gesprächspartner aus? Was bezwecke ich mit meiner Rede? Es kann sehr hilfreich sein, die Antworten auf diese Fragen zu bedenken, bevor ein Gespräch über die Krankheit MS erfolgt. Eine einfache Erklärung der Fakten über MS ermöglicht es Ihnen, souverän über MS Auskunft zu geben und Einzelheiten folgerichtig und logisch zu berichten. Bestimmte allgemeine Punkte werden damit schon im Vorfeld richtig gestellt, um auf Klischees (z.B. jeder mit MS endet im Rollstuhl) oder Missverständnisse (z. B. MS ist ansteckend) angemessen zu reagieren. Danach ist es auf sachlicher Ebene möglich, über den eigenen Zustand zu berichten ohne zu dramatisieren. So kann in vielen Fällen leichter konkrete Hilfe eingefordert werden (siehe auch »Nina – ein Leben mit MS«, DVD/CD der DMSG, ein Spielfilm zum Thema MS verstehen, Perspektiven erkennen, Chancen ergreifen).

Freunde und Bekannte

Wenn Sie so weit sind, dass Sie Freunden von Ihrer MS erzählen wollen, müssen Sie daran denken, dass viele Menschen nicht wissen, wie sie damit umgehen sollen. Sie reagieren möglicherweise sehr heftig, weil sie schockiert oder geängstigt sind. Sie brauchen oft Zeit, um mit der Mitteilung fertig zu werden. Anfangs können sie ihnen deswegen oft die nötige Unterstützung nicht geben. Möglicherweise ziehen sie sich völlig zurück, was sehr schmerzt. Freunde, die wirklich helfen wollen, werden lernen, sich an Ihren Gefühlen zu orientieren. Wenn Sie z. B. ein Ohr zum Zuhören brauchen, so wird ein Freund bereit sein, Ihnen genau das anzubieten.

Es kann passieren, dass Menschen für Sie ganz unerwartet Bedeutung gewinnen. Das werden wahrscheinlich Menschen sein, die Ihre Gefühle ernst nehmen und Ihnen die Verantwortung für sich selbst nicht aus der Hand nehmen. Dass jemand genau die Reaktion zeigt, die Sie sich gewünscht haben, kann Ihre Beziehung zu diesem Menschen verändern. Die Vertiefung von Kontakten kann für Sie eine sehr bereichernde Erfahrung sein. Wenn Sie neue Menschen kennenlernen, wird es Ihnen vielleicht guttun, dass diese Sie nicht mit dem Menschen vergleichen, der Sie früher waren.

Kollegen

Ob und wann Sie Ihren Kollegen von Ihrer MS erzählen, wird davon abhängen, wie eng Ihre Verbindung zu ihnen ist. Unter Umständen ist es ratsam, damit zu warten, bis es Ihnen leichter fällt darüber zu sprechen, oder bis die Kollegen selbst bemerken, dass etwas nicht in Ordnung ist. Manchmal ist es auch ausreichend, von einer chronischen Entzündung ähnlich dem Rheuma zu sprechen, dann wird man Verständnis haben, wenn sie weniger belastbar sind oder gelegentlich eine Pause brauchen.

Wie gestalte ich mein Leben mit MS?

Möglichkeiten der Selbsthilfe

Um mit der Diagnose MS fertig zu werden, müssen Sie akzeptieren, dass MS ein Teil Ihres Lebens ist. Sie werden anfangen, über die Krankheit und ihre Auswirkungen zu reden und lernen, Hilfe anzunehmen. Beides ist für den Gewöhnungsprozess von außerordentlicher Bedeutung. Beides öffnet die Tür, durch die Sie gehen müssen, um die Bedeutung neuer Werte und Ziele im Leben zu entdecken. Wenn Sie die chronische Krankheit in Ihr Leben integrieren und zu einem neuen inneren Gleichgewicht finden, werden Sie feststellen, wie Sie innerlich gewachsen sind.

INFO

Vielleicht könnte es Ihnen helfen, wenn Sie

- mit Angehörigen und Freunden über die möglichen Einschränkungen reden,
- darüber nachdenken, was Sie trotz MS noch tun können und diese Möglichkeiten intensiver nutzen,
- mit anderen Menschen außerhalb Ihres Familienkreises über Ihre Erfahrungen sprechen (z.B. in einer Selbsthilfegruppe),
- Ihre Krankheit auch als Chance für ein zukünftiges Leben betrachten,
- darüber nachdenken, was Sie selbst zu Ihrer Gesundung beitragen können,
- Erfahrungsberichte von an MS erkrankten Menschen lesen,
- sich eingestehen, dass Sie manchmal ärgerlich oder wütend sind,
- sich auch der positiven Aspekte des Lebens bewusst werden,
- Ihre Gefühle durch Malen, Musik oder Ähnliches künstlerisch ausdrücken,
- ohne Gewissensbisse Zeit vergeuden,
- Krankheitserlebnisse aufschreiben oder ein Tagebuch führen.

»Was Sie nicht erklären können, haben Sie auch nicht verstanden«, pflegte die berühmte Madame Curie ihren Studenten einzuprägen. Das gilt auch für ihre Seelenlage. Erst wenn Sie ausdrücken können, was Sie fühlen, lassen sich Leid, Angst, Trauer und Wut »bearbeiten«, und die vielfältigen Krisen im Zusammenhang mit der Krankheit bewältigen. Sie müssen selbst zielstrebig am »Zurechtkommen« mit ihrer MS arbeiten. Nur so funktioniert es – und zwar *nur* so. Werden Sie mit den vielen neuen Begriffen und ihrer Bedeutung mehr und mehr vertraut. Passives Abwarten bringt Sie nicht voran. Rückschläge müssen eine zusätzliche Aufforderung sein, sich mit der MS zu arrangieren und den eigenen Weg zu finden. Die folgenden Überlegungen sollen Anregungen dazu geben.

Gefühle leben

Wie man sich fühlt, darüber gibt man sich viel zu wenig Rechenschaft. Es ist ja auch nicht ganz einfach. Gefühle sind etwas Nebulöses, wenig Greifbares. Gewiss, Ihnen ist schon bewusst, wenn Sie sich Wohlfühlen oder wenn Ihnen etwas unangenehm ist. Aber was für Gefühle genau dahinter stecken? Da müssten Sie meistens zum Pinsel oder zu einer Bastelarbeit greifen, ans Klavier gehen oder Sträuße binden. Wie auch immer, wichtig ist für Sie, dass es entspannt und Ihren Kopf frei macht für »Wohltuendes«. Fangen Sie an, auf die Bedürfnisse Ihres Körpers zu hören.

Sprachlosigkeit überwinden

Einen guten Zuhörer gibt es selten, doch mit etwas Geduld werden Sie einen finden. Auch hier gilt, der Schritt muss von Ihnen kommen. Es liegt bei Ihnen, ob das ein guter Freund, Ihr Arzt, Ihr Pfarrer ist, oder MS-Betroffene aus der Selbsthilfegruppe sind. Manchmal kann auch die Teilnahme an einer Psychotherapie sinnvoll sein.

Wenn Sie ihre Geschichte erzählen, sind Gefühlsausbrüche durchaus erlaubt, und es gehört durchaus dazu, dass sie auch mal »aus der Fassung geraten«. Es könnte sogar heilsam sein. Das gilt auch als Geheimtipp für Zuhause, wenn es gar nicht mehr geht – einfach ein paar Minuten in einer stillen Ecke richtig ausheulen – vielen tut es gut, und das zählt.

Vielleicht gehen Ihnen seit ihrer Erkrankung manche Leute aus dem Weg. Diese sind schlicht und einfach unsicher, unerfahren und überfordert – gehen Sie auf sie zu. Sie haben keinen Grund, sich wegen einer MS-Erkrankung zu isolieren. Sie werden erleben, wie befreiend offenes Reden mit Ihnen nahestehenden Menschen wird. Auch hier gilt: Sie müssen den Anfang machen. Sie gehen nicht mit Ihren Gefühlen »hausieren«, wenn Sie offen darüber reden. Vielmehr wirkt es im Umgang miteinander für alle Beteiligten befreiender, wenn Sie zeigen, wie Sie an Ihrer Situation arbeiten, was automatisch Gespräche auslöst, die meist sehr wertvoll sind. Sie beugen damit zugleich einer Isolierung vor, wie viele Kranke sie erleiden.

Bestimmt wäre vieles einfacher, wenn Sie von Anfang an offener über alle Probleme reden könnten und würden. Offen und ehrlich über Ihre Gefühle und Wünsche zu sprechen, gelingt Ihnen aber erst nach einiger Zeit. Bis dahin belasten die »Geheimnisse« die für die Bewältigung der Erkrankung so wichtige Vertrauensbasis. Es fällt Ihnen zunächst schwer sich mitzuteilen, sich Ihre Angst einzugestehen. Doch Sie müssen lernen, dass Gefühle wahrzunehmen und über sie zu sprechen die einzige Möglichkeit ist, Missverständnisse aus der Welt zu schaffen. Nur im Gespräch lassen sich Angst, Erbitterung und Verzweiflung bearbeiten und allmählich überwinden.

Führen Sie ein Tagebuch

Sie werden erfahren haben, wie schwer sich manche Gefühle in Worte fassen lassen. Mündlich gelingt das oft schlechter als schriftlich. Man muss ja nach Worten suchen und dazu ist gesprächsweise nicht immer Zeit. Papier ist geduldig, es unterbricht einen nicht, und schämen muss man sich auch nicht. Gerade für einsame oder gehemmte Menschen ist eine briefliche Mitteilung oder der Eintrag in ein Tagebuch der ideale Weg, Gefühle zu formulieren und sie nach und nach sprachlich in den Griff zu kriegen.

Haben Sie den Eindruck, ihre Angst oder ihre Hoffnungen einigermaßen treffend ausgedrückt zu haben, dann sind Sie auch für Gespräche besser gerüstet. Außerdem kann Schreiben Freude machen und Probleme lösen helfen. Und: Was man schwarz auf weiß besitzt, das kann man getrost nach Hause tragen, wie es in Goethes Faust heißt – es kann Ihnen als Gedächtnisstütze dienen. Manche Menschen lesen sich ihre Tagebucheinträge laut vor, als müssten sie jemandem den Inhalt eines Briefes mitteilen. Das Schreiben vermindert unfruchtbares Grübeln, und das Aussprechen verschafft oft mehr Klarheit über Gefühle und Probleme.

Ein Tagebuch kann zudem bei schwierigen Entscheidungen nützlich sein. Sie schreiben alle Argumente hinein, die dafür und dagegen sprechen. Und wenn nach einiger Zeit das Grübeln wieder anfängt, dann lesen Sie nochmals nach und überlegen, ob es neue Gesichtspunkte gibt.

Krankheit als Chance

Für MS-Neulinge mit »frischer« Diagnose, einen »Trümmerhaufen« vor sich herschiebend, im »Innersten« von der MS tief verletzt, ist es eine Überforderung, in der Krankheit auch eine Chance zu sehen. Durch die Bereitschaft, konsequent mit und gegen die MS zu leben, ergeben sich ungeahnte Möglichkeiten. MS zwingt sie, ihr Leben neu zu ordnen – sie werden bewusster leben – und sie werden merken, dass dieses »neue Leben« gut tut.

Die folgenden Überlegungen sollen Sie anregen, weiter über sich nachzudenken: Waren Sie früher, als Sie noch »gesund« waren, nicht ein wenig zu unaufmerksam sich selbst gegenüber? Die Krankheit verlangt (fordert) von Ihnen mehr Rücksicht auf sich selbst und genaue Beachtung Ihrer Bedürfnisse. Eine neue wohltuende Lebensweise, Abschied von gesellschaftlich hochgeschätzten, bei Übertreibung jedoch ungesunden, krankheitsfördernden »Tugenden« (z.B. Ausdauer, Selbstbeherrschung, Perfektionismus, Disziplin).

Mit MS leben lernen, das gelingt nicht von einem Tag auf den anderen. Das geht bestenfalls schrittweise und fordert viel Geduld mit sich und noch mehr Verständnis für und von anderen. Mit dem »Wollen« ist der Anfang gemacht, vieles ergibt und regelt sich von selbst auf dem Weg, ein erträgliches Leben mit der MS zu erreichen.

Lassen Sie nicht zu, dass die MS Ihr ganzes Leben beherrscht: Schaffen Sie Freiräume, machen Sie realistische Pläne

Suchen Sie große und kleine Gelegenheiten, um weiter am gesellschaftlichen Leben teilzunehmen und Ihre eigenen Pläne umzusetzen. Das Einhalten neuer Grenzen, die Ihnen die MS vorgibt, muss nicht den sozialen Rückzug bedeuten. Ob Sport, Hobby oder Gespräche mit Freunden – auch wenn ein Familienmitglied von MS betroffen ist, sollten eigene Interessen und wichtige Freiräume nicht aufgegeben werden. Aktivitäten außerhalb der Familie bieten allen ein Ventil für Stress und Probleme und erhalten die natürlichen Rollen. Dass jeder seine Ansprüche geltend machen kann, erfordert eine möglichst ehrliche und offene Kommunikation. Genauso wichtig ist es, die eigene Verantwortung für das Wohl der anderen zu tragen. So können die Herausforderungen, die MS an eine Familie stellt, gemeinsam bewältigt werden.

Natürlich spielt die MS eine wichtige Rolle, aber sie ist weder für Sie noch für Ihren Partner das Einzige, was im Leben zählt. Reden Sie auch über andere Dinge, tun Sie weiterhin das, was Ihnen Freude macht, auch wenn es jetzt anstrengender ist. Nutzen Sie die Zeit, während der Sie sich gut fühlen, um etwas Schönes zu unternehmen, allein oder mit jemandem zusammen.

Machen Sie Pläne, die Ihre Möglichkeiten nicht übersteigen. Stellen Sie an sich selbst und Ihre Umgebung keine unmöglichen Anforderungen. Wenn Sie die Realität im

Auge behalten, werden Sie flexibel auf Veränderungen Ihrer körperlichen Verfassung reagieren können. Dazu gehört auch, dass Sie darüber nachdenken, die Arbeitszeit zu reduzieren, den Job zu wechseln oder die Arbeit ganz aufzugeben.

»MS-Betroffene sind in ihrer Leistungsfähigkeit gegenüber Gesunden eingeschränkt.« Was bedeutet dieser Satz, den man fast immer im Zusammenhang mit der Erkrankung MS findet? MS-Betroffene sollten noch intensiver als jeder Gesunde mit ihren Kräften haushalten, um Symptome wie Fatigue oder Konzentrationsschwäche nicht zu verstärken.

Rund 70% der MS-Patienten leiden immer wieder unter einer quälender Müdigkeit. Für die Betroffenen ist es unverzichtbar, dieses typische MS-Symptom anzuerkennen und auch mit Phasen der Müdigkeit zurechtzukommen. Da die Leistungsfähigkeit nicht so kalkulierbar ist wie bei Gesunden, empfiehlt es sich, den Tag gut zu strukturieren, einzelnen Tätigkeiten genug Zeit einzuräumen und auch das Tagespensum realistisch den eigenen Möglichkeiten anzupassen. Kurz, sich die Kräfte einzuteilen. Auch wenn es banal klingt, ein wirkungsvoller Tipp besteht darin, die wichtigsten Aufgaben zuerst zu erledigen, auch und gerade wenn diese eher unangenehmer Natur sind. Verschiebt der MS-Patient diese Tätigkeit in die zweite Tageshälfte oder den Abend, reicht die Kraft möglicherweise nicht mehr aus. Ist das Wichtigste aber schon vormittags in aller Frische erledigt, so wird man für den Rest des Tages mit einem befreienden Gefühl belohnt. Außerdem ist es weniger tragisch, wenn eine von den unwichtigeren Aufgaben dann nicht mehr geschafft wird.

INFO

Grundsätze des Energiesparens

- Sorgen Sie für Ausgewogenheit zwischen Aktivitäten und Ruhe, und planen Sie jeden Tag Ruhepausen ein. Ruhe bedeutet, nichts zu tun. Wenn Sie aktiv sind, hören Sie rechtzeitig auf, ehe Sie müde werden. Ruhe verbessert die Ausdauer und spart Energie für Tätigkeiten, die Spaß machen.
- Planen Sie voraus. Erstellen Sie einen Tages- und Wochenplan mit notwendigen Aktivitäten und verteilen Sie schwere und leichte Pflichten über den ganzen Tag.
- Ruhen Sie sich aus, bevor Sie müde werden. Anfangs fällt es Ihnen vielleicht schwer, sich während einer Aktivität für fünf oder zehn Minuten auszuruhen, aber das kann Ihre Ausdauer erheblich verbessern.
- Überlegen Sie, ob Sie eine Tätigkeit in mehrere kleinere Aufgaben einteilen können, oder ob andere Ihnen helfen können.
- Setzen Sie Prioritäten. Konzentrieren Sie sich auf die Dinge, die am wichtigsten sind oder getan werden müssen. Wenn Sie eine Aufgabe nicht beenden können, weil Sie zu müde sind, brauchen Sie kein schlechtes Gewissen zu haben.

Machen Sie deutlich, was Sie können und was nicht

Nach einiger Zeit fühlen Sie sich weniger wehrlos, denn Sie wissen jetzt mehr über MS und haben gelernt, mit ihr umzugehen. Jetzt sind Sie so weit, Ihren Mitmenschen deutlich machen zu können, dass Sie kein Objekt des Mitleids sind und dass es Dinge gibt, die Sie weiterhin tun, aber auch solche, die Sie nicht mehr tun können. Sie können jetzt die Dinge offen zur Diskussion stellen und sich gegen eine herablassende Beschützerhaltung Ihrer Umgebung wehren (auch wenn sie gut gemeint ist). Das wird den Menschen in Ihrer Umgebung helfen, ihr Hilfsangebot Ihren Bedürfnissen anzupassen.

Viele MS-Betroffene verheimlichen Krankheitssymptome und überfordern die eigenen Kräfte aus Angst vor Abhängigkeit. Dies wiederum kann schnell zu Versagen und Niedergeschlagenheit führen und weist Familienmitglieder in ihrem Bedürfnis zu helfen zurück. Auf der anderen Seite besteht die Notwendigkeit, Hilfe dann abzulehnen, wenn sie nicht wirklich gebraucht wird. Hilfe einfordern oder ablehnen ist also ein ständiger Balanceakt, der sich zusätzlich den Veränderungen im Verlauf der Erkrankung anpassen muss. Reden Sie von Anfang an offen darüber. Wer klare Wünsche äußert und auch einmal Unbehagen offen bespricht, hat gute Chancen, dass seine Umgebung die Wünsche respektiert und erfüllt. Wer erwartet, dass der Gesprächspartner Gedanken liest, wird in seiner Erwartungshaltung oft enttäuscht.

Pflegende Personen in einer Familie engagieren sich oft sehr, um der betroffenen Person zu helfen. Diese Unterstützung kann rein physischer Art sein, indem schwere Lasten abgenommen oder Teile der Hausarbeit übernommen werden. Ein weiterer Aspekt der Fürsorge besteht aus emotionaler Unterstützung. Für alle Beteiligten ist dies eine anstrengende Situation. Helfer sind auch nur Menschen, das gilt für Erwachsene wie für Kinder. Wer eine schwere Aufgabe für lange Zeit bewältigen will, muss auf die eigene körperliche und seelische Gesundheit achten.

INFO

Vermeiden Sie Überlastung

- Setzen Sie Grenzen. Entscheiden Sie, welche Wünsche wichtig sind und wann »Nein« die richtige Antwort auf eine Bitte ist.
- Bleiben Sie realistisch und stellen Sie an sich keine utopischen Anforderungen. Kein Mensch kann alles alleine machen. Das gilt besonders dann, wenn man an seine körperlichen und geistigen Grenzen stößt.
- Delegieren Sie Verantwortung und bilden Sie Teams. Ein Team wird dann entlastet, wenn schwierige Aufgaben auf unterschiedliche Mitglieder verteilt werden.
- Legen Sie Pausen ein. Das bedeutet nicht nur die Zeit für einen Kaffee zwischendurch, sondern das Ablegen der Verantwortung für einen halben Tag oder Urlaub, um die eigenen Batterien wieder aufzuladen.

Versuchen Sie positiv zu denken und in die Zukunft zu schauen

Manchmal wird Ihre Krankheit es erfordern, dass gemeinsam geschmiedete Pläne geändert werden müssen. Bedenken Sie das, wenn Sie sich etwas Größeres vornehmen, und versuchen Sie, sich einen alternativen Plan zurechtzulegen, einen »Plan B« für den Fall, dass es Ihnen nicht so gut geht. Versuchen Sie, mehr von einem Tag auf den anderen zu leben, lassen Sie die Zukunft ein bisschen offen. Planen Sie besser über einen Zeitraum, den Sie überblicken können.

Wenn Sie etwas betrachten, das gut läuft, werden die Dinge, die schlecht laufen, zwar nicht weniger, aber leichter erträglich. Lachen erleichtert enorm und kann Ihnen helfen, Ihre Schwierigkeiten ins richtige Licht zu rücken. Sehen Sie die MS als einen Neubeginn und nicht als den Endpunkt eines besseren Lebens. Lernen Sie sich wertzuschätzen, wie Sie sind, und verbannen Sie Gedanken an Fehlschläge, Selbstbekrittelung und Enttäuschung.

Sie werden sich nicht von allen Symptomen der MS befreien können, aber Sie können viel gegen die entstehenden Unbequemlichkeiten tun. Das wird Ihre Lebensqualität verbessern. Versuchen Sie nicht, beharrlich immer wieder das zu tun, was Sie früher konnten, ohne die Auswirkungen Ihrer Krankheit zu beachten. Tun Sie statt der Dinge, die nicht mehr gehen, andere, die Sie können. Mit anderen Worten: Seien Sie flexibel! Sie können auch Ihr Tempo drosseln. Das Gleiche gilt beim Thema Sex. Wenn Sie diejenigen Varianten Ihres Liebeslebens pflegen, bei denen die MS-Symptome keine Rolle spielen, werden Sie sich die Freude am Sex erhalten.

MS verändert das Leben für Ihre Familie, Ihre Freunde und Ihren Partner, ob sie damit einverstanden sind oder nicht. Auch die anderen tragen sich mit einer Menge Sorgen. Aber auch wenn jeder seine eigenen Probleme hat, muss nicht jeder sie für sich allein lösen. Menschen, die lernen, sich gegenseitig in ihren Problemen zu unterstützen, kommen einander näher. Für beide Seiten ist es gut, etwas über die Bedürfnisse und Gefühle seines Gegenübers zu erfahren. Im Gespräch lassen sich Missverständnisse ausräumen und oft sogar vermeiden.

Trotz alledem ist es nicht ungewöhnlich, wenn Sie es nicht schaffen, Ihre Probleme miteinander zu lösen. In diesem Fall können Sie professionelle Hilfe in Anspruch nehmen, z. B. die eines Psychologen. Manche Menschen überwinden nur schwer die Hürde, die die Suche nach derartiger Hilfe für sie darstellt und die meistens von Angst oder Verlegenheit herrührt: »Jemand Fremdes kann doch nicht meine Probleme für mich lösen!« Das stimmt natürlich. Aber ein Experte kann das Problem klar herausarbeiten und die Kommunikation so weit verbessern, dass Sie aus ihrer Negativspirale ausbrechen können.

Vermeiden Sie die Negativspirale

Anspannung und Stress werden meistens als etwas Negatives betrachtet, das man vermeiden möchte. Dabei ist ein gewisses Maß an positivem Stress durchaus wünschenswert, denn er kann motivieren und anregen. Zu viel Anspannung oder negative Anspannung beeinträchtigen dagegen Körper und Seele, es entsteht eine Negativspirale.

Negativer Stress kann dazu führen, dass Sie sich aus gesellschaftlichen Aktivitäten zurückziehen und den Kontakt mit Familie und Freunden einschränken. Das wiederum führt dazu, dass Sie sich weniger fit fühlen und Ihre Aktivitäten noch weiter einschränken, während Niedergeschlagenheit und Müdigkeit zunehmen. Oft treten dann körperliche Symptome auf: Kopfschmerzen, zunehmende Spastik und erhöhter Pulsschlag. Ohne Behandlung können dabei schwerwiegende Folgen auftreten: Schlaflosigkeit, Erschöpfung, Engegefühl in der Brust, Konzentrationsschwierigkeiten und die Unfähigkeit, Probleme zu lösen. Entspannungs- und Meditationsübungen können dazu beitragen, dass der Stress nicht überhand nimmt. So können Sie die Negativspirale erkennen und durchbrechen.

Bleiben Sie in Bewegung

Es ist eine geläufige Tatsache, dass Bewegung viel zum geistig-seelischen Wohlbefinden beiträgt. Zahlreiche Untersuchungen haben gezeigt, dass zwischen körperlicher Aktivität auf der einen und Stimmung und Denkfähigkeit auf der anderen Seite eine positive Beziehung besteht. Die Symptome der MS können sich jedoch während der körperlichen Aktivität verschlimmern, und Sie erholen sich möglicherweise auch langsamer von der Erschöpfung. Die Erfahrung lehrt uns jedoch, dass MS-Patienten, die laufen können, fitter sind, mehr Muskelkraft haben und sich weniger müde und abgeschlagen fühlen. Auch Probleme mit Blase und Darm sind oft geringer, und den Patienten geht es insgesamt besser. Versuchen Sie deshalb, körperlich so aktiv wie möglich zu sein.

Wege zum erholsamen Schlaf

Schlafen – neue Kraft tanken! Mehr noch als Gesunde sind MS-Patienten auf einen guten Schlaf angewiesen, um ihre Leistungsfähigkeit zu erhalten und Tagesschwankungen zu vermeiden. Doch ein gesunder, erholsamer Schlaf stellt sich in der Regel nicht von selbst ein, der Betroffene muss schon aktiv etwas dafür tun. Rasches Einschlafen, ungestörtes Durchschlafen und erholtes Erwachen sind die Kennzeichen eines guten Schlafes. Wie viele andere Menschen leiden auch MS-Kranke häufig unter Schlafproblemen. Medikamente sind in den seltensten Fällen die gebotene Maßnahme, erst recht nicht als Dauerlösung.

Ein guter Schlaf kann aber erlernt werden. Dazu gibt es unter dem Stichwort »Schlafhygiene« einige allgemeingültige, von Schlafmedizinern empfohlene Regeln. Grundsätzlich kann der Schlaf nicht erzwungen werden, es gilt vielmehr, ihn durch günstige Bedingungen zu sich einzuladen. Wer nachts schlecht schläft, sollte tagsüber unbedingt das Nickerchen zwischendurch vermeiden, sei es als Mittagsschlaf oder als Einnicken vor dem abendlichen Fernseher. Durch das Nickerchen wird der zum Einschlafen nötige Schlafdruck nämlich erheblich vermindert und langes Wachliegen kann die Folge sein.

Zur Erleichterung des Einschlafens ist ferner die Ausführung eines »Schlafrituals« hilfreich. Das Ritual kann z. B. darin bestehen, sich abends stets zur gleichen Zeit einen entspannenden Tee zuzubereiten und für eine halbe Stunde mit hochgelegten Beinen ein gutes Buch zu lesen. In immer gleichem Rhythmus ausgeübt folgt dann die Körperhygiene, evtl. mit einem entspannenden Vollbad, und das Zubettgehen. Täglich mit gleichem Ablauf ausgeübt, wird sich der Körper nach einer gewissen Zeit schon bei der Teezubereitung entspannen und sich auf die Nachtruhe einstimmen. So vorbereitet gelingt das Einschlafen leichter, als wenn das Zubettgehen übergangslos von einem durch Hektik und Stress gekennzeichneten Tag oder nach einem aufregenden Spielfilm erfolgt.

Wer zum Grübeln neigt und deshalb nicht einschlafen kann, sollte sich bemühen, den Tag richtig abzuschließen. Das Erlebte kann man z. B. durch das Führen eines Tagebuches noch einmal Revue passieren lassen. Alle erfreulichen Begebenheiten, aber auch Sorgen und Ängste niederzuschreiben, ist weit wirksamer als das legendäre Schäfchenzählen.

Reden Sie mit demjenigen Arzt, bei dem Sie sich wohlfühlen

Rezepte ausstellen und Untersuchungen durchführen ist Routine. Aber ein Arzt, mit dem man über persönliche Dinge sprechen oder der Ihnen schwierige Zusammenhänge verständlich machen kann, ist etwas Besonderes. Ein Arzt, der sich die Zeit nimmt, Ihnen zuzuhören und der Ihre Beschwerden ernst nimmt, kann Ihnen sehr viel Klarheit und Zuspruch geben. Also zögern Sie nicht, nach einem Arzt zu suchen, bei dem Sie sich wirklich gut aufgehoben fühlen.

Es scheint immer noch viele Menschen zu geben, die sich nicht trauen, ihrem Arzt gegenüber ganz offen und ehrlich zu sein. Da Arzt und Mitarbeiter in der Praxis für jeden einzelnen Patienten meist nur wenig Zeit haben, sprechen Sie vor allem das an, was Ihnen besonders wichtig ist, denn genau das ist auch für den Arzt entscheidend. Versuchen Sie, sich möglichst präzise auszudrücken. Alles in allem ist der Arzt wesentlich besser informiert, wenn Sie ihm sagen können »Ich habe 38,2° Fieber«, als wenn Sie sagen: »Ich habe etwas Temperatur.« Manchmal ist es gut, sich vorher eine Liste zu machen, denn es liegt an Ihnen, den Arzt mit zuverlässigen Informationen über sich zu versorgen.

Andersherum hat der Arzt die Aufgabe, Sie mit zuverlässigen Informationen zu versorgen. Allerdings ist das Vermitteln von Informationen eine Kunst, die nicht alle Ärzte beherrschen. Es passiert, dass jemand vom Arzt kommt und die Information nicht richtig mitbekommen oder verstanden hat, geschweige denn, sich erinnert, was genau gesagt wurde. Zögern Sie also nicht, genauer nachzufragen, oder fragen Sie den Arzt, ob er Ihnen Broschüren oder anderes Material zu dem besprochenen Thema zur Verfügung stellen kann. Unter Umständen ist es hilfreich, den Partner oder einen Freund mitzunehmen. Denn zwei Personen merken sich mehr als eine.

Suchen Sie Kontakt zu Menschen in der gleichen Situation

Ein Gespräch mit Menschen, die in der gleichen Situation sind wie Sie, verhilft Ihnen oft zu größerer Klarheit und Motivation. Diese Menschen kennen bereits vieles von dem, was Sie erleben, und haben auch Fragen und Probleme, die sich mit Ihren vergleichen lassen. Vor allem können Ihnen Menschen mit dem gleichen Schicksal viele wertvolle Tipps und Informationen zum Umgang mit MS im täglichen Leben geben.

Wie gehe ich mit Stress und Emotionen um?

Gibt es einen Zusammenhang zwischen Stress und Schubaktivität?

Der Zusammenhang zwischen Stress und Schubaktivität bei der MS wurde bislang nur in wenigen Studien systematisch untersucht. So war es das Ziel einer zwei Jahre andauernden Untersuchung australischer Forscher, diesen Zusammenhang zu erhellen und Aussagen zu folgenden Fragen zu machen: Welchen Einfluss nimmt Stress auf das Auftreten eines MS-Schubes? Und was genau ist dabei ausschlaggebend: Die Dauer des Stresses? Die Häufigkeit der Stressereignisse? Und ist das Ganze von der Schwere der MS abhängig? Welche Rolle spielen dabei Emotionen oder Persönlichkeit?

In der australischen Studie wurden 101 MS-Patienten gebeten, ihre persönlichen Stressereignisse und auch chronischen Stress sowie ihre Schubaktivität zu notieren. Die Studie lieferte interessante Ergebnisse: Akute Stressereignisse, aber nicht chronischer Stress, ließen unter Umständen einen kommenden Schub voraussagen: Je mehr akute Stressereignisse aufgetreten waren, desto größer war das Risiko, einen Schub zu bekommen. Gelernte Strategien, mit Stress umzugehen (vor allem Unterstützung von den Menschen aus dem persönlichen Umfeld anzunehmen), wirkten sich dabei mildernd aus.

Die Autoren der Studie schließen daraus, dass es eher die Menge und nicht so sehr die Schwere der einzelnen stressreichen Ereignisse ist, die das Schubrisiko steigen lässt. Bewältigungsstrategien, die die soziale Unterstützung mit einschlossen, wirkten sich deutlich positiv aus (siehe auch die DMSG-Broschüre »Leben im Gleichgewicht – Erfolgsstrategien für den Alltag mit MS«).

Ist Stress grundsätzlich schädlich?

Stress ist eine Begleiterscheinung unseres modernen Lebensstils, allerdings ist er nicht grundsätzlich schädlich. Wir haben stets viel um die Ohren. Sowohl Beruf als auch Freizeit sind angefüllt mit Terminen und Verpflichtungen. Oft genug bleibt keine Zeit, einmal in Ruhe durchzuatmen, innezuhalten und etwas mit Muße zu tun, z. B. ein gutes Buch zu lesen. Andererseits ist auch das Gegenteil, eine umfassende Inaktivität, der Gesundheit nicht förderlich.

Mediziner unterscheiden daher einen situativen Stress, der sich auf den Betroffenen anregend und aktivierend auswirkt (Eustress), von einem anhaltenden, negativen Stress, der den Gesundheitszustand des Betroffenen beeinträchtigen kann (Disstress). Disstress belastet die Psyche und den Körper. Menschen mit MS sollten ihn unbedingt meiden und versuchen ihn aktiv abzubauen, in beruflicher Hinsicht wie auch bei ihren Freizeitaktivitäten. Denn den Erfahrungen vieler MS-Kranker zufolge können starke psychische Belastungssituationen, Hektik und Hetze das Auftreten eines Schubes begünstigen.

Wenn das Leben durch Disstress beherrscht wird, man also angespannt ist, sich (über längere Zeit) gehetzt fühlt und das Gefühl hat, seinen Aufgaben nicht gewachsen zu sein, verlangt ein solcher Zustand nach einer umgehenden Änderung, z.B. die Einrichtung eines sinnvoll geordneten Tagesablaufs. Im Privatbereich sollte der Betroffene sich nicht zu viel vornehmen. Lieber einmal einen Kinobesuch oder ein Essen mit Freunden absagen und sich stattdessen einen Abend Ruhe zu Hause gönnen.

Allerdings gibt es auch Stresssituationen, die unausweichlich sind, wie der Tod eines nahen Angehörigen, eine Scheidung oder der Verlust des Arbeitsplatzes. In solchen Fällen sollte der Betroffene gegebenenfalls das Gespräch mit seinem Arzt suchen und sich auch nicht scheuen, professionelle Hilfe in Anspruch zu nehmen, z.B. durch eine zeitlich begrenzte psychotherapeutische Begleitung.

Gibt es Ernährungsempfehlungen bei MS?

Gesunde Ernährung ist das A und O

Bis zum heutigen Zeitpunkt gibt es noch keine eindeutigen Anhaltspunkte dafür, dass die Ernährung einen entscheidenden Einfluss auf den Verlauf der Erkrankung hat. Als MS-Patient kann man zwar auf eine riesige Bandbreite von Diäten zurückgreifen, von denen jede für sich den Anspruch erhebt, bei MS wirkungsvoll zu sein, doch ausreichende wissenschaftliche Belege gibt es hierfür nicht. Eine regelrechte MS-Diät gibt es nicht, was positiv ausgedrückt bedeutet, dass Menschen mit MS sich ganz normal ernähren können.

Eine gute Ernährung wirkt sich günstig auf fast alle Körperfunktionen aus, auf den Stoffwechsel und die Funktion zahlreicher Organe einschließlich des Nervensystems. Magen, Darm und Leber profitieren von einer gesunden Ernährung und ebenso die Nieren und unser Abwehrsystem. Auch bei MS-Betroffenen sollte die Ernährung ausgewogen und reich an Vitaminen, Mineralstoffen, Ballaststoffen und Spurenelementen sein.

Ein ausreichender Anteil an Ballaststoffen ist eine wichtige Voraussetzung für eine gute Verdauung. Daraus ergibt sich, dass der Speiseplan viel Obst und Gemüse sowie reichlich Getreideprodukte enthalten sollte.

Sparsamkeit ist dagegen im Umgang mit Fetten geboten, insbesondere den gesättigten Fettsäuren, die den Fettstoffwechsel des Körpers belasten. Diese kommen vor allem in tierischen Produkten wie Wurst und vollfettem Käse, Schweinefleisch und überhaupt fettem Fleisch und Innereien vor, aber auch in Butter, Schlagsahne und Schokolade. Dagegen entfalten ungesättigte Fettsäuren, wie sie in Pflanzenölen, Nüssen und ganz besonders in Fisch enthalten sind, positive gesundheitliche Wirkungen, unter anderem auf die Blutgefäße und damit indirekt auch auf die von ihnen versorgten Nerven.

Um die Müdigkeit nicht zu forcieren, sollten wenig Kohlenhydrate gegessen werden, die den Blutzuckerspiegel schnell ansteigen lassen. Das sind vor allem Süßspeisen, Kuchen, Schokolade, jeglicher Haushaltszucker, aber auch getrocknete Früchte oder Obst mit hohem Fruchtzuckeranteil. Die Bauchspeicheldrüse reagiert darauf mit der Ausschüttung des Hormons Insulin, was den Blutzuckerspiegel schnell wieder senkt. Das macht müde und man bekommt wieder Hunger. Empfehlenswerter sind Kohlenhydrate, die den Blutzuckerspiegel nicht so schnell ansteigen lassen, wie frisches Obst und Gemüse, Vollkornbrot, -nudeln, Naturreis, Kleie- und Mischbrot.

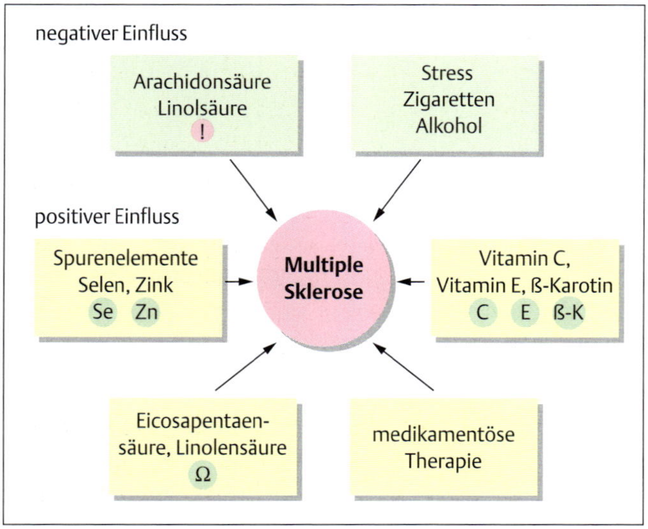

◀ Der Einfluss der Ernährung

Allgemeine Ernährungsempfehlungen

- Für Menschen mit MS ist es wichtig, ausreichend zu trinken (täglich eineinhalb bis zwei Liter), am besten kalorienfreie Getränke wie Wasser, Tee oder Schorlen. Keinesfalls sollte die Trinkmenge, etwa aus Furcht vor Blasenbeschwerden, eingeschränkt werden: MS-Patienten neigen zu Harnwegsinfektionen, und große Harnmengen schwemmen möglicherweise Krankheitskeime aus der Blase aus. Wer zu wenig trinkt, provoziert langfristig sogar eher Blasenbeschwerden, als sie zu vermeiden.
- Gegen Genussmittel wie Kaffee, Tee und Alkohol ist – in Maßen genossen und wenn sie zum Wohlbefinden beitragen – nichts einzuwenden und kein negativer Effekt im Rahmen einer MS-Erkrankung bekannt. Bei Kaffee sollte die Obergrenze bei etwa zwei bis drei große Tassen pro Tag liegen: Mehr sollte es nicht sein, um eine aufputschende Wirkung zu vermeiden. Bei übermäßigem Alkoholkonsum können MS-typische Symptome wie Schwindelgefühl und Gangunsicherheit verstärkt werden.
- Begrenzen Sie Ihren Fleischkonsum auf zwei bis drei (nicht übermäßig große) Fleischmahlzeiten pro Woche.
- Versuchen Sie, tierische Fette wie Butter, Schweineschmalz oder Gänsefett zu reduzieren. Stattdessen verwenden Sie Diätmargarine und pflanzliche Öle.
- Milchprodukte sind sehr wichtig: Es müssen aber fettarme Produkte sein, z. B. Joghurt mit 1,5 % Fett, saure Sahne mit 10 %, Kaffeerahm mit 10 %, Magerquark. Meiden Sie Vollmilch. Statt Wurst verwenden Sie Hart- und Schnittkäse, der Fettgehalt darf jedoch nicht höher als 45 % i. d. Tr. sein.
- Nehmen Sie zwei- bis dreimal pro Woche eine Fischmahlzeit zu sich.
- Verwenden Sie Vollkornprodukte, z. B. Vollkornbrot, -mehl, -reis, -nudeln oder -haferflocken, auch mit Nüssen (Spurenelemente).
- Essen Sie täglich Obst (fünf Stück am Tag) und Gemüse. Eiweißreiche Hülsenfrüchte, Pilze und kalziumreiche Gemüsesorten wie Lauch, Mangold, Fenchel, Broccoli, Spinat, Grünkohl sowie Nüsse und Samen sind besonders zu empfehlen. Obst und Obstsäfte sind wichtige Lieferanten von Vitamin C.

Diese Ernährungsempfehlungen sind als langfristige Therapieunterstützung zu sehen, dienen aber nicht als Ersatz einer medikamentösen Therapie. Nahrungsergänzungsmittel sind in der Regel nicht nötig und sollten gegebenenfalls nur nach vorheriger Rücksprache mit dem behandelnden Arzt eingenommen werden.

Empfehlenswerte und nicht empfehlenswerte Lebensmittel bei MS

Lebensmittel	Empfehlenswert	Nicht empfehlenswert
Obst und Gemüse	alle Arten (frisch oder tiefgefroren bevorzugen), Sprossengemüse, Fenchel, Sellerie, frische Küchenkräuter wie Petersilie, Hülsenfrüchte aller Art	Gemüse mit fettreichen (Soßen-) Zubereitungen, Obst und Gemüse in Gläsern und Konservendosen
Kartoffeln	mit wenig Wasser gekocht, als Püree mit Milch, Folien- oder Pellkartoffeln, mit Käse überbacken	Pommes frites, ungeeignetes Fett bei Bratkartoffeln usw.
Brot	alle Arten (Vollkornbrote bevorzugen)	
Getreideprodukte	Vollkorn und alle Produkte daraus, auch Frischkornmüsli, besonders Haferflocken, Vollkorn- oder Parboiled Reis, Sojanudeln, Vollkornnudeln, eifreie Teigwaren	Eierteigwaren, weißes Mehl und alle Produkte daraus: Nudeln, Brot, Brötchen, Kuchen
Kuchen, Gebäck und Süßes	trockene, fettarme Teige oder Quark-Öl-Teig mit Rapsöl und pflanzlichem Ei-Ersatz	Sahnetorte, Fettgebackenes, weißer Zucker und Süßstoffe, Schokolade, Pralinen, Honig nur in Maßen, fetthaltige Knabbereien wie z. B. Kartoffelchips
Nüsse und Kerne	Walnüsse, Haselnüsse, Mandeln, Soja-, Kürbis- und Sonnenblumenkerne, Sesam, Trockenfrüchte	
Getränke	Frisch gepresste Obstsäfte, Früchtetee, Kräutertee, kalziumhaltige Mineralwasser, Schorlen, Gemüsesäfte, 1 Glas Rotwein pro Tag, koffeinfreier Kaffee	Alkohol, Limonaden, Kaffee, Cola, Instantgetränke
Milch und Milchprodukte	Buttermilch, Trinkmolke, fettarme Milch und Magermilch, fettarmer Kefir, Joghurt und weitere Sauermilchprodukte, Magerquark, Hüttenkäse, magerer Käse bis 20 % Fett i. Tr.	Vollmilch, Joghurt, Sahne, Sahnequark, Mayonnaise, Crème fraîche, Sahnetorten, Sahnecremes, Käsesorten über 45 % Fett i. Tr.
Fette und Öle	Kalt gepresstes Olivenöl, Sonnenblumenöl, Kürbiskernöl, Weizenkeimöl, Rapsöl, Sojaöl, Leinöl, Walnussöl, gute Margarine mit einem hohen Anteil an ungesättigten Fettsäuren	Speck, Schmalz, Plattenfette, Butter, billiges Speiseöl und Margarine

Lebensmittel	Empfehlenswert	Nicht empfehlenswert
Eier	Zwei Eigelb pro Woche, Ei-Ersatzstoffe	Eihaltige Produkte, z. B. Kuchen, Nudeln
Fisch	Alle See- und Süßwasserfische, Krusten- und Schalentiere, frischer Fisch, gebraten, gegrillt oder gedünstet; als Ergänzung tiefgekühlter Fisch	Fischprodukte aus Gläsern und Konservendosen, panierter und in Fett ausgebackener Fisch
Fleisch- und Wurstwaren	Zwei kleine Fleischmahlzeiten pro Woche, mageres Hühnchen ohne Haut, Puten-, Rinder- und Schweinefilet, magerer Schinken, Sülzwurst, Roastbeef, alles eher selten und in geringen Mengen	Fettreiches Fleisch aller Art, z. B. fettdurchwachsenes Schweine- oder Rindfleisch, Hähnchen mit Haut, die meisten Wurstsorten, Würstchen, Speck, Schmalz, fetter Schinken

Wie wirken sich Alkohol, Zigaretten und Drogen auf MS aus?

Alkohol

Alkohol sollte nicht in größeren Mengen getrunken werden. Gegen ein bis zwei Gläser Wein oder Bier jedoch haben die meisten Ärzte nichts einzuwenden. Ein gemäßigter Alkoholkonsum hat keine negativen Auswirkungen auf den Verlauf der MS. Bei Einnahme von Medikamenten sollte jedoch generell auf Alkohol verzichtet werden. Zudem können Symptome wie Müdigkeit oder Gleichgewichtsstörungen durch Alkoholkonsum verstärkt werden.

Zigaretten

Auch beim Rauchen ist Vorsicht geboten, denn Nikotin verengt die Blutgefäße, schädigt die Gefäßwände und begünstigt damit Durchblutungsstörungen. Rauchen gilt nicht nur als wichtiger Risikofaktor für Herz-Kreislauf-Erkrankungen (z. B. Herzinfarkt) und Schlaganfall, es wirkt sich auch ungünstig auf die Versorgung der Nervenzellen des Körpers aus, auf deren Funktionieren gerade der MS-Patient angewiesen ist.

Cannabis – illegale Droge Haschisch

Können weiche Drogen wie Cannabis wirklich bei der MS helfen? Diese Frage ist in den letzten Jahren verstärkt ins öffentliche Interesse geraten. Nicht zuletzt deshalb, weil wiederholt Gerichte entscheiden mussten, ob MS-Betroffene der Konsum der Droge gestattet werden kann.

Der Einsatz derartiger Mittel wird zum Bereich der experimentellen Therapien gerechnet, auch wenn mittlerweile eine groß angelegte Studie in Großbritannien zeigte, dass eine Besserung bestimmter Symptome zumindest subjektiv erlebt wird. Eine objektive Wirkung konnten die Wissenschaftler nicht nachweisen. An der Studie nahmen Betroffene mit den unterschiedlichsten Formen der MS und einer Spastik der Beinmuskulatur teil. Die anschließende Analyse ergab eine deutliche subjektive Linderung vorwiegend bei Spastizität und Schmerzen sowie eine Verbesserung der Schlafqualität. Bei aller Vorsicht ist eine Behandlung mit Cannabis dann zu empfehlen, wenn alle anderen Therapien bei bestimmten Symptomen versagen. Immerhin ist auch das subjektive Empfinden ein bedeutender Faktor zur Verbesserung der Lebensqualität.

Aus ähnlichen Erwägungen hat z.B. auch das Amtsgericht Mannheim zugunsten eines Betroffenen entschieden, dem es nach eigenen Angaben nur mit Cannabis gelang, seine Symptome zu lindern. Deshalb wurde ausnahmsweise sein Individualinteresse über die Regelung des Betäubungsmittelgesetzes gestellt. Ähnlich hatte auch jüngst das Berliner Amtsgericht in einem Fall entschieden, in dem ein Patient Cannabis gegen seine unheilbare schmerzhafte Darmkrankheit einsetzte.

Wie schütze ich mich vor akuten Erkrankungen?

Infekte gelten als häufigster Auslöser von MS-Schüben. Impfungen sind differenziert zu betrachten. Sich gegen Grippe impfen zu lassen ist sicher. Es scheint so, dass viele an MS Erkrankte für banale Infektionen wie Erkältungen (grippale Infekte) weniger anfällig sind als ansonsten Gesunde. Dies ist natürlich aber kein Schutz vor Ansteckungen. Akute Infektionen können darüber hinaus für MS-Patienten besonders problematisch sein, da sie das körpereigene Immunsystem aktivieren und damit im schlimmsten Fall sogar einen akuten MS-Schub provozieren können. MS-Kranke sollten sich daher nach Möglichkeit schützen. Dazu gehört u.a., in den typischen Erkältungszeiten größere Menschenansammlungen zu meiden.

Hat sich einmal eine Erkältung eingestellt, sollte diese ernst genommen und für eine entsprechende Schonung gesorgt werden, gegebenenfalls ist sogar bei relativ leichten Erkrankungen Bettruhe geboten. Wichtig ist dabei eine gute Versorgung mit Vitaminen und Mineralstoffen sowie eine ausreichende Flüssigkeitszufuhr. Für den Körper sollen damit optimale Bedingungen geschaffen werden, sich gegen die Keime zur Wehr zu setzen.

Die üblicherweise bei akuten Erkrankungen eingesetzten Medikamente wie etwa schleimlösende Mittel, Antibiotika oder auch Fieber senkende oder Schmerz stillende Arzneimittel können in aller Regel auch von MS-Kranken ohne negative Konsequenzen eingenommen werden. Bestehen in dieser Hinsicht Bedenken, so sollte die Einnahme mit dem behandelnden Arzt abgesprochen werden.

Kann ich mich bei MS impfen lassen?

Bei Reisen in bestimmte Länder werden generell allen Reisenden Impfungen (z. B. gegen Hepatitis B) empfohlen. MS-Erkrankte sollten wissen, dass Impfungen das Immunsystem aktivieren. Auch Autoimmunvorgänge, die bei der MS eine Rolle spielen, können dabei angeregt werden. Deshalb ist hier ein intensives Gespräch mit dem Arzt sehr wichtig. Gemeinsam kann abgewogen werden, welche Impfungen vorgenommen werden können und von welchen eher abzuraten ist.

Sollte bei einer MS-Erkrankung überhaupt geimpft werden und falls ja, welche Impfungen sollten durchgeführt werden? Nach dem heutigen Erkenntnisstand stellt allein die Erkrankung an MS im Allgemeinen keine Kontraindikation für eine Impfung dar. Für Erwachsene notwendige Auffrischungen oder erstmalige Impfungen gegen Kinderkrankheiten sollten auch bei MS-Patienten durchgeführt werden. Auch bei Auslandsreisen sollten die vorgeschriebenen und empfohlenen Reiseimpfungen in den meisten Fällen durchgeführt werden.

Es sind jedoch einige Einschränkungen zu beachten: So sollte im akuten Schub einer MS keine Impfung durchgeführt werden. Außerdem ist Vorsicht geboten bei einer immunsuppressiven Behandlung der MS (z. B. mit Steroiden/Kortison, Azathioprin, Methotrexat, Cyclophosphamid, Mitoxantron).

Diese Therapieformen haben als Wirkmechanismus gemeinsam, dass die Immunreaktion des Körpers gedämpft wird. Dies ist ein Effekt, der unter einer solchen Behandlung der Autoimmunerkrankung MS durchaus gewünscht ist. Allerdings kann bei Impfungen das Immunsystem unter diesen Behandlungsformen anders auf den Impfstoff reagieren.

Die für den gesunden Organismus (also ohne immunsuppressive Behandlung) ungefährlich gemachten Erreger im Lebendimpfstoff können unter immunsuppressiver Therapie zu schweren Krankheitsbildern führen. Deshalb sollten unter einer immunsuppressiven Therapie keine Impfungen mit Lebendimpfstoffen durchgeführt werden. Beispiele für Lebendimpfstoffe sind Impfstoffe gegen Masern, Mumps, Röteln, Varizellen (einschließlich Kombinationsstoffe) und der Impfstoff gegen Gelbfieber.

Der Arzt sollte bei Impfungen mit Totimpfstoffen den Impferfolg kontrollieren, d. h. durch eine Blutentnahme prüfen, ob sich nach einer Impfung ausreichend Antikörper gegen den Krankheitserreger gebildet haben, gegen den geimpft wurde. Haben sich nicht genügend Antikörper gebildet (man spricht von einer zu geringen Höhe des so genannten Antikörpertiters), so sollte die Impfung wiederholt werden.

Wie ist die Situation bei anderen Therapieformen der MS, insbesondere bei der Behandlung mit immunmodulatorischen Medikamenten (z. B. Interferon-beta, Glatirameracetat)? Nach heutigem Erkenntnisstand beeinträchtigen Impfungen die Wirksamkeit dieser Medikamente nicht. Außerdem haben diese Therapieformen keinen Einfluss auf den Impferfolg. Das heißt, unter einer immunmodulatorischen

Behandlung mit einem der aufgeführten Medikamente sind Impfungen genauso wirksam wie ohne diese Behandlung.

Eine Besonderheit stellt die Behandlung der MS mit Immunglobulinen dar. Diese kann durch Unterdrückung von Immunreaktionen den Boostereffekt des Impfstoffs (vermehrte und beschleunigte Bildung von Antikörpern durch wiederholte Einwirkung des gleichen spezifischen Antigens auf den Organismus) herabsetzen. In diesem Falle sollte der Impferfolg durch Kontrolle des Antikörpertiters überprüft, und falls dieser zu niedrig ist die Impfung wiederholt werden.

Können Impfungen einen MS-Schub auslösen?

Eine aktive Impfung, also die klassische Schutzimpfung, führt in gewisser Hinsicht zu einer Aktivierung des Immunsystems. Deshalb besteht das geringe Risiko, dass eine Impfung bei einer MS-Erkrankung zum Auslösen eines Schubes führen kann. Wägt man aber beispielsweise bei einer Grippe- oder Zeckenschutzimpfung das geringe Risiko, einen Schub durch die Impfung auszulösen, gegen das höhere Risiko, an einer Grippe oder FSME zu erkranken, und eine damit verbundene sichere Verschlechterung der MS-Symptomatik zu erleiden, ab, so überwiegen in der Regel die Vorteile der Impfung. Aus diesem Grund wird heute auch und gerade bei MS-Patienten z.B. die Grippeschutzimpfung empfohlen.

Können Impfungen eine MS-Erkrankung auslösen?

Nach heutigem Kenntnisstand wird eine Erkrankung an MS nicht durch eine Impfung ausgelöst.

Kann MS Einfluss auf Partnerschaft und Sexualität nehmen?

Kann MS das Sexualleben beeinträchtigen?

Erkrankungen wie die MS können das Sexualleben durchaus beeinträchtigen. Mehr als die Hälfte der Erkrankten sind betroffen. MS-Schädigungen im Bereich des autonomen Nervensystems oder Störungen sensibler Nervenbahnen können sich z.B. negativ auf die körperliche Empfindungsfähigkeit im Genitalbereich und den Aufbau der sexuellen Erregung auswirken.

Es kann – vorübergehend oder auch anhaltend – zu sexuellen Störungen kommen. Diese reichen von einer Minderung des sexuellen Bedürfnisses (Libido) über eine reduzierte Erregbarkeit bis hin zur Orgasmusschwäche bei der Frau und Erektions- und Ejakulationsstörungen beim Mann. Eine trockene Vagina verursacht Schwierigkeiten und Schmerzen beim Geschlechtsverkehr. Probleme mit der Blasenfunktion oder Bewegungseinschränkungen können in der Intimsphäre zusätzlich störend wirken. Neben diesen körperlichen Faktoren sind es jedoch nicht selten psychische Phänomene wie krankheitsbedingte Scham, Ängste und mangelndes Selbstwertgefühl, die das Sexualleben nachhaltig beeinträchtigen können.

Sexuelle Probleme sollten unbedingt mit dem Partner besprochen werden. Aber auch beim betreuenden Arzt ist ein offenes Wort angebracht, denn es gibt bei vielen MS-bedingten Störungen wirkungsvolle Hilfe. Manchmal kann ein Medikament, das die sexuelle Lust beeinträchtigt, durch ein anderes ersetzt werden. Vielen Männern mit Erektionsstörungen kann inzwischen durch moderne Medikamente geholfen werden. Auch ein einfühlsames Gespräch mit einem Psychotherapeuten kann helfen, Ängste, psychische Belastungen und Minderwertigkeitsgefühle zu analysieren und abzubauen.

Kann MS zu funktionellen Störungen der Sexualität führen?

Die natürlichen Abläufe von sexueller Erregung und Geschlechtsverkehr sind Reaktionen des autonomen Nervensystems. Treten im Bereich der beteiligten Nervenbahnen Entzündungsreaktionen oder Narben auf, kann es einerseits zu Empfindungsstörungen im Genitalbereich kommen, andererseits können wichtige Reaktionen der Geschlechtsorgane auf sexuelle Reize ausfallen. Experten unterscheiden drei Faktoren, die bei MS zu sexuellen Störungen führen können:

- Läsionen im Gehirn und Rückenmark haben einen direkten Einfluss auf den natürlichen Ablauf der sexuellen Reaktionen. Diese Probleme können schon im Frühstadium der Krankheit auftreten, wenn andere Funktionen noch kaum beeinträchtigt sind.

Symptome bei Männern und Frauen

Männer	Frauen
Störung oder Verlust der Erektionsfähigkeit (erektile Dysfunktion)	Trockenheit der Scheide
verringerte Empfindung im Glied	verminderte Empfindung im Bereich der Scheide und der Klitoris
Störung oder Verlust des Ejakulationsvermögens	Orgasmusstörungen
Libidoverlust	Libidoverlust

- Symptome wie Müdigkeit, Spastik, Schwäche, Sensibilitätsstörungen, Blasen- und Darmstörungen verändern die sexuelle Reaktions- und Ausdrucksfähigkeit.
- Psychische und soziale Einflüsse wirken sich auf das Sexualleben aus. Die psychische Unterstützung einer sexuellen Reaktion findet nicht mehr statt.

In den meisten Fällen kommen mehrere dieser Faktoren zusammen und verstärken sich gegenseitig. Um eine befriedigende Situation wiederherzustellen, sollten daher möglichst viele der oben genannten Ursachen im therapeutischen Konzept beachtet werden. Sexuelle Störungen treten in unterschiedlichen Formen und Ausprägungen auf und werden nach dem eigenen subjektiven Empfinden gewertet. Jeder MS-Betroffene hat daher seine individuelle Geschichte, die in die Situationsanalyse durch den Arzt oder einen entsprechend qualifizierten Therapeuten einfließen muss.

Auch bestimmte Medikamente zur symptomatischen Behandlung einer MS können Nebenwirkungen auf sexuelle Funktionen haben. Dazu gehören unter anderem antidepressive Medikamente und Arzneimittel gegen Spastik. Um die Ursache für eine sexuelle Störung herauszufinden, sollten Sie daher mit Ihrem Arzt auch die möglichen Nebenwirkungen von Medikamenten berücksichtigen.

INFO

Konstruktiv mit dem Partner sprechen

- Beginnen Sie ein Gespräch mit einer positiven Grundhaltung und ohne Streitabsichten. Schaffen Sie dafür eine entspannte und angenehme Atmosphäre, in der Sie sich konzentriert und wach unterhalten können. Planen Sie ausreichend Zeit ein.
- Sprechen Sie von Ihren eigenen Gefühlen, ohne den Partner zu bedrohen. Versuchen Sie deutlich zu machen, was Sie wollen und was nicht. Sie können versuchen, das Gesagte mit Beispielen oder bildhaft zu erklären. Konzentrieren Sie sich dabei auf Ihre eigenen Wünsche.
- Akzeptieren Sie die Bitten und Wünsche oder die Kritik Ihres Partners. Überlegen Sie erst in Ruhe, ob Sie einen Wunsch wirklich zurückweisen wollen.
- Beenden Sie das Gespräch mit einem positiven Resümee, egal ob Sie Ihr Ziel erreicht haben oder nicht. Jedes Gespräch an sich und kleine Erfolge zählen.

Was macht eine befriedigende sexuelle Beziehung aus? Probleme erkennen – Lösungen finden

Jeder von uns wird diese Frage aufgrund der eigenen Vorstellungen anders beantworten. Die Qualität einer partnerschaftlichen Beziehung und sexueller Aktivitäten sind in den meisten Beziehungen Schwankungen unterworfen. MS-Betroffene stellt das eigene Körpererleben, Selbstbild oder Selbstbewusstsein und die aktuelle physische Leistungsfähigkeit darüber hinaus vor besondere Probleme. Empfindungsstörungen im Genitalbereich oder die Verminderung der Lust auf sexuelle Aktivitäten führen oft zu dem Gefühl, für den Partner nicht mehr anziehend zu sein.

MS kann eine Reihe von Veränderungen im sexuellen Reaktionsvermögen auslösen. Grundvoraussetzung dafür, die eigenen Wünsche und Bedürfnisse mit denen des Partners in Einklang zu bringen, ist es, sie offen zu formulieren.

Worüber Sie sprechen können:

- Konkrete Veränderungen im sexuellen Reaktionsvermögen: Fühlen Sie etwas anders als sonst, möchten Sie an anderen Stellen berührt werden? Brauchen Sie eine andere Art der Stimulation, um erregt zu sein?
- Gefühle und Erwartungen: Finden Sie bestimmte Dinge während des Intimverkehrs schön, andere nicht? Haben Sie Angst vor Versagen oder Befürchtungen, was die Befriedigung Ihres Partners anbelangt?
- Alternative Formen der körperlichen Befriedigung, z. B. Petting oder Masturbation.

Hilfen bei sexuellen Störungen

Störung der Libido	▪ Am besten im Gespräch darlegen, wann und wie Lust entsteht ▪ Die Wünsche des Partners ernst nehmen ▪ Ggf. zusätzliche Stimulation ausnutzen, z. B. Bilder oder erotische Schriften
Spasmen	▪ Medikamenteneinnahme so legen, dass die maximale Wirkung ausgenutzt werden kann ▪ Kissen bereitlegen
Trockenheit der Scheide	▪ Befeuchtungsmittel bereitstellen
Erektile Dysfunktion	▪ Medikamenteneinnahme so legen, dass die maximale Wirkung ausgenutzt werden kann ▪ Benutzung von Hilfsmitteln einplanen und überlegen, ob sie mit oder ohne die Partnerin benutzt werden sollen
Muskelschwäche	▪ Bequeme Stellungen aussuchen ▪ Auch einmal gewohnte Muster verlassen
Müdigkeit	▪ Die Tageszeiten nutzen, zu denen die meiste Energie vorhanden ist ▪ Ggf. vorher ausruhen
Kontrolle über Blase und Darm	▪ Bewusst vorher wenig trinken, Blase entleeren ▪ Den Zeitraum vor dem Essen ausnutzen

Auch in der heutigen aufgeklärten Zeit ist es nicht einfach, über diese Dinge frei zu reden. Oft ist das Thema Sexualität nach wie vor ein Tabuthema, werden die eigenen körperlichen Erwartungen nicht ausgesprochen. Zusätzlich kann das Bedürfnis bestehen, die bereits durch die alltäglichen Sorgen mit MS belastete Beziehung nicht auch noch durch dieses Thema auf die Probe zu stellen. Auf der anderen Seite berichten Experten, dass gerade Probleme im sexuellen Bereich häufig zum Zusammenbruch einer Beziehung beitragen. In vielen Fällen werden sie lange Zeit ignoriert, obwohl sie durch eine offene Kommunikation und möglicherweise auch professionelle Hilfe deutlich verbessert werden können.

Intimität und Sexualität können spontan und aus der Situation heraus entstehen. Genauso gibt es die Möglichkeit, eine Situation so zu gestalten, dass sie zu Intimität einlädt. Damit kann eine befriedigende Sexualität sehr wohl das Ergebnis einer vorausschauenden Planung sein. Voraussetzung dafür ist und bleibt das Einvernehmen der Partner, das sich in fast allen Fällen durch eine offene Kommunikation herstellen lässt. MS-Betroffene können dabei problematische Situationen schon im Vorfeld in den Griff bekommen.

Kann ich trotz MS Kinder bekommen?

Ich habe MS und möchte ein Kind! Nur wenige Aspekte des täglichen Lebens werfen mehr Fragen auf als diese Aussage. Schließlich betrifft die Erkrankung nicht nur die Betroffene selbst und ihren Lebenspartner, sondern auch das ungeborene Kind. Aus medizinischer Sicht ist die MS kein Hindernis, ein Kind zu bekommen.

Dabei sind Studien, die sich intensiv mit dem Thema Schwangerschaft, Geburt und Gesundheit des Kindes auseinandersetzen, zu folgenden Ergebnissen gekommen:

- Studiendaten zu Schwangerschaft und MS ergeben keine Hinweise, dass eine Schwangerschaft den Verlauf der Erkrankung ungünstig beeinflusst. Es gibt sogar Anhaltspunkte dafür, dass sich Krankheitsverläufe darunter verbessern.
- Obwohl die Krankheit in bestimmten Familien gehäuft auftritt, stimmen Ärzte darin überein, dass es nicht bewiesen ist, dass es sich bei MS um eine erbliche Krankheit handelt.
- Schwangerschaft, Geburt und Wochenbett verlaufen bei MS-Betroffenen ohne gravierende körperliche Behinderungen in der Regel normal.

Der Wunsch nach einem gemeinsamen Kind kann eine motivierende und positive Entscheidung für das Leben mit MS bedeuten. Schaffen Sie sich frühzeitig ein Netz an kompetenten Helfern für die Zeit der Schwangerschaft und des Wochenbettes.

Bei Kinderwunsch sollte der letzte Schub bzw. eine Kortisonbehandlung mindestens sechs Monate zurückliegen und auch in der Frühschwangerschaft bei einem akuten Schub weitestgehend auf eine medikamentöse Therapie verzichtet werden. Dazu ist die intensive körperliche Entlastung der Schwangeren oder frisch gebackenen Mutter besonders wichtig. Die Interferon-beta-Therapie sollte mit der Pille abgesetzt und erst nach Beendingung des Abstillens wieder aufgenommen werden. Untersuchungen haben gezeigt, dass die Schwangerschaft eine vorübergehende Schutzfunktion bei der MS hat. In dieser Zeit nimmt die Häufigkeit der Schübe meist ab, wobei die Schubrate im letzten Drittel der Schwangerschaft am geringsten ist. Allerdings zeigt sich kein langfristiger Effekt auf den Verlauf der MS einer Mutter.

Was muss ich bei der Einnahme von MS-Medikamenten beachten?

Über einen Kinderwunsch sollte der Arzt informiert werden, damit geprüft werden kann, ob die bestehende Medikation weiter eingenommen werden darf oder ob bei Eintritt einer Schwangerschaft mit einer Schädigung des Kindes gerechnet werden muss. Während der Schwangerschaft dürfen Interferon-beta-Präparate nicht angewendet werden. Die Hersteller empfehlen, für eine ausreichende Empfängnisverhütung zu sorgen, wenngleich bisher keine erhöhten Missbildungsraten unter einer immunmodulierenden Therapie bekannt geworden sind.

MS-Medikamente und Kinderwunsch

MS-Medikation	Interferon-beta	Glatiramer-acetat	Azathioprin	Mitoxantron	Intravenöse Immun-globuline
Therapie-art	Immunmodulierende Therapie	Immun-modulierende Therapie	Immun-suppressive Therapie	Immun-suppressive Therapie	Immunregulatorische Eigenschaften werden angenommen
Frauen					
Frucht-barkeit	Kein Einfluss	Kein Einfluss; mögliche Nebenwirkungen: Dysmenorrhoe (schmerzhafte Monatsblutungen), Amenorrhoe (Ausbleiben oder Fehlen der Monatsblutung), Störungen der Eierstockfunktionen	Kein Einfluss	Medikament kann frühzeitige Menopause (Wechseljahre) oder permanente Amenorrhoe (Ausbleiben oder Fehlen der Monatsblutung) verursachen; bei Kinderwunsch: Aufbewahrung von Eizellen erwägen	
Verhütung	Ausreichende Verhütung 2–3 Zyklen über das Absetzen der Therapie hinaus	Während der Anwendung sollte verhütet werden	Mindestens drei Monate über das Absetzen der Therapie hinaus ausreichende Verhütung erforderlich	Mindestens sechs Monate über das Absetzen der Therapie hinaus ausreichende Verhütung erforderlich	
Eintritt der Schwan-gerschaft	Medikament sofort absetzen	Medikament sofort absetzen	Medikament sofort absetzen	Medikament sofort absetzen	Behandlungsoption während der Schwangerschaft

MS-Medikamente und Kinderwunsch (Fortsetzung)

MS-Medikation	Interferon-beta	Glatiramer-acetat	Azathioprin	Mitoxantron	Intravenöse Immun-globuline
Schwanger-schafts-abbruch	Kein Anlass	Kein Anlass	Nicht zwingend erforderlich		
Schwan-gerschaft	Mehrzahl der Schwangerschaften komplikationslos	Kein Einfluss nachweisbar	Komplikationen möglich	Komplikationen möglich	Klinische Erfahrung: kein Einfluss auf Schwangerschaft
Stillen	Auf das Stillen vorsichtshalber verzichten	Auf das Stillen vorsichtshalber verzichten	Stillen wird nicht empfohlen	Stillen ist untersagt	Stillen unbedenklich
Männer					
Frucht-barkeit	Kein Einfluss	Keine ausreichenden Daten			Keine Angaben
Verhütung	Nicht erforderlich	Erforderlich	Mindestens 3 Monate vor Schwangerschaft ausreichende Verhütung erforderlich	Verhütung erforderlich; Kryokonservierung (Einfrieren) von Spermien vor Behandlungsbeginn zu diskutieren	Keine Angaben

Gibt es Empfehlungen zur Empfängnisverhütung?

Die Verhütung ernst nehmen! Patienten mit MS sollten das Thema Verhütung besonders ernst nehmen, denn aus verschiedenen Gründen kann eine ungewollte Schwangerschaft ihr Leben in ganz besonderem Maße beeinträchtigen. Ein wichtiger Aspekt in diesem Zusammenhang sind auch die zur Behandlung der MS eingenommenen Medikamente.

Frauen mit MS haben im Regelfall einen normalen Zyklus, d.h. sie können ohne Empfängnisverhütung normal schwanger werden. Wenn kein Kinderwunsch besteht, sollte daher auf die gängigen Methoden zur Verhütung zurückgegriffen werden. Prinzipiell gelten die Empfehlungen und Einschränkungen wie bei nicht erkrankten Frauen.

Hat die Menopause Einfluss auf die MS?

Der Beginn der Menopause ist etwas, dem alle Frauen irgendwann einmal ins Auge sehen müssen. In der Menopause können Hitzewallungen, Schweißausbrüche, Herzrasen, Schlafstörungen, vermehrte Tagesmüdigkeit, Nachlassen des sexuellen Interesses und durch Abfall der Östrogenspiegel Haarausfall, Trockenheit der Haut und Schleimhäute sowie Gelenkbeschwerden auftreten. Die betroffenen Frauen klagen über vermehrte Reizbarkeit und depressive Verstimmungen. Der Leidensdruck, den diese Symptome verursachen, ist sehr unterschiedlich, aber auch die Ausprägung der Symptome.

Hormonelle Umstellungen werden mit dem Auftreten erster Symptome der MS, aber auch Schubaktivität und Fortschreiten der Erkrankung in Verbindung gebracht. Dies gilt für Pubertät, Wochenbett und Menopause. Da die MS sich um das 30. Lebensjahr manifestiert und nach 20-jähriger Krankheitsdauer bei vielen Betroffenen eine fortschreitende Behinderung besteht, gibt es nur wenige Daten über den Einfluss der Menopause auf den Verlauf der Erkrankung. Einzelne Symptome allerdings, wie abnorme Ermüdbarkeit, Schlafstörungen oder Harninkontinenz, können durch den Hormonabfall verstärkt werden und werden durch eine Hormonersatztherapie wieder gebessert.

Wie gestalte ich meine Freizeit mit MS?

Jeder, der lernen muss, mit der MS zu leben, wird feststellen, dass er mit seiner Erkrankung am besten klarkommt, wenn er eine möglichst gute Lebensqualität erreicht. Sport und Bewegung können dies unterstützen. Dabei müssen sich alle Aktivitäten nach den Grenzen richten, die durch die MS vorgegeben sind.

Die unterschiedlichen Ansätze und Schwerpunkte der einzelnen Behandlungen und Aktivitäten überlagern sich teilweise. Sie reichen von der rein körperlichen Bewegung mit Fitness-Charakter über aktive oder auch passive Physiotherapien bis hin zu Übungen, bei denen das sinnliche Erfahren des eigenen Körpers im Vordergrund steht. Da aber das Krankheitsbild der MS individuell verschieden ist, sollte immer nur das Angebot wahrgenommen werden, das zum Profil der eigenen Erkrankung passt.

Deshalb empfiehlt es sich, alle Aktivitäten immer erst mit dem behandelnden Arzt abzusprechen. Wer auf eigene Faust handelt, riskiert, dass sich sein Zustand unter Umständen erheblich verschlechtert.

Freizeit genießen – aber nicht übertreiben! Die Freizeit nimmt in unserer Gesellschaft einen hohen Stellenwert ein. »In« ist, wer stets auf Achse ist, mit Freunden unterwegs in der Stadt, im Kino oder in der Disco. Zwar sind gemeinsame Freizeitaktivitäten gerade in Zeiten zunehmender Vereinsamung ein Wert an sich, doch von einem Termin zum anderen zu hetzen (mehr Spaß, mehr Stress), kann schon Gesunde aufreiben. Auch bei diesen Aktivitäten sollten MS-Patienten daher nicht über die Stränge schlagen, sondern lernen, sich ihre Energie einzuteilen und vor allem regelmäßig Erholungspausen einzulegen. Dazu gehört z. B., nach einem betriebsamen Tag am Abend von den Problemen, Sorgen und Belastungen des Alltags Abstand zu gewinnen und seine Seele baumeln zu lassen. Ein vernünftiger Wechsel zwischen Anregung und Ausruhen, zwischen Aktivität und Erholung tut nicht nur MS-Patienten gut.

Kann ich mit MS Sport treiben?

Insgesamt ist Sport wichtig zur Bewältigung der MS, denn er stärkt Ausdauer, Kraft und Koordination. Wissenschaftliche Studien zeigen, dass Sport die MS sogar direkt positiv beeinflussen kann, auch was die Regeneration von Nerven angeht.

Es ist allgemein unbestritten, dass Bewegung und körperliche Betätigung entscheidend zum menschlichen Wohlbefinden beitragen. Viele wissenschaftliche Untersuchungen konnten nachweisen, dass ein enger Zusammenhang zwischen körperlicher Aktivität und seelischer Stimmungslage besteht. Sport wirkt sich positiv auf Gesundheit, Selbstvertrauen und Wohlbefinden aus. Diese allgemeingültigen Aussagen gelten auch für Menschen mit MS. Jede sportliche Betätigung ist zu begrüßen, die Freude macht und als wohltuend empfunden wird, da dies zur allgemeinen Steigerung der Lebensqualität beiträgt.

Neben den positiven seelischen Auswirkungen hat sich gezeigt, dass durch körperliche Aktivität MS-bedingten Beeinträchtigungen sehr effektiv begegnet werden kann, z. B. durch Erhaltung der Muskelkraft oder Trainieren der Bewegungskoordination. Deshalb sollten auch MS-Betroffene möglichst früh mit einem Bewegungsprogramm beginnen, das in Art und Ausmaß auf das individuelle Krankheitsbild abgestimmt ist. Wer bislang eher kein sportlicher Typ war, sollte versuchen, die MS zum Anlass zu nehmen, dies zu ändern. Der Spaß am Sport kommt normalerweise mit den ersten Erfolgserlebnissen.

Grundsätzlich können die allermeisten Sportarten ausgeübt werden, allerdings muss die individuelle körperliche Situation dies auch erlauben. Wichtig ist, dass der MS-Kranke auch beim Sport seine Grenzen kennt, seine körperliche Leistungsfähigkeit realistisch einschätzt und sich nicht überfordert oder verausgabt. Überzogene Aktivitäten sind der Gesundheit abträglich und wirken, wie im Falle einer starken körperlichen Überanstrengung, möglicherweise sogar schubfördernd.

Auch wenn der – an und für sich positive – Wille besteht, noch an allen sportlichen Aktivitäten teilzunehmen, ist ein falscher, weil nicht an die eigenen Möglichkeiten angepasster Ehrgeiz fehl am Platze.

Vor Beginn sollte in Abstimmung mit Arzt oder Physiotherapeuten geklärt werden, was sich mit den entsprechenden Symptomen verträgt. Wer also z. B. unter Schwindel oder Sehstörungen leidet, sollte Ballspiele vermeiden, da die genannten Symptome keine raschen Bewegungen erlauben. Bei anderen Behinderungen wiederum mögen Tennis und Handball ideal sein, weil sie die Rücken- sowie Beinmuskulatur stärken und das Koordinationsvermögen trainieren. Letztlich ist das Spektrum der Möglichkeiten so vielfältig wie die Erscheinungsbilder der MS.

Kann ich auch mit MS verreisen?

Reisen wird von den meisten Menschen mit Ausspannen, Urlaub und dem Erkunden anderer Länder in Verbindung gebracht. Durchweg positive Aspekte, auf die auch MS-Betroffene nicht verzichten sollten. Für viele MS-Erkrankte ist dies vielleicht auf den ersten Blick ein Widerspruch. Sie befürchten mögliche gesundheitliche Komplikationen – insbesondere im Ausland. Dennoch ist MS kein Grund, auf Reisen zu verzichten.

An MS Erkrankte können sich, wie jeder andere auch, ihre Träume erfüllen. Selbst ferne Länder müssen für sie kein Tabu sein. Allerdings ist eine gute Vorbereitung ausschlaggebend für das Gelingen. Das Gespräch mit dem behandelnden Arzt gehört ebenso dazu wie eine gute Selbsteinschätzung, was die eigenen Kräfte anbelangt. So können Reisen die richtige Quelle zum Auftanken sein und vieles bieten: Abstand vom Alltagstrott und den täglichen Herausforderungen, Erholung und Anregung für Neues. Gesundheitliche Einschränkungen können durch einen Ortswechsel und bewusstes Wahrnehmen von Natur und Kultur zeitweise in den Hintergrund treten. Neue Situationen bieten auch die Chance, sich über die vorhandene Mobilität zu freuen und die eigenen Grenzen neu auszuloten.

Damit der Urlaub und die Reise gelingen, sind nur einige Dinge zu beachten. Wer zu den 30% von MS-Erkrankten gehört, bei denen Hitzeunverträglichkeit vorliegt, für den sind Länder wie Mexiko oder Indien kein ideales Urlaubsziel. Heißes bzw. feuchtheißes Klima kann Beschwerden hervorrufen. Bei Hitze kommt es zu einem deutlichen Leistungsabfall. Wenn möglich, ist ein zu schnelles Durchqueren von Klimazonen (erhöhte Infektionsgefahr) zu vermeiden. Aber jeder reagiert anders. Die eigenen Erfahrungen mit dem Körper und der Erkrankung sollten deshalb Grundlage sein für die Entscheidung, wohin die Reise gehen soll. Wer davon träumt, in exotische Regionen zu fliegen, ist auch gut beraten, rechtzeitig mit seinem Arzt über den erforderlichen Impfschutz zu sprechen.

Das Klima des Landes spielt bei der Entscheidung für ein Reiseziel eine wichtige Rolle. Wärme und Kälte können sich in sehr unterschiedlicher Weise auf die Anzeichen der Krankheit auswirken. Feuchtheißes Klima kann die Schubbereitschaft des Körpers ungünstig beeinflussen, denn Wärme übt eine entzündungsfördernde Wirkung aus. Bei zu kalten Temperaturen hingegen können leichter Erkältungen auftreten, wodurch ebenfalls die Schubgefahr verstärkt wird. Generell gilt, dass kühlere Temperaturen oder ein gemäßigtes Klima von den meisten MS-Kranken besser vertragen werden als Hitze. Viele MS-Patienten haben z.B. mit dem Klima der Kanarischen Inseln oder mit den milden Wintertemperaturen auf Malta gute Erfahrungen gemacht, wobei dies natürlich individuell sehr unterschiedlich empfunden wird.

Generelle Regeln für alle MS-Sportler

Keine Hitze – keine Überlastung

Vorsicht bei extremen Temperaturunterschieden. Bei einem Uhthoff-Phänomen wird von Saunabesuchen ebenso abgeraten wie von Thermalbädern. Ausdauer-Sportarten in gefährlichem Gelände (wie z.B. Bergsteigen) sollten jederzeit abgebrochen werden können, wenn es unvorhergesehen zu einer Überlastung kommt. Mannschaftssport kann dann zu Problemen führen, wenn plötzliche Ermüdungs-Symptome aufgrund des empfundenen sozialen Drucks (»Ich kann doch mein Team nicht im Stich lassen«) übergangen werden.

Empfehlenswert

Als für MS-Kranke besonders geeignet gelten Ausdauersportarten. Ideal sind Schwimmen und Radfahren, weil bei beiden eine Entlastung vom eigenen Körpergewicht stattfindet. Allerdings ist beim Schwimmen darauf zu achten, dass das Wasser weder zu warm noch zu kalt ist. Auch Reiten ist bei MS günstig, es wird bei spastischen Problemen in Form der Hippotherapie sogar therapeutisch genutzt. Es fördert den Gleichgewichtssinn und den Bewegungsablauf, wobei es gleichzeitig einer zunehmenden Muskelsteifigkeit entgegenwirkt. Radfahren eignet sich ebenfalls gut als Training für die Beinmuskulatur und die gesamte Koordination. Ein Dreirad empfiehlt sich als Hilfsmittel, wenn Koordinationsstörungen zu große Unsicherheiten verursachen. Andere Sportarten wie Tennis, zwanglose Ballspiele oder Tanzen sind ebenfalls empfehlenswert und auch von Patienten mit leichten Behinderungen durchaus noch durchführbar.

Bedingt akzeptabel

Nur sehr bedingt akzeptabel sind hingegen Sportarten, die mit einer nicht unerheblichen Verletzungsgefahr einhergehen wie etwa Skifahren, kämpferisches Fußball- und Handballspielen oder Betätigungen, die einen hohen Krafteinsatz erfordern (Krafttraining, Fitness-Studio). Hochleistungssport und Extremsportarten sind in den allermeisten Fällen tabu.

Pausen einplanen

Ohnehin sollte jeder mit MS nur bis an seine Leistungsgrenzen gehen, aber nie darüber. Sie dürfen ermüden, aber nicht erschöpft werden. Wenn Sie spätestens eine Stunde nach dem Sport wieder vollkommen erholt sind, dann haben Sie die Grenze Ihrer Belastbarkeit richtig erkannt. Nach jeder Betätigung sollten Sie sich ausruhen. Planen Sie zudem vorsichtshalber zwischendurch kleine Pausen, denn falscher Ehrgeiz erzeugt schnell Frust.

Wärme aufbauen – Hitze abführen

Halten Sie vor jeder sportlichen Betätigung die wichtige Aufwärmphase ein, damit die Muskulatur möglichst weich und geschmeidig ist. Wenn Sie nach dem Sport ins Schwitzen gekommen sind, so bauen

Sie die angestaute Wärme durch Duschen oder ein Entspannungsbad ab.

Langsame Eingewöhnung

Lassen Sie sich nicht verunsichern, wenn anfangs die sportliche Betätigung zu erhöhter Körpertemperatur führt. Sofern Sie es nicht übertreiben, sind leichte Symptome meist nur vorübergehend.

Keine körperliche Leistung beim Schub

Während eines Schubes und auch noch einige Wochen danach sollten Sie auf Leistungssport verzichten. In dieser Zeit müssen alle körperlichen Aktivitäten mit dem behandelnden Arzt abgesprochen werden, wobei dann meist ohnehin eine spezielle Krankengymnastik gegen eventuelle Bewegungseinschränkungen verordnet wird.

INFO

Reisen mit MS

Die folgenden Punkte sollten im Vorfeld einer Reise berücksichtigt und mit dem behandelnden Arzt besprochen werden:

- Bei der Auswahl des Reiseziels sollten Sie sich zunächst fragen, inwieweit Sie sich gesundheitlich in der Lage fühlen, weite An- und Abreisen anzutreten.
  Eine kürzere Anreise mit dem Flugzeug ist lang dauernden Bus- oder Bahnreisen vorzuziehen. Falls Sie längere Flugreisen planen, weisen Sie Ihren Arzt unbedingt darauf hin. Er wird Ihnen in Bezug auf Ihre medikamentöse Therapie besondere Empfehlungen, beispielsweise zur Kühlung der Medikamente, geben.
  Bei Reisen mit dem Auto darf die Tagesetappe nicht zu groß sein. Planen Sie auf alle Fälle genügend Zeit für Pausen ein. Im Sommer können eine Klimaanlage sowie kühle Getränke einer Überhitzung im Auto entgegenwirken. Denken Sie dann auch an die Kühlung Ihrer Medikamente.
  Von Last-Minute-Reisen ist eher abzuraten, denn bei einem kurzfristigen Antritt einer Reise fehlt einfach die notwendige Zeit, sich entsprechend darauf vorzubereiten, diese sollten Sie sich jedoch immer nehmen.
- In neun von zehn Fällen macht den MS-Patienten das Fatigue-Syndrom zu schaffen. Deshalb sollten streng durchorganisierte Studien- und Erlebnisreisen eher vermieden werden. Vielmehr muss gewährleistet sein, dass der reisende MS-Patient ausreichende Ruhepausen einlegen kann, wann immer er diese benötigt.
- Bei Buchung der Unterkunft sowie der An- und Abreise sollten Sie u.a. folgende Punkte im Vorfeld abklären:
  Wie lange dauern An- und Abreise?
  Ist die Unterkunft mit (öffentlichen) Verkehrsmitteln schnell und einfach zu erreichen, so dass ein anstrengendes Umsteigen sowie lange Wartezeiten entfallen?
  Liegt die Unterkunft im Urlaubsort so zentral, dass Ärzte, eine Apotheke sowie bei Bedarf auch ein Supermarkt schnell erreichbar sind?
  Sind die Transportmittel sowie die Unterkunft, falls benötigt, behindertengerecht ausgestattet?
  Können die Medikamente am Urlaubsort dauerhaft gekühlt werden (z.B. im Kühlschrank des Hotelzimmers)?
- Schübe können bei der MS unerwartet auftreten. So kann es auch vorkommen, dass Sie ein Schub im Urlaub trifft. Die Durchführung einer Akuttherapie sollte deshalb jederzeit gewährleistet sein (z.B. orales Kortison).
- MS-Patienten leiden auch relativ häufig an Blasenfunktionsstörungen, die beispielsweise während Langstreckenflügen oder bei längeren Busreisen zum Problem werden können. Während Männer sich hier mit einem Kondom-Urinal behelfen können, haben Frauen die Möglichkeit, saugstarke Einlagen zu verwenden.
- Grippale Infekte können MS-Schübe hervorrufen. Deshalb sollten Betroffene Zugluft meiden und durch die jeweils passende Kleidung abrupten Temperaturwechseln, z.B. zwischen dem heißen, schwülen Freien und stark klimatisierten Innenräumen, vorbeugen.

Wenn Sie Ihr Reisegepäck zusammenstellen, denken Sie an die erforderliche Menge an Medikamenten (Dauermedikation) inkl. der entsprechenden Zusatzhilfsmittel. Ihre Medikamente sollten Sie bei einer Flugreise im Handgepäck unterbringen, da die Temperaturen im Gepäckraum schwanken können oder Gepäck auch schon mal verloren gehen kann. Falls eine Kühlung der Medikamente notwendig ist, besorgen Sie sich eine Kühltasche. Stellen Sie sich in Absprache mit Ihrem behandelnden Arzt eine Reiseapotheke zusammen.

Für Reisen ins Ausland benötigen Sie für den Zoll Bescheinigungen darüber, dass Sie aus gesundheitlichen Gründen Medikamente sowie die zugehörigen Injektionsutensilien mit sich führen. Die Bescheinigung des behandelnden Arztes, dass sie eine Injektionstherapie erhalten, sollte ebenso stets griffbereit in Ihrem Handgepäck sein wie Informationen zur eigenen Erkrankung und zum benötigten Medikament.

Welche Therapiemöglichkeiten gibt es bei MS, um körperlich aktiv und fit für den Alltag zu bleiben?

Ein grundlegender Bestandteil der Therapie bei MS ist, dass Sie als Betroffener Ihren Kräften entsprechend so aktiv wie möglich bleiben. Ein regelmäßig ausgeführtes Heimprogramm, auch in Ergänzung zur ambulanten Physiotherapie, kann Sie täglich unterstützen, Ihre motorischen Fähigkeiten zu erhalten oder sogar auszubauen. Da die Ausprägung der Symptome genauso unterschiedlich ist wie der Verlauf der Erkrankung und der Schweregrad der körperlichen Einschränkung, ist es schwierig, ein allgemein gültiges Übungsprogramm zu erstellen.

Die Physiotherapie und die Krankengymnastik helfen MS-Betroffenen, Mobilität und Selbstständigkeit solange wie möglich zu erhalten. Dabei werden Einschränkungen der Körperfunktionen ausgeglichen, indem andere, ähnliche Fähigkeiten und Funktionen erlernt werden. Zugleich soll damit weiteren Komplikationen vorgebeugt werden. Sie haben ihre Schwerpunkte in der Behandlung von Lähmungen, Spastik, Feinmotorikstörungen, Koordinations- und Gleichgewichtsstörungen und werden nicht als reines Krafttraining zum Muskelaufbau durchgeführt. Dazu werden spezielle neurophysiologische Verfahren, wie die so genannte propriozeptive Neurofaszilitation (PNF) oder die Verfahren nach Bobath oder Vojta eingesetzt.

Eine optimale Behandlung gestörter Bewegungsabläufe setzt eine hohe Motivation des Patienten sowie eine enge Kooperation von Arzt, Physiotherapeut und Ergotherapeut voraus. Zusätzlich zum Training mit Therapeuten können Patienten bestimmte Übungen alleine oder mit dem Partner zu Hause durchführen. Alle Bewegungsabläufe sollten mit dem behandelnden Physiotherapeuten abgesprochen und von ihm kontrolliert werden.

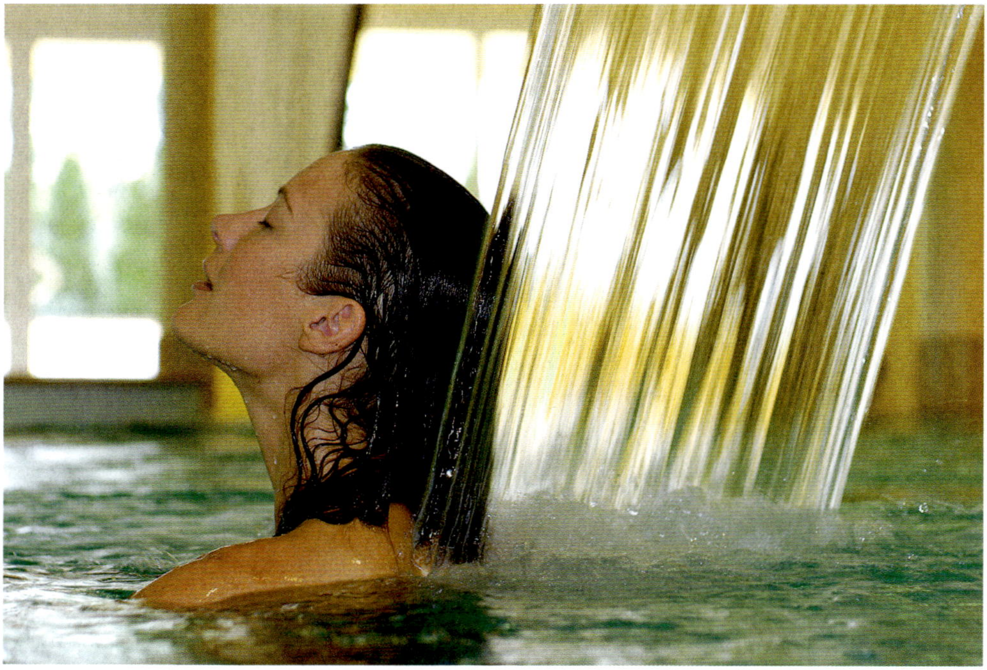

▲ Wasser tut meist gut

Physiotherapie und Krankengymnastik

Bobath-Konzept

Die wichtigsten aktiven Verfahren beruhen auf neurophysiologischen Erkenntnissen. Sehr häufig angewandt wird das so genannte Bobath-Konzept. Es wurde ursprünglich entwickelt, um angeborene Bewegungsstörungen bei Säuglingen und Kleinkindern zu behandeln. Dabei stellte sich heraus, dass diese Methode auch gut für Erwachsene mit verschiedenen neurologischen Krankheiten, wie eben der MS, geeignet ist.

Ziel der Behandlung ist es, eine möglichst normale Spannung der Muskulatur herzustellen sowie die Körperhaltung und das Gleichgewicht zu verbessern. Dabei werden krankhafte Reflexmechanismen soweit wie möglich unterdrückt und ersetzt durch qualitativ bessere Reflexe bezüglich Haltung und Bewegung. Das systematische Üben wird als motorisches Lernen bezeichnet. Der Therapeut unterstützt diesen Vorgang durch bestimmte stimulierende Reize.

Vojta-Methode

In der Wirkung gleichermaßen effektiv ist die Methode nach Vojta. Sie basiert auf der Entwicklung des ZNS und konzentriert sich auf Körperreflexe, über die bestimmte Bewegungen hervorgerufen und eingeübt werden. Der Grundgedanke ist, dass das gesamte Bewegungsmuster eines Menschen über Reflexe abläuft. Nach dieser Vorstellung kommt es bei Störungen im ZNS zu Problemen bei der Verlagerung von Bewegungen hin zu einem Ziel. Ein Beispiel ist das Öffnen der Hand, um anschließend zugreifen zu können.

In der Praxis liegt der Patient in einer zuvor definierten Position, wobei der Therapeut auf bestimmte Körperzonen drückt und dadurch bestimmte Bewegungen auslöst. Dies ist für den Betroffenen insofern gewöhnungsbedürftig, als er gewohnt ist, bei den Bewegungsabläufen aktiv mitzuarbeiten. Vielmehr geht es hier darum, den ausgelösten Bewegungsimpuls einfach nachzuempfinden und nachzuspüren, wo man ihn fühlt. Die Bewegung selbst wird nur im Ansatz ausgeführt.

Passive physikalische Therapie

Neben der aktiven werden auch passive Therapieformen eingesetzt. Bei der passiven Krankengymnastik werden z.B. Muskeln gedehnt, die durch eine Spastik verkrampft sind. Die übermäßig angespannte Muskulatur wird zum einen durch vorsichtige und langsame Bewegungen gestreckt und zum anderen in einer bestimmten Stellung gehalten. Um der Kraft entgegenzuwirken, mit der sich spastische Muskeln zusammenziehen, werden auch Schienen eingesetzt, die mehrere Stunden am Tag getragen werden. Elektrisch betriebene Standfahrräder können bei Lähmungen in der Beinmuskulatur die Spastik ebenso verringern wie entsprechende Laufbänder.

Körperentlastung im Wasser

Ideal sind immer Bewegungsübungen im Wasser, da der Auftrieb das Eigengewicht verringert und den Körper somit entlastet. Weil dadurch alle Bewegungen leichter werden, können auch mit starker Spastik Übungen ausgeführt werden, die sonst nur mit viel Anstrengung möglich wären. Genau diese Überanstrengungen aber müssen bei einer MS vermieden werden. Insofern gehören Schwimmen und Wassergymnastik immer zu den empfehlenswerten Körperaktivitäten.

Fitness nach Pfarrer Kneipp

Je nach Art und Ausmaß der Symptome sind verschiedene Bereiche der Kneipp-Therapie auch bei der MS zu empfehlen. Kalte Anwendungen, Wassertreten, Güsse und milde Wechselbäder bringen den Kreislauf in Schwung. Damit ist die Kneipp-Kur ein probates Mittel gegen die MS-typische Müdigkeit (Fatigue). Vorsichtig müssen dabei diejenigen sein, die unter chronischer Harnwegsinfektion leiden. Die Kneipp-Therapie ist zwar ein klassisches und bewährtes Naturheilverfahren, es wurde aber nicht speziell für die MS erdacht. Deshalb sollte auch diese immer nur nach ärztlicher Rücksprache angewendet werden.

Wärme oder Kälte? Nicht alles ist für jeden geeignet

Wärme und Kälte lassen sich normalerweise therapeutisch gut einsetzen. Während Eispackungen und kalte Kompressen bei der Verspannung spastischer Muskeln helfen und warme Duschen und Bäder entspannend wirken, können stärkere Temperaturunterschiede, besonders bei Sensibilitätsstörungen, Probleme verursachen. So führen heiße Packungen, Heißluft oder Fango leicht zu einer Verschlechterung der

Symptome. Vorsicht ist auch bei Massagen geboten. Denn einerseits können sie Muskelverspannungen lockern und Schmerzen lindern, andererseits aber auch bestehende Spastiken unangenehm verstärken. Nicht zuletzt deshalb sollten diese Aspekte stets mit einem Therapeuten besprochen werden.

Ergotherapie

Wenn bei Sensibilitätsstörungen das Feingefühl abhanden kommt oder wenn aufgrund von Koordinationsstörungen die Hände nicht mehr präzise arbeiten oder die Beine beim Laufen Probleme machen, kann eine Ergotherapie weiterhelfen. Mit Hilfe spezieller Übungen wird die Feinmotorik verbessert oder schädliche Schonhaltungen werden durch bessere Alternativen ausgeglichen. Obendrein sind ergotherapeutische Übungen auch bei kognitiven Störungen wirksam, denn sie verbessern geistige Fähigkeiten wie Konzentration, Aufmerksamkeit und Merkfähigkeit. Das zuvor schon beschriebene Bobath-Konzept wird häufig auch bei der Ergotherapie angewandt. Ziel ist es, die Betroffenen in die Lage zu versetzen, Alltagstätigkeiten erledigen zu können und somit die Selbstständigkeit zu erhalten. Dabei zeigen Ergotherapeuten z.B. den Umgang mit Alltagsgegenständen, die behindertengerechte Umgestaltung der Wohnung oder den richtigen Gebrauch von Hilfsmitteln jeder Art.

Hippotherapie – Pferde als Helfer

Ärzte und Physiotherapeuten entdeckten die ausgleichende Wirkung des rhythmischen Bewegtwerdens bei verschiedenen Störungen und Krankheitsbildern. Heute gilt die Hippotherapie (Griechisch hippos = Pferd) als Bestandteil und Ergänzung krankengymnastischer Behandlungsmaßnahmen und kann speziell dort helfen, wo herkömmliche Methoden nichts mehr bewirken können.

Der Patient wird dabei auf dem Pferd bewegt, so dass reiterliche Vorkenntnisse nicht notwendig sind. Zudem findet die Therapie in der Gangart Schritt statt, in der sich die medizinisch wirksamen Elemente voll entfalten. Vom Pferderücken aus werden Schwingungen auf den Patienten übertragen; nämlich die Bewegungen auf/ab, vor/zurück und links/rechts. Die dadurch entstehenden Impulse ermöglichen ein gezieltes Training für Haltungs-, Gleichgewichts- und Stützreaktionen sowie eine Regulierung des Muskeltonus.

Eingesetzt wird die Hippotherapie bei bestimmten Erkrankungen und Schädigungen des ZNS und des Stütz- und Bewegungsapparates. So kann sie beispielsweise lindernd und harmonisierend bei Spastiken und inkompletten Querschnittssyndromen wirken. Auch bei stärkeren Einschränkungen der Beweglichkeit ist die Reittherapie sehr gut geeignet. Bei einem akuten Schub ist sie jedoch tabu. Ebenso, wenn sie thrombose- oder emboliegefährdet sind.

Beckenboden-Training

Beckenboden-Training hilft bei Blasenschwäche und unterstützt eine aufrechte Körperhaltung. Ein schlaffer Bizeps ist leicht zu erkennen, eine schlaffe Beckenboden-Muskulatur hingegen nicht. Sie befindet sich in der Tabuzone, die den Bauchraum nach unten hin abschließt. Die äußere Schicht umfasst Anus und Vagina bei der Frau und Anus und Samenleiter beim Mann. Die mittlere Schicht trägt die Blase bzw. auch die Gebärmutter. Die inneren Muskelfasern verbinden Schambein und Steißbein. Ein gezieltes Training dieser komplexen Muskulatur soll viele Blasen- und Haltungsprobleme lösen können.

Die Italienerin Benita Cantieni hat vor einigen Jahren das Beckenboden-Training ganzheitlich gestaltet und aus dem wenig populären Bereich der altersbedingten Inkontinenz bei Frauen herausgeholt. Dieses neue Cantienica-Training richtet sich sowohl an junge als auch ältere Menschen. Und es richtet sich an Frauen und Männer, denn auch Männer können von einem gut trainierten Beckenboden profitieren. Die Übungen sind keine körperliche Belastung, denn hier geht es mehr um das Spüren und Bewusstsein als um gymnastische Turnübungen.

Entspannung für Körper und Geist

Übungen, die zur körperlichen und seelischen Entspannung führen, tun gut und helfen. Beachten Sie aber, dass alle Therapieformen mit dem Arzt abgestimmt sein sollten und nicht die ärztliche Langzeittherapie negativ beeinflussen.

Kraniosakraltherapie – Selbstheilungsprozess löst Störungen

Alles, was uns ausmacht, also unsere Fähigkeit zu funktionieren, unsere Verhaltensmuster, Gefühle und unsere Gesundheit, ist abhängig vom Gleichgewicht des kraniosakralen Systems. So jedenfalls definiert es John Upledger. Er gilt als Vater der Kraniosakraltherapie, die er vor rund 30 Jahren entwickelte. Nach seiner Auffassung wirkt das kraniosakrale System im Kern unseres Körpers. Zu ihm gehören Schädelknochen (Cranium), Wirbelsäule und Kreuzbein (Sacrum), außerdem die Hirnhaut und die Gehirn- und Rückenmarksflüssigkeit.

Da diese Flüssigkeit quasi als Lebenselixier durch das gesamte System gepumpt wird, soll dies einen Rhythmus erzeugen, der im ganzen Körper spürbar ist. Ungleichgewichte und Störungen sollen bei der Kraniosakraltherapie durch vorsichtigen Druck auf die Schädelknochen, die Membranen und das Bindegewebe wieder ins Lot gebracht werden. Körperliche Arbeit wird mit Meditation verbunden und somit Geist und Seele als Einheit behandelt und soll nach John Upledger den Selbstheilungsprozess unterstützen.

Bei jedem Betroffenen wird individuell die jeweils stärkere Spannung im Bindegewebe und in den Hirn- und Rückenmarkshäuten erfasst und behandelt. Angeblich sind diese Spannungen im System auf frühere traumatische Erlebnisse zurückzuführen und hinterlassen vereinfacht gesagt Reste unbewältigter Konflikte. Soweit fachgerecht angewendet, kann die Therapie möglicherweise dazu führen, dass sich bestimmte Symptome lösen.

Feldenkrais – Entspannung und Selbstwahrnehmung

Diese Therapie soll durch bestimmte Bewegungen die Wahrnehmung des Körpers sowie der Person an sich bewirken und somit gegen Funktionsstörungen wirken.

Sie geht zurück auf Moshe Feldenkrais, der sich nach einer schweren Verletzung zunächst mit den Gesetzmäßigkeiten seiner eigenen Bewegungen beschäftigte. Daraus entwickelte er dann seine Methode.

Ähnlich wie bei der fernöstlichen Philosophie geht es darum, Körper und Geist in Einklang zu bringen, um neue Möglichkeiten des Bewegungssystems zu erfahren. Die subjektive Erfahrung durch die Gefühls- und Sinneswelt führt zu neuer Selbstwahrnehmung. Der Patient soll Unbekanntes begreifen und verborgene Fähigkeiten in sich entdecken. Dabei muss er sich bestimmte Bewegungen zunächst gedanklich vorstellen und anschließend nach und nach ohne Anstrengung ausführen. Nach der Feldenkrais-Lehre können im günstigsten Fall bestimmte Bewegungen wieder ausgeführt und Verspannungsschmerzen gelindert werden. Interessant ist in diesem Zusammenhang die Annahme, dass geistige Impulse den Körper beeinflussen können. Die Feldenkrais-Therapie ist gerade bei Muskelsteifigkeit zu empfehlen.

Qi Gong – Stärke durch sanfte Bewegung

Loslassen, auf den eigenen Körper hören und entspannen – diese für ein Leben mit der MS wichtigen Voraussetzungen lassen sich ideal mit der fernöstlichen Bewegungstherapie Qi Gong verbinden. Qi Gong ist Teil der traditionellen chinesischen Medizin. Die Übungen sind für MS-Betroffene allein schon deshalb ideal, weil sie im Stehen, Liegen oder Sitzen durchgeführt werden können. Dadurch lassen sie sich an die jeweiligen Behinderungen anpassen.

Was zählt, ist weniger die rein korrekte Ausführung der fließenden Bewegungen als vielmehr eine entspannte, tiefe Atmung und eine erhöhte Aufmerksamkeit gegenüber dem eigenen Körper. Qi Gong ist, grob übersetzt, der Umgang mit dem energetischen Potenzial des Körpers. Dabei spielen Konzentration und Vorstellungskraft bei der Lenkung des Energieflusses durch die spezielle Atemtechnik eine wichtige Rolle. Neben Beweglichkeit werden Entspannung und Loslassen erlernt sowie das Gespür für die eigene Kraft.

Die Übungen haben viel mit innerer Erfahrung zu tun und die ist besonders bei der MS wichtig, da es gilt, die eigenen Leistungsgrenzen nicht zu überschreiten. Nach dem Grundgedanken des chinesischen Philosophen Laotse, dass »alles Geschmeidige und Biegsame auf Dauer dem Harten überlegen ist, so wie das Wasser dem Stein«, werden auch die Übungen des Tai-Chi praktiziert. Hierbei handelt es sich um eine weichere Art von Kampfsport mit wellenförmigen, kreisenden Bewegungen. Gleich ob durch Qi Gong oder Tai Chi, Müdigkeit und Erschöpfung lassen sich damit erstaunlich gut vertreiben.

Tai Chi – Bewegungskunst auch für Bewegungseingeschränkte

Tai Chi Chuan (kurz Tai Chi) ist ein traditionelles chinesisches Bewegungssystem, das ursprünglich als Kampfkunst entwickelt wurde. Heute meint Tai Chi die langsamen Vorübungen der Kampfbewegungen, die zur Kultivierung, Vermehrung und Lenkung der Lebenskraft (Chi) führen sollen. Die konzentrierte Ausführung dieser Bewegungskunst führt zu einer mentalen

Entspannung, die besonders zur Stabilisierung der Seele und zur Milderung der negativen Begleiterscheinungen chronischer Erkrankungen wie MS hilfreich sein kann, und wird als ergänzende Therapiemaßnahme mit zunehmendem Erfolg angewandt. Auch bewegungseingeschränkte MS-Patienten können Tai Chi ausüben.

Als Bewegungssystem für Körper und Geist verbessert Tai Chi bei regelmäßiger Übung nicht nur das äußere, sondern auch das innere Gleichgewicht. Gerade für chronisch kranke Patienten ist Tai Chi als Zusatzmaßnahme zur Therapie zu empfehlen, um innere Ruhe, Kraft und Stärke zu erlangen und so einen gelasseneren Umgang mit der Krankheit und ihren negativen Begleiterscheinungen zu erreichen.

Autogenes Training

Sich schnell tief entspannen, Stress und Schmerzen bekämpfen. Das Autogene Training ist eine Art Autosuggestion (Selbstbeeinflussung durch die eigene Vorstellungskraft), die sich unmittelbar auf das vegetative Nervensystem auswirkt. Entwickelt wurde das Autogene Training vom deutschen Psychiater Johannes Schulz.

Die Autosuggestionen bewirken, wenn sie richtig ausgeführt werden, eine allgemeine Muskelentspannung (Schwereübung), die Entspannung der Blutgefäße (Wärmeübung), die Normalisierung der Herzarbeit (Herzübung), die Harmonisierung und Passivierung der Atmung (Atemübung), die Entspannung und Harmonisierung aller Bauchorgane (Leit-Sonnengeflecht-Übung) sowie die Entspannung der Blutgefäße im Kopfbereich (Kopfübung). Mit diesen Wirkungen ist das Autogene Training als Methode viel effektiver als das bloße Ruhen und führt gerade bei Ermüdungszuständen zu einer schnellen Regeneration. Die Übungen werden entspannt im Sitzen oder im Liegen ausgeführt.

Progressive Muskelentspannung

Entspannen und Anpassen. Diese Hilfe zur Selbsthilfe wurde vom amerikanischen Arzt Dr. Edmund Jacobson vor zirka 80 Jahren entwickelt und zählt zu den populärsten Entspannungstechniken. Sie basiert auf der Erkenntnis, dass sich unsere Muskeln unwillkürlich anspannen, sobald wir uns gestresst, ängstlich oder anderweitig psychisch belastet fühlen; und dass umgekehrt ein aktives Entspannen der Muskulatur das individuelle Angst- und Stressempfinden verringert.

Das Schema der Progressiven Muskelrelaxation ist denkbar einfach: Einzelne Muskelgruppen werden willentlich angespannt, die Spannung gehalten oder sogar noch stufenweise verstärkt und danach locker gelassen. Wichtig ist das anschließende Erspüren des Unterschieds zwischen An- und Entspannung. Insgesamt werden 16 Muskelgruppen nach diesem Verfahren in fester Reihenfolge angesprochen. Die körperliche Entspannung bewirkt dann die Erholung des vegetativen Nervensystems.

So können z.B. Blutdruck und Herzfrequenz normalisiert, Einschlafstörungen und Kopfschmerzen gemildert und die Stresstoleranz erhöht werden. Das Gefühl für unbewusste Verspannungen in Alltagssituationen wird zudem geschärft. Die Übungen können, ähnlich wie beim Autogenen Training, im Sitzen oder Liegen ausgeführt werden.

Yoga

Yoga ist die Kunst, Körper, Geist, Atmung und Sinne in Einklang zu bringen, und über 4000 Jahre alt. Das Wort stammt aus dem Sanskrit, der Sprache der indischen Gelehrten, und bedeutet soviel wie »Anjochen« (Verbinden). Im Laufe der Jahrtausende haben sich verschiedene Yogarichtungen entwickelt. Am populärsten in unseren Breitengraden sind Meditations-Yoga und das traditionelle Hatha-Yoga, das in seinen Übungen den Körper mit einbezieht. Das »Ha« im Namen steht für das Symbol Sonne und das »Tha« für das Symbol Mond. Es geht, vereinfacht gesagt, darum, diese beiden Kraftpole im Menschen in harmonischen Ausgleich zu bringen, die Einheit von Geist und Körper zu erreichen.

Ziele sollen beim Yoga grundsätzlich einfach und leicht erreicht werden. Jegliches ergebnis- und leistungsorientierte Denken, wie es die meisten von uns vom Alltag her gewohnt sind, ist dabei fehl am Platz. Konsequenterweise werden die Muskeln bei den Übungen auch nicht angespannt, wie z.B. bei Turnübungen, sondern gestreckt. Die Bewegungen dabei sind langsam und bedächtig. Die Übungen bestehen aus einer Vielzahl von festgelegten Körperhaltungen, die wiederum in Meditationsstellungen sowie Stellungen für Gesundheit und Kraft unterteilt werden. Sie werden sitzend, stehend und liegend ausgeführt, und zwar immer gegensätzlich. Das heißt, einer Vorbeugung des Rumpfes folgt eine Rückbeugung des Rumpfes. Darüber hinaus gibt es noch eine Vielzahl spezieller Atem- und Tiefenentspannungstechniken.

Das besondere Zusammenspiel von Körperhaltung, Atmung und Meditation kräftigt und dehnt die Muskulatur und soll das gesamte Kreislauf-, Nerven- und Drüsensystem harmonisieren. Die körperliche wie seelische Entspannung führt zu innerer Ruhe und Klarheit. So soll das Immunsystem gestärkt werden.

Pilates – Mischung aus Yoga, Akrobatik und Ballett

Die Pilates-Methode ist ein ganzheitliches Körpertraining, das aus zahlreichen Dehn- und Kräftigungsübungen besteht und eine Verbindung von Körper, Seele und Geist herstellt. Es zielt darauf ab, den gesamten Körper schonend und effektiv zu trainieren, um eine natürliche Balance zwischen Stärke, Flexibilität und Kontrolle zu erreichen. Nach Joseph H. Pilates, dem Entwickler der Pilates-Methode, sind die wichtigsten Elemente seines Körpertrainings die Atmung, Kontrolle, Koordination, Konzentration, Zentrierung, Entspannung und der Bewegungsfluss. Besondere Aufmerksamkeit wird dabei der Wiederherstellung einer natürlichen Muskelbalance geschenkt: verkürzte Muskeln werden gedehnt und gegenüberliegende, geschwächte Muskeln gestärkt.

Das Training nach Pilates eignet sich prinzipiell für jeden, da es eine sehr sanfte Fitnessmethode ist. Es kann zur allgemeinen Gesundheitsvorsorge angewendet werden, um den Körper zu stärken, Verspannungen zu beseitigen oder Fehlhaltungen zu korrigieren. Bei regelmäßiger Anwendung können durch Pilates folgende Wirkungen erzielt werden: Stärkung und Formung der Muskulatur, Verbesserung der Kondition und Koordination, Korrektur und Stärkung der Körperhaltung, Entspannung, Anregung des Kreislaufs und Stärkung der Körperwahrnehmung.

Gehirnjogging – Fitnesstraining für die grauen Zellen

Routine, immer weniger ungewohnte Reize, immer weniger Überraschungen, nichts Neues – und schon schaltet das Gehirn auf Schongang. Auch langfristige Inaktivität in spezifischen Lebenssituationen wie Krankheit, Pensionierung oder Arbeitslosigkeit begünstigen ein vorübergehendes Abfallen der nutzbaren Intelligenz, wenn man nichts dagegen tut. Denn die grauen Zellen müssen immer ausreichend trainiert werden, um leistungsfähig zu bleiben.

Beim Gehirnjogging werden mit Hilfe von Übungen ganz gezielt Aufmerksamkeit, Lernfähigkeit, Konzentrationsfähigkeit sowie das Gedächtnis trainiert. Es ist also mehr als ein reines Gedächtnistraining. Nur zehn Minuten täglich bringen bereits Ergebnisse und auch Abwechslung in den Alltag. Wichtig zu wissen ist, dass ein lernerprobtes Gehirn kognitive Leistungsstörungen kompensieren kann. Gerade bei MS muss man sich also nicht mit Konzentrationsproblemen und Gedächtnisstörungen abfinden.

INFO

Anregungen fürs Gehirnjogging

- Ein Gedicht auswendig lernen.
- Die Nachrichten aus Zeitung oder Fernsehen für sich selbst wiederholen.
- Aus einzelnen längeren Begriffen, wie z. B. »Donaudampfschifffahrt«, verschiedene neue Wörter bilden.
- Namen im Geiste rückwärts lesen.
- Den Einkaufszettel im Kopf schreiben.
- Ihr persönliches Telefonbuch aus dem Kopf heraus schreiben und später korrigieren/ergänzen.
- Mit Kindern spielen – Memory, Koffer packen, Trivial Pursuit u. Ä.
- Abstrakte Dinge wie z. B. Telefonnummern und Zahlencodes sind für die meisten Menschen schwierig zu merken. Überlegt man sich für jede Zahl ein zugehöriges Bild, dann geht es mit dem Merken einfacher. Dieses so genannte Visualisieren ist auch der Trick von Gedächtnisprofis.
- Fürs Gehirnjogging gilt wie für jeglichen Sport: nur nicht übertreiben.

Welche rechtlichen Ansprüche habe ich mit MS?

Gibt es MS-gerechtes Wohnen?

Für alle Menschen, die unter Behinderungen leiden oder sich auf die mögliche Entwicklung von Behinderungen einstellen müssen, ist die geeignete Wohnung ein sehr wichtiger Aspekt für die Bewältigung des Alltags. Steht ein Wohnungswechsel an, sollte der MS-Kranke gut überlegen, wie seine neue Wohnung beschaffen sein muss, damit auch im Falle einer Behinderung ein Höchstmaß an Selbstständigkeit erhalten bleibt.

Generell gilt, dass die Wohnung möglichst einfach von der Straße aus erreichbar sein sollte. Sie befindet sich im Idealfall also im Erdgeschoss oder in einem Haus, in dem der Lift problemlos, d.h. ohne Treppenstufen zugänglich ist. Die Räumlichkeiten selbst, vor allem Küche und Bad, sollten ausreichend groß und günstig geschnitten sein, um auch mit einem Rollstuhl die Bewegungsmöglichkeit zu gewährleisten. Auch wenn die Rollstuhlpflichtigkeit bei vielen Betroffenen nie eintreten wird, kann es nicht schaden, auf alle Eventualitäten vorbereitet zu sein. Ansonsten drohen im Falle eines Falles mit einem erneuten Wohnungswechsel organisatorische Probleme, die den Patienten in seiner ohnehin gerade schwierigen Lebenssituation zusätzlich belasten.

Zusätzliche Vorrichtungen wie spezielle Griffe im Schlaf-, Bad- und Toilettenbereich für das leichtere Aufstehen bzw. Aussteigen sind schnell angebracht und können dem MS-Kranken jeden Tag unschätzbare Dienste leisten. Es gibt für Menschen mit körperlichen Beeinträchtigungen in Spezialgeschäften oder bei -versendern außerdem ein großes Spektrum an Hilfsmitteln für viele alltägliche Verrichtungen, über die sich jeder MS-Patient in fortgeschritteneren Stadien der Erkrankung informieren sollte.

Habe ich Anspruch auf Pflege bei starker Behinderung?

Dass die Behinderungen immer weiter zunehmen und zur Pflegebedürftigkeit führen, gehört wohl zu den Hauptsorgen, die die meisten MS-Patienten quälen. Zwar ereilt längst nicht alle Erkrankten dieses Schicksal, doch es ist gut, seine Angelegenheiten so zu regeln, dass auch diese Situation keine unlösbaren Probleme aufwirft.

Wie viel Pflege notwendig und wie diese im Idealfall zu organisieren ist, hängt von der individuellen Situation ab. Ist die Behinderung nicht sehr stark ausgeprägt, kann die Pflege in der häuslichen Umgebung erfolgen. In diesen Fällen sind meist Familienangehörige die Pflegenden. Sie können sich durch ambulante Pflegedienste unterstützen lassen.

Die Tagespflege kann eine Alternative zum Pflegeheim sein, beispielsweise wenn die häusliche Pflege tagsüber nicht möglich ist, der Kranke aber am Abend und in der Nacht durchaus durch Angehörige versorgt werden kann. Es sollte in späteren Krankheitsstadien auch an die Möglichkeit des »betreuten Wohnens« gedacht werden. Dabei bleibt der Betroffene in seinen Lebensaktivitäten weitestgehend selbstständig, kann aber bei Bedarf rasch die notwendige Hilfe und Pflege erhalten.

Ist eine häusliche Pflege nicht mehr möglich, muss die Unterbringung in einem Pflegeheim organisiert werden. Da sich die Suche nach einem Platz nicht selten als schwierig und langwierig erweist, ist es sehr sinnvoll, Gedanken an die Pflegebedürftigkeit nicht zu verdrängen, sondern rechtzeitig Überlegungen anzustellen. Zumal es für alle Beteiligten günstiger ist, sich ohne zeitliche Not zu informieren, welches Heim die Voraussetzungen für eine optimale Pflege des MS-Kranken bietet.

Die durch die Pflege entstehenden Kosten werden zum größten Teil durch die Pflegeversicherung getragen. Die Höhe der übernommenen Beträge richtet sich dabei nach der Pflegestufe (I, II oder III), die je nach Schweregrad der Erkrankung durch Begutachtung des Medizinischen Dienstes der Krankenkassen festgestellt wird. Wenn die Grundpflege durch Angehörige erfolgt, kann ein Pflegegeld beantragt werden. Auch eine Kombination von Pflegegeld und Sachleistungen ist möglich. Ist eine häusliche Pflege zeitweise gar nicht oder nicht im erforderlichen Umfang möglich, etwa weil der pflegende Angehörige einen Urlaub antritt oder selbst erkrankt, besteht Anspruch auf eine Kurzzeitpflege in einer stationären Einrichtung. Allerdings ist deren Dauer auf vier Wochen pro Jahr beschränkt.

Welche Auswirkungen hat die MS auf das Berufsleben?

Der Beruf hat in unserer Gesellschaft einen hohen Stellenwert. Für viele ist er ein zentrales Merkmal des eigenen Soziallebens, verleiht Selbstständigkeit, ist Kontaktforum und vor allem Quelle direkter sozialer Anerkennung und Erfolgserlebnisse. Um so gravierender erscheint deshalb die Diagnose MS, die viele Menschen mit Berufsunfähigkeit und einem Leben im Rollstuhl gleichsetzen. Doch MS und ein aktives Berufsleben schließen sich nicht grundsätzlich aus. In der Mehrzahl der Fälle lässt die MS eine Berufstätigkeit über einen sehr langen Zeitraum zu. Bis zu einem Drittel der Betroffenen arbeitet bis zum regulären Rentenalter.

Aus Mangel an Informationen über technische, organisatorische und finanzielle Hilfestellungen, die in vielen Fällen ein Fortsetzen der Berufstätigkeit trotz MS-bedingter Leistungseinschränkungen ermöglichen, entscheiden sich viele Betroffene voreilig für eine endgültige Aufgabe der Erwerbstätigkeit.

Auch Arbeitgeber wissen in der Regel nur wenig über den Umgang mit an MS erkrankten Mitarbeitern und die Möglichkeiten, ihre Kompetenz und Erfahrung durch Umgestaltung des Arbeitsplatzes im Unternehmen zu halten.

Da der Verlauf der Erkrankung individuell sehr unterschiedlich sein kann, ist eine generelle Aussage zu den Auswirkungen der MS auf das Berufsleben nicht möglich. Meist muss ein MS-Kranker den Arbeitsablauf anders einteilen als ein gesunder Mensch, um dem vorzeitigen Nachlassen des Leistungsvermögens zeitgerecht vorzubeugen.

Viele Patienten verheimlichen im Anfangsstadium der MS am Arbeitsplatz ihre Erkrankung – aus Angst vor negativen Konsequenzen. Eine generelle Mitteilungspflicht an den Arbeitgeber besteht nicht.

Anerkennung einer Schwerbehinderung – Für und Wider

Menschen mit Behinderungen genießen in bestimmten Lebensbereichen besondere Rechte, die im Schwerbehindertengesetz verankert sind. Wenn gesundheitliche Schäden einen Menschen dauerhaft beeinträchtigen, spricht man von einer Behinderung. Dabei spielt es keine Rolle, ob der gesundheitliche Schaden angeboren, Folge eines Unfalls oder einer Krankheit ist. So unterliegen behinderte Personen einem besonderen Kündigungsschutz, können bei der Besteuerung Vorteile wahrnehmen, bei der Nutzung öffentlicher Verkehrsmittel Vergünstigungen in Anspruch nehmen. Diese Regelungen greifen ganz unabhängig davon, ob die betreffende Person erwerbstätig ist oder nicht. Allerdings reicht es nicht, dass ein Arzt die Diagnose MS gestellt hat, es muss der Amtsweg beschritten werden. Die zuständigen Behörden stellen auf Antrag einen Schwerbehindertenausweis aus, der unter anderem auch den Grad der Behinderung dokumentiert, der in Zehnerstufen von einer leichten Behinderung bis zur Schwerbehinderung (Grad 20 bis 100) abgestuft wird.

Wer einen Grad der Behinderung von mindestens 50 aufweist gilt in Deutschland nach dem Schwerbehindertengesetz als schwerbehindert. Behinderte Menschen mit einem Grad der Behinderung von weniger als 50, aber mindestens 30, können dann mit Schwerbehinderten gleichgestellt werden, wenn sie aufgrund ihrer Behinderung mit diesem Grad der Behinderung keinen geeigneten Arbeitsplatz erlangen oder behalten können. Das Versorgungsamt stellt auf Basis ärztlicher Befunde des Hausarztes, der Fachärzte und der Krankenhäuser die Behinderung fest und bestimmt den Grad der Behinderung.

Der Ausweis ist in der Regel auf maximal fünf Jahre befristet. Bei einer Verschlechterung des Grades der Behinderung kann ein Neuantrag gestellt werden. Bei MS-Kranken mit gesicherter Diagnose wird der Ausweis mit einem Behinderungsgrad von mindestens 30% meist zunächst für zwei Jahre ausgestellt. Nach dieser Zeit kommt es zu einer Überprüfung.

Vor der Antragstellung ist jedoch auf jeden Fall eine eingehende Beratung mit Ihrem Arzt und/oder dem zuständigen Sozialarbeiter empfehlenswert. Insbesondere Neuerkrankte sollten die Entscheidung für einen Antrag auf Zuerkennung einer Schwerbehinderung mit Bedacht fällen. Der Schwerbehindertenausweis schafft natürlich Erleichterungen, die man als MS-Erkrankter sicherlich gut gebrauchen kann. Aber es sind auch mögliche Kehrseiten zu bedenken: Der Schwerbehindertenausweis kann z. B. die berufliche Mobilität limitieren – Bewerbungen an neuen/besseren Arbeitsplätzen können mit einem GdB von mehr als 50 zumindest in kleineren Betrieben mitunter schwer sein.

Habe ich Anspruch auf krankengymnastische Behandlung?

Immer wieder bekommen MS-Erkrankte mit Bewegungsstörungen von ihren Ärzten die Auskunft, eine krankengymnastische Behandlung sei nicht notwendig, werde in ihrem Fall von der Krankenkasse ohnehin nicht genehmigt oder es könnten nur wenige Behandlungseinheiten verordnet werden, da nur noch sehr geringe Geldbeträge pro Patient für Physiotherapie zur Verfügung stehen. Wie verhält es sich wirklich?

Notwendige physiotherapeutische Behandlung

Bewegungsstörungen bei MS sind häufig die Folge von Spastik. Nach den Leitlinien der DGN zur Behandlung von Spastik besteht deren Basistherapie in krankengymnastischer Behandlung, die als ein so genanntes Hilfsmittel im Sinne des Krankenversicherungsrechts gilt. Im Falle einer behandlungsbedürftigen Spastik könne Patienten die Krankengymnastik nicht vorenthalten werden.

Nach § 32 Abs. 1 SGB V (Fünftes Sozialgesetzbuch) haben gesetzlich Krankenversicherte einen Anspruch auf Versorgung mit Heilmitteln, wie z.B. Physiotherapie, Logopädie oder Ergotherapie nach Maßgabe der Heilmittelrichtlinien. Diese sehen z.B. bei Funktionsbeeinträchtigungen durch Muskeltonusstörungen Krankengymnastik auf neurophysiologischer Grundlage mindestens einmal pro Woche vor. Eine Genehmigung von Seiten der Krankenkasse ist nur erforderlich, wenn die Behandlung über die regelmäßig vorgesehenen 30 Behandlungseinheiten hinaus fortgeführt werden muss. Viele Krankenkassen haben wegen des Verwaltungsaufwands allerdings von einer Genehmigungserfordernis abgesehen.

Problematik der Verordnung

Die Kassenärztliche Bundesvereinigung und die Spitzenverbände der Krankenkassen haben für 2006 eine Begrenzung der Heilmittel-Aufwendungen auf 3,25 Milliarden Euro vereinbart. Damit diese Summe nicht überschritten wird, sind von den meisten kassenärztlichen Vereinigungen so genannte Richtgrößen pro Arztgruppe und Behandlungsfall mit den Kassen vereinbart worden, die jedoch in den verschiedenen Regionen erheblich voneinander abweichen. Wird dieser Wert unter Einberechnung der Patienten, die keinerlei Heilmittel benötigen, um 15% überschritten, kommt es zu einer Wirtschaftlichkeitsprüfung, bei einer Überschreitung um 25% zum Regress.

Praxisbesonderheiten werden berücksichtigt

Für den verordneten Arzt besteht die Möglichkeit, Praxisbesonderheiten geltend zu machen, die dadurch entstehen, dass überdurchschnittlich viele Patienten mit einer bestimmten Erkrankung, deren Behandlung naturgemäß aufwändig ist, behandelt werden. Entscheidend ist, dass der behandelnde Arzt in jedem Fall dokumentiert und begründet, warum die verordnete Therapie erforderlich war. Diese Besonderheiten können aus dem Verordnungsvolumen herausgerechnet werden und spielen dann für die Frage der Richtgrößenüberschreitung keine Rolle. Allerdings könnte der erhöhte Dokumentations- und Verwaltungsaufwand dazu führen, dass eigentlich notwendige Heilmittelverordnungen unterbleiben.

Habe ich Anspruch auf eine Kur?

Reha ist die Abkürzung für die Rehabilitation nach einer Krankheit. Rehabilitation bedeutet: Wiedereingliederung eines Kranken in die Gesellschaft und das Berufsleben. Der Erfolg der Rehabilitiaton ist abhängig von der Art und Schwere der Krankheit. Bezogen auf die MS bedeutet das: Dauer der Erkrankung, schwere der Symptome, Rückbildungsfähigkeit der

Symptome und anderes. Um eine Rehabilitation möglichst erfolgreich durchführen zu können, wird sie meist in speziellen Kliniken durchgeführt, die entweder auf neurologische Krankheiten oder auf MS spezialisiert sind. Sinn eines solchen Aufenthaltes ist es, akute Verschlechterungen zu bessern, z.B. durch den Einsatz von Kortikoiden oder eine Einstellung auf bestimmte Medikamente wie z.B. Interferon-beta vorzunehmen, um den Krankheitsverlauf günstig zu beeinflussen.

Neben der medikamentösen Behandlung stellen auch krankengymnastische Behandlungen, Bewegungsbäder und Gruppengymnastik zur Besserung der Beweglichkeit einen wichtigen Teil des Aufenthaltes dar. Bei Störungen der Feinmotorik der Hände können vielfältige Methoden der Ergotherapie eingesetzt werden, die über Malen und Kneten weit hinausgehen und an die Ansprüche des Arbeitsplatzes des jeweiligen Betroffenen angepasst werden.

Wo finde ich Kontakt zu anderen Betroffenen?

Soll ich eine Selbsthilfegruppe besuchen?

Wichtig und hilfreich ist auch der Austausch mit anderen Betroffenen. Zu Anfang mag es verständlich sein, wenn man nicht sofort den Kontakt zu Selbsthilfegruppen sucht, sondern erst einmal mit sich klarkommen will. Dennoch: Selbsthilfegruppen sind eine unschätzbare Quelle für Informationen und persönliche Erfahrungen. Hierbei geht es nicht etwa um eine Art Vereinsleben – falls das jemanden abschrecken sollte. Bei Selbsthilfegruppen bekommt man Unterstützung von Menschen, die wissen, was ein Leben mit MS bedeutet. Gerade am Anfang ist es sehr hilfreich, wenn man spürt, dass man nicht allein ist.

Eine Selbsthilfegruppe für MS-Erkrankte aufzusuchen oder sich ihr gar anzuschließen, ist für manche Neuerkrankte eine Überforderung, sie können evtl. vielfältige Vorteile noch nicht überschauen, sie sind im Glauben, alles allein zu schaffen. Dieser Schritt ist für sie zunächst noch zu groß. Auch hier hilft oft Schriftliches: Erfahrungsberichte von anderen MS-Betroffenen zu lesen, zeigt ihnen, dass sie nicht allein sind. Sie lesen, wie schwer es andere MS-Erkrankte haben oder hatten, wie sie den anfänglichen Schock bewältigt haben, was sie unternehmen, um trotz Krankheit ihr Leben zu meistern.

Natürlich gibt es keine deckungsgleichen Fälle, aber die Probleme ähneln sich doch, viele Tipps sind durchaus übertragbar, und gelungene Lösungen von anderen machen Mut, selbst aktiv zu werden. Ihre Situation erscheint plötzlich in einem ganz anderen Licht. Sie erkennen, dass der Rückzug ins eigene Schneckenhaus der verkehrte Weg ist. MS ist kein Weltuntergang.

Welche Aufgaben hat die Deutsche Multiple Sklerose Gesellschaft (DMSG)?

In Deutschland kümmert sich die Deutsche Multiple Sklerose Gesellschaft (DMSG) seit über 50 Jahren um MS-Betroffene mit einem umfangreichen Dienstleistungsangebot für Erkrankte und deren Familien. Eine Mitgliedschaft lohnt sich auf alle Fälle. Bei den jeweiligen Landesverbänden kann man die Adressen der regionalen Beratungsstellen und Selbsthilfegruppen erfahren. Über die Website der DMSG (www.dmsg.de) findet man Zugang zu den Internetseiten der Landesverbände.

Deutsche Multiple Sklerose Gesellschaft (DMSG) Bundesverband e. V., Küsterstr. 8, 30519 Hannover, Telefon: 0511/96834-0, Telefax: 0511/96834-50, Internet: www.dmsg.de, E-Mail: dmsg@dmsg.de

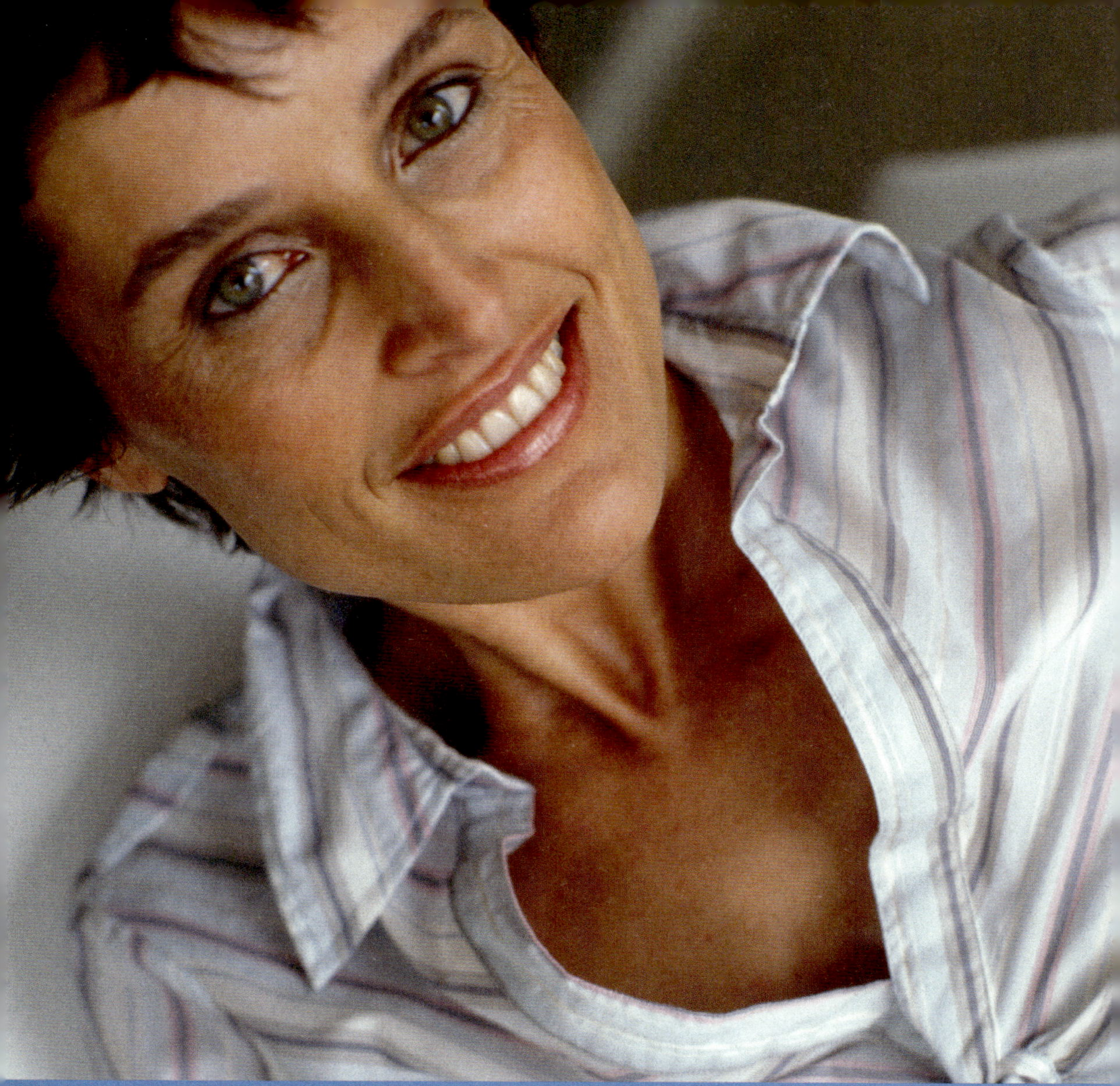

Eigenverantwortung und MS-Nursing (Schwestern-Service)

Wie wichtig ist Eigenverantwortung (Compliance) bei der MS-Therapie?

Compliance wird die Bereitschaft der Patienten genannt, aktiv an der Therapie mitzuarbeiten. Diese Mitarbeit der Patienten erhöht nachweislich die Chance des Therapieerfolgs. Ein wesentlicher Bestandteil ist die Bereitschaft, auf Therapie zu bleiben. Denn wird die immunmodulatorische Therapie abgebrochen, können neue Schübe sowie eine Verschlechterung des gesamten Krankheitsbildes auftreten. Therapietreue führt dagegen dazu, dass für viele ein aktives Leben auch mit MS möglich ist. Bei MS ist angesichts der hohen Therapieabbruchrate eine auf Vertrauen und Zuverlässigkeit basierende Kooperation zwischen Arzt und Patient zur Erhaltung der Compliance unerlässlich.

Bei Kurzzeittherapien, die zur Bekämpfung von akuten Schüben oder einzelnen Symptomen angewendet werden, ist der Aspekt der Compliance in der Regel wenig problematisch. Die sorgfältige Befolgung der ärztlichen Anweisungen und die regelmäßige Anwendung der richtig dosierten Medikamente werden eher bei Langzeittherapien vernachlässigt. Der Grund hierfür ist in der Regel darin zu sehen, dass der Effekt der Langzeitbehandlung für den Patienten nicht unmittelbar spürbar ist und daraus der Eindruck resultiert, dass es zu keiner Verbesserung des Krankheitszustandes kommt.

Irgendwann ist es dann bei jedem Patienten so weit: Es kommen Zweifel an der Sinnhaftigkeit der Langzeittherapie auf: Soll ich die Therapie weitermachen? Warum soll ich weitermachen? Wie lange soll ich weitermachen? Hier sollte man sich folgende Gegenfrage stellen: Jetzt habe ich bei unserem Wetter jahrelang einen Schirm mitgenommen, um mich gegen den »Regen« zu schützen und jetzt will ich plötzlich, bei genauso regnerisch-unsicherem Wetter, meinen Schirm daheim lassen?

Die derzeit verfügbaren Basistherapien zur Behandlung der MS sind als Langzeitbehandlung konzipiert. Dennoch bricht bereits im ersten halben Jahr durchschnittlich jeder Fünfte seine Therapie ab, in den folgenden ein bis zwei Jahren sind es weitere 30%. Innerhalb von fünf Jahren entscheiden sich insgesamt ein Drittel der Patienten für einen Therapieabbruch.

Täglich die Medikation einzuhalten bedeutet vielfach eine Einschränkung des vorher unbeschwerten Lebens, und dies kann auf Dauer zur Vernachlässigung der ärztlichen Anordnungen führen. Ist die Selbstbehandlung – wie bei subkutaner oder intramuskulärer Verabreichung – zudem mit einer gewissen Selbstüberwindung aufgrund unangenehmer Begleiterscheinungen wie Rötungen oder Schmerzen verbunden, ist die Gefahr eines Therapieabbruchs hoch.

Die mangelnde Bereitschaft (Non-Compliance), ärztliche Anordnungen einzuhalten, ist neben den genannten Faktoren der Krankheit vor allem auch auf Begleiterscheinungen der Krankheit wie zeitweise

Depression und ein geringes Selbstwertgefühl zurückzuführen. Wenn Medikamente durch das Ausbleiben einer direkten Verbesserung als uneffektiv empfunden werden, kommt Misstrauen in die Wirksamkeit der Therapie dazu. Auch eine fehlende familiäre Unterstützung des Patienten und dessen Behandlung kann als mindernder Faktor für die Compliance wirken.

Was sind die Aufgaben einer MS-Nurse?

Bindeglied zwischen Arzt und Patient: die MS-Schwester. Speziell fortgebildete Arzthelferinnen oder Krankenschwestern kümmern sich um die Patienten, fördern deren Therapietreue und entlasten Ärzte.

Der wachsende Zeitdruck lässt Ärzten immer weniger zeitliche Ressourcen, nach der Erstdiagnose einer schweren Krankheit auf die Flut von Fragen des Patienten adäquat einzugehen. Dies trifft insbesondere auch auf MS zu.

Die MS-Schwester fungiert als Bindeglied zwischen Arzt, MS-Patient und den Angehörigen und unterstützt Erkrankte besonders in der ersten Phase der Diagnosestellung. Sie klärt Fragen rund um die Krankheit, die Therapie sowie eine mögliche aktive Zukunftsgestaltung. Sie führt Injektionstrainings durch, an denen auch Angehörige teilnehmen können.

Im weiteren Therapieverlauf begleitet, informiert und berät sie die Patienten – oft als Vertrauensperson bei sehr persönlichen oder intimen Fragen. Auch für die Compliance des Kranken kann diese besonders qualifizierte Pflegekraft eine entscheidende Rolle spielen. Denn bei vielen Patienten stellt sich im Verlauf der Therapie eine Injektionsmüdigkeit ein. Die MS-Schwester kann in dieser Situation den Patienten durch intensive, aufklärende Gespräche zur Fortsetzung der Behandlung motivieren.

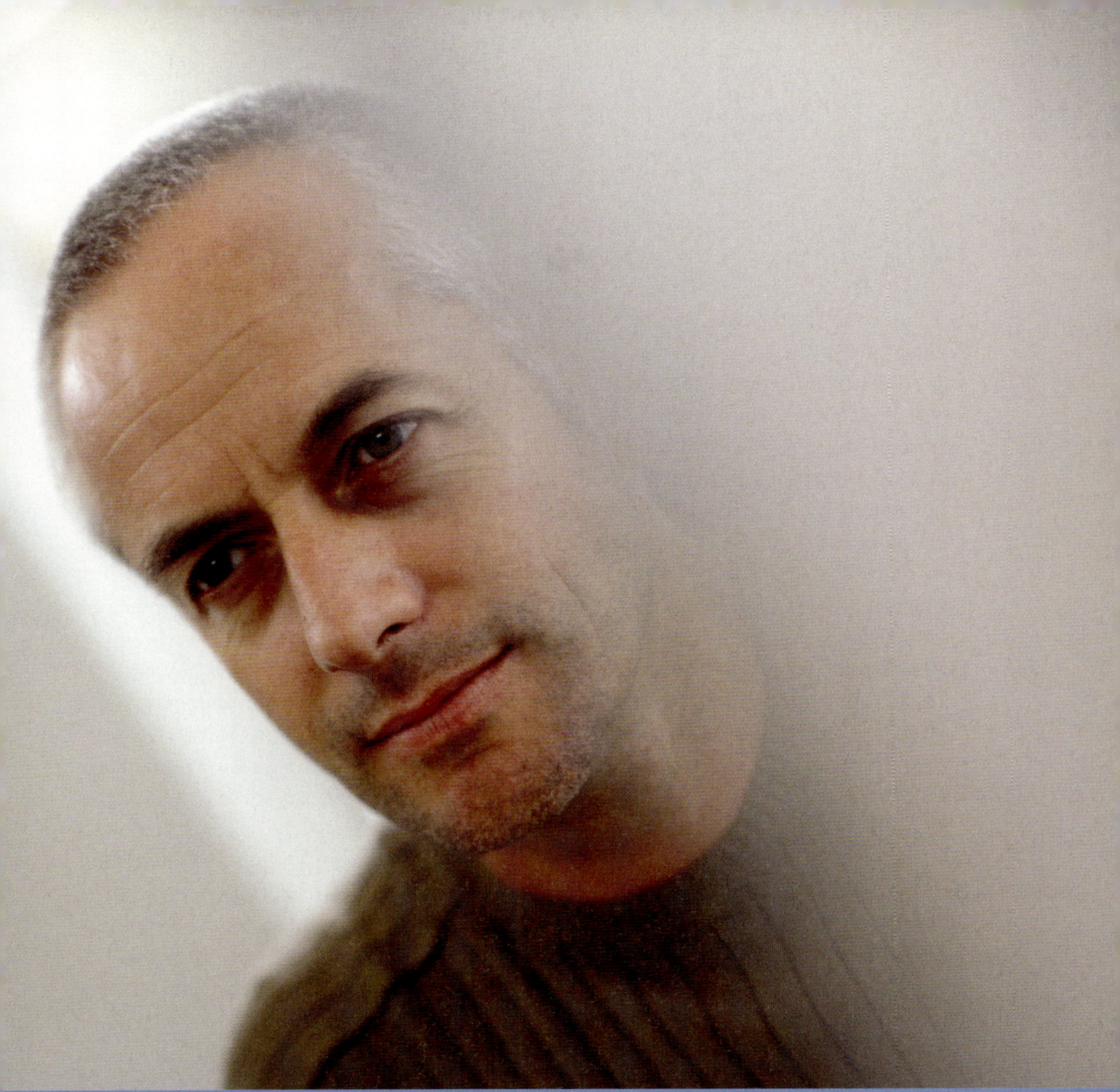

Spezielle Tests zur Bewertung von Behinderung und Lebensqualität

Spezielle Tests

Patientenbefindlichkeitsfragebogen

In Ermangelung eines objektiven Tests zur Erfassung des Fatigue-Syndroms ist man auf subjektive Kriterien wie standardisierte Fragebögen angewiesen. Von diesen gehört die Fatigue Severity Scale (FSS) zu den am häufigsten verwendeten Messinstrumenten. Darüber hinaus findet eine Reihe anderer Skalen wie die MS-spezifische FSS (MFSS), die Modified Fatigue Impact Scale (MFIS) oder eine visuelle Analogskala Verwendung. In sämtlichen hier genannten Skalen werden kognitive, körperliche, aber auch soziale Faktoren, die Fatigue beeinflussen können, oder Situationen, in denen Fatigue eine Rolle spielt, standardisiert erfragt.

Schmerzskala

Bei der Schmerzskala können Sie die Schwere Ihrer Schmerzen selbst beurteilen. Zu diesem Zweck müssen Sie anhand einer Skala von 1 (= kein Schmerz) bis 10 (= stärkster Schmerz) den Schweregrad Ihrer Schmerzen markieren.

Visuelle Analog Skala

Bei dieser Skala handelt es sich um eine fünf oder zehn Zentimenter lange Linie, mit deren Hilfe Sie die Schwere ihrer Fatigue beurteilen können. Zu diesem Zweck müssen Sie anhand einer Skala von 1 (= keine Müdigkeit) bis 100 (= schlimmstmögliche Müdigkeit) den Schweregrad Ihrer Fatigue auf dieser Linie markieren.

WEIMuS-Fragebogen

Eine Expertengruppe hat in den letzten Jahren aus den vorgenannten verbreiteten Fatigue-Skalen eine einfach anwendbare und doch alle Aspekte umfassende Skala nach psychometrischen Methoden konstruiert, die WEIMuS-Skala (»Würzburger Erschöpfungsinventar bei MS«).

Dieser Fragebogen enthält Feststellungen, die Sie darauf hin beurteilen, wie häufig diese in der letzten Woche für Sie zutreffend waren. Bitte geben Sie zu jeder Feststellung eine Antwort. Antworten Sie bitte

▼ Visuelle Analogskala

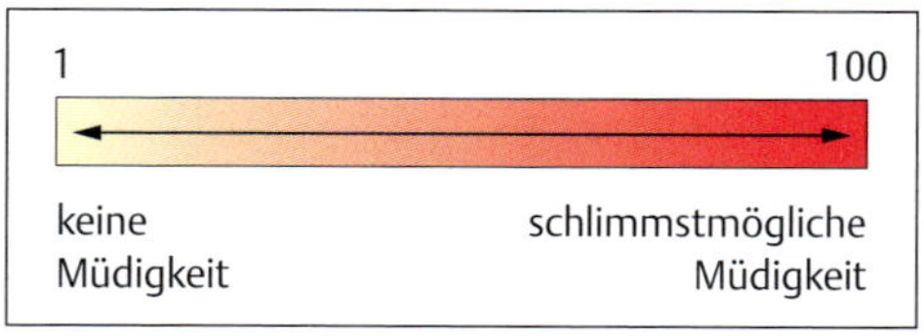

▼ Schmerzskala

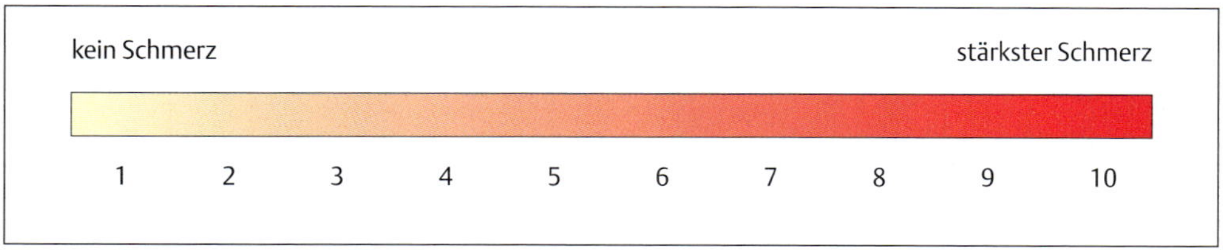

ohne langes Grübeln. Es gibt dabei kein »Richtig« oder »Falsch«! Entscheidend ist, wie Sie die Situation erleben bzw. erlebt haben.

▼ WEIMuS-Fragebogen

Während der letzten Woche ...	fast nie	selten	manchmal	häufig	fast immer
... gehörte die Erschöpfung zu den drei mich am meisten behindernden Beschwerden.					
... war ich aufgrund meiner Erschöpfung nicht in der Lage, klar zu denken.					
... hatte ich aufgrund meiner Erschöpfung Schwierigkeiten, meine Gedanken zu Hause oder bei der Arbeit zusammenzuhalten.					
... behinderte die Erschöpfung körperliche Betätigung.					
... hatte ich aufgrund meiner Erschöpfung Schwierigkeiten, mich zu konzentrieren.					
... führte körperliche Betätigung zu vermehrter Erschöpfung.					
... war ich aufgrund meiner Erschöpfung vergesslich.					
... hinderte mich die Erschöpfung bei der Ausführung bestimmter Aufgaben und Pflichten.					
... hatte ich aufgrund meiner Erschöpfung Schwierigkeiten, Sachen zu beenden, bei denen ich mich konzentrieren musste.					

Während der letzten Woche ...	fast nie	selten	manchmal	häufig	fast immer
... war ich aufgrund meiner Erschöpfung wenig motiviert, Sachen zu tun, bei denen ich mich konzentrieren musste.					
... hatte die Erschöpfung Einfluss auf meine Arbeit oder meine Familie oder mein soziales Leben.					
... verursachte die Erschöpfung häufig Probleme für mich.					
... war ich aufgrund meiner Erschöpfung weniger aufmerksam.					
... war aufgrund meiner Erschöpfung mein Denken verlangsamt.					
... hatte ich aufgrund meiner Erschöpfung Schwierigkeiten, über längere Zeit Dinge zu verfolgen.					
... beeinflusste die Erschöpfung meine körperliche Belastbarkeit.					
... war ich schnell erschöpft.					

Selbstbeurteilungsfragebogen zum allgemeinen Gesundheitszustand (COOP-Skalen)

In diesem Fragebogen geht es um die Beurteilung Ihrer körperlichen und geistigen Befindlichkeit – also Ihrer Alltagskompetenz.

Selbstbeurteilungsfragebogen zum allgemeinen Gesundheitszustand (COOP-Skalen)

Tägliche Aufgaben	Während der letzten zwei Wochen: Hatten Sie aufgrund Ihres Gesundheitszustandes oder Ihrer Stimmung Schwierigkeiten, Ihre alltäglichen Arbeiten und Aufgaben innerhalb und außerhalb des Hauses zu erledigen?				
	1 überhaupt keine Schwierig-keiten	2 wenige	3 einige	4 viele	5 habe nichts geschafft
Stimmung	Während der letzten zwei Wochen: Wie stark fühlten Sie sich seelisch belastet – waren Sie beispielsweise ängstlich, deprimiert, reizbar, niedergeschlagen oder traurig?				
	1 überhaupt nicht	2 ein wenig	3 mäßig	4 deutlich	5 sehr stark
Körperliche Leistungs-fähigkeit	Während der letzten zwei Wochen: Welches war die stärkste körperliche Belastung, die Sie für mindestens zwei Minuten durchhalten konnten?				
	1 sehr starke Belastung, z. B. rennen	2 starke Belastung	3 mäßige Belastung	4 leichte Belastung	5 sehr leichte Belastung, z. B. langsam gehen
Kontakte zu Mit-menschen	Während der letzten zwei Wochen: Wurden Ihre Kontakte mit der Familie, Nachbarn usw. durch Ihren Gesund-heitszustand oder Ihre Stimmung eingeschränkt?				
	1 überhaupt nicht	2 ein wenig	3 mäßig	4 deutlich	5 sehr stark
Allgemeine Gesundheit	Während der letzten zwei Wochen: Wie würden Sie Ihren Gesundheitszustand insgesamt beurteilen?				
	1 ausgezeich-net	2 sehr gut	3 gut	4 mäßig	5 schlecht
Verände-rung der Gesundheit	Wie würden Sie Ihren jetzigen Gesundheitszustand – verglichen mit dem vor zwei Wochen – einschätzen?				
	1 viel besser	2 etwas besser	3 ungefähr gleich	4 etwas schlechter	5 viel schlechter

MSFC – Multiple Sclerosis Functional Composite

Vor wenigen Jahren entwickelte die National MS Society's Clinical Outcomes Assessment Task Force die Testanordnung MS Functional Composite (MSFC), um die bisher üblichen Bewertungsskalierungen der Behinderungen von MS-Patienten zu verbessern. Die Testanordnung beinhaltet Tests zur quantitativen Erfassung der Bein- und Armfunktionen (Strecke-Zeit-Test und Steckbrett-Test) sowie der kognitiven Funktionen (Zahlen-Additions-Test) bei MS-Patienten. Diese Tests gehören inzwischen zum Standard neurologischer Untersuchungen in MS-Schwerpunktpraxen und MS-Zentren.

Strecke-Zeit-Test: 25-Foot Walk Test

Der Strecke-Zeit-Test dient der quantitativen Erfassung der Funktion der unteren Extremitäten. Der Patient wird aufgefordert, eine Strecke von 7,62 m so schnell zu gehen, wie es ihm möglich ist, ohne beim Gehen unsicher zu werden. Die Aufgabe wird sofort wiederholt, indem der Patient dieselbe Strecke zurückgeht. Zur Erfüllung dieser Aufgabe dürfen die Patienten ein geeignetes Hilfsmittel verwenden.

Steckbrett-Test: 9-Hole Peg Test

Der Steckbrett-Test (9-Hole Peg Test) erfasst quantitativ die Funktion der oberen Extremitäten (Arm und Hand) und ist die zweite Komponente des MSFC. Gemessen wird die Zeit, die der Patient braucht, um neun Stäbchen in dafür vorgesehene Löcher zu stecken und sie wieder herauszuholen. Der Test wird mit jeder Hand zweimal durchgeführt: zweimal mit der dominanten Hand, zweimal mit der nicht dominanten Hand.

Zahlen-Additions-Test: PASAT (Paced Auditory-Serial-Addition-Test)

Der PASAT (getakteter auditiv-serieller Additionstest) ist ein Test für die kognitive Funktion und die dritte Komponente des MSFC. Er erfasst spezifisch die Geschwindigkeit der Verarbeitung auditiv aufgenommener Informationen sowie die Rechenfertigkeit. In schneller Folge (nämlich alle 3 oder 2 Sekunden) werden Zahlen genannt und der Patient muss jede neue Zahl zu der direkt vorangegangenen addieren. Testergebnis ist die Anzahl der richtigen Antworten von 60 möglichen.

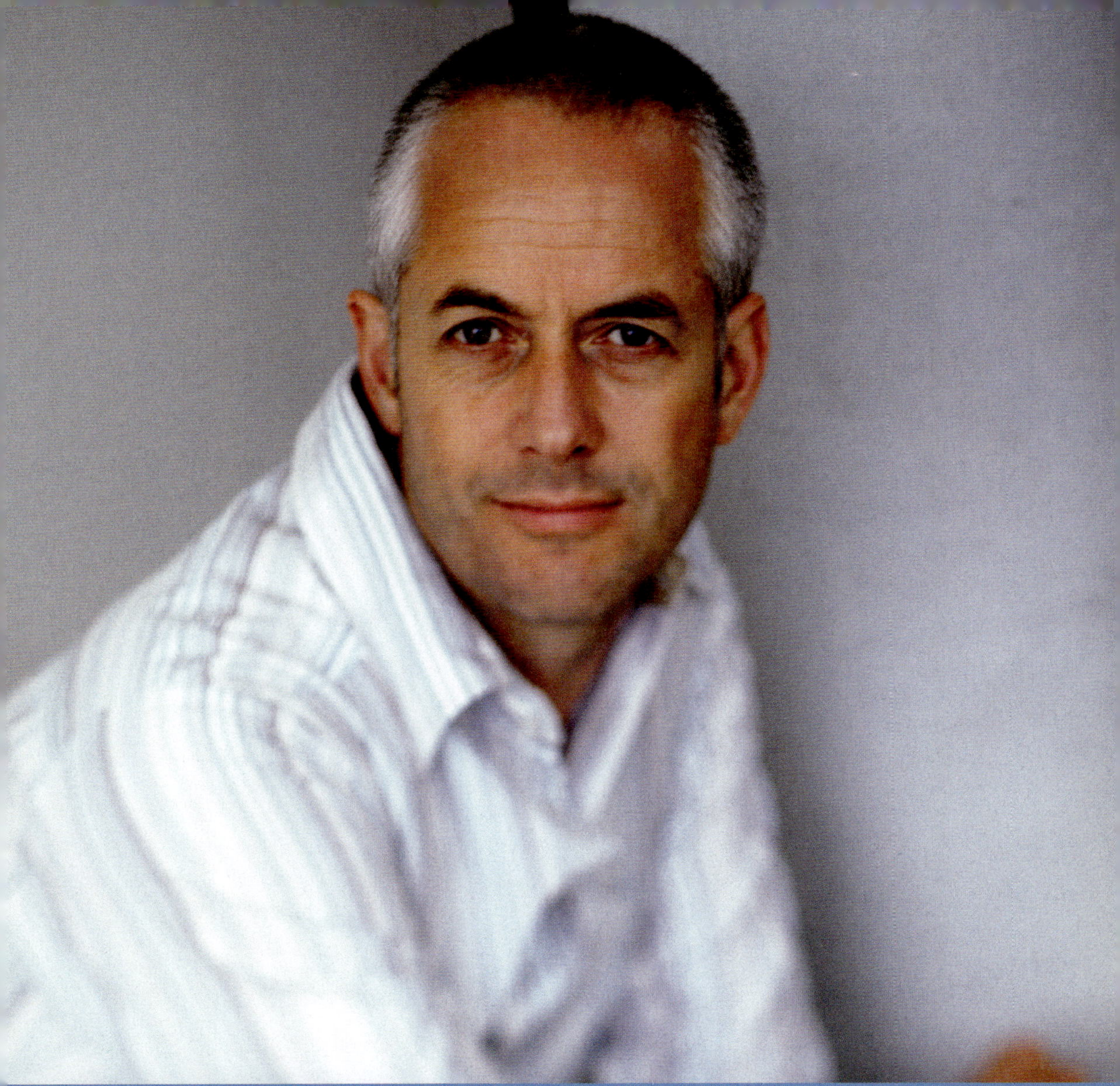

MS-Studien

Die wichtigsten internationalen MS-Studien

Viele internationale Studien wurden in den letzten Jahren durchgeführt, um die Wirksamkeit neuer MS-Medikamente zu testen. Auch Vergleiche der auf dem Markt zugelassenen Präparate wurden im Rahmen von internationalen Studien untereinander vorgenommen oder Dosisveränderungen erprobt.

Die wichtigsten internationalen MS-Studien

AFFIRM-Studie Antalizumab Safety and Efficacy in Relapsing Remitting MS (2006)	Studie zur Behandlung von MS-Patienten mit Natalizumab (Tysabri) als Monotherapie
BENEFIT-Studie Betaferon in Newly Emerging Multiple Sclerosis For Initial Treatment (1993)	Studie zur Behandlung von MS-Patienten nach dem ersten Schub mit Betaferon
BEST-Studie Betaferon in Early relapsing-remitting Multiple Sclerosis Surveillance Trials (2004)	Langzeitbeobachtung von MS-Patienten mit einem ersten klinischen Ereignis (CIS) mit Betaferon
BEYOND-Studie Betaferon Efficacy Yielding Outcomes of a New Doses (2003)	Studie zur optimalen Dosisfindung von Betaferon, Vergleich der Wirksamkeit mit Glatirameracetat
CHAMPS-Studie Controlled High Risk Subjects Avonex MS Prevention Study (1996)	Studie zur Behandlung von MS-Patienten nach dem ersten Schub mit Avonex
ESIMS-Studie (2002)	Studie zur Behandlung von MS-Patienten mit sekundär progredientem Verlauf mit Immunglobulinen
ETOMS-Studie Early Treatment of Multiple Sclerosis (2000)	Studie zur Behandlung von MS-Patienten nach dem ersten Schub mit Rebif
EVIDENCE-Studie EVIDENCE Crossover-Studie Evidence for Interferon Dose-response European-North American Comparative Efficacy Study (2001/2003)	Studien zum direkten Vergleich der Wirksamkeit der beiden Beta-Interferone Rebif und Avonex
FORTE-Studie (2007)	Studie zum Vergleich der Wirksamkeit, Verträglichkeit und Sicherheit von Glatirameracetat in zwei unterschiedlichen Dosierungen (40 mg/ml und 20 mg/ml) bei Patienten mit schubförmiger MS
GAMPP-Studie Gammaglobulin post partum (2001)	Studie zur Behandlung von MS-Patienten mit Immunglobulinen
IMPACT-Studie International Multiple Sclerosis Secondary Progressive Avonex Clinical Trial	Studie zur Behandlung von MS-Patienten mit sekundär progredientem Verlauf mit Avonex

INCOMIN-Studie Independent Comparison of Interferon (2002)	Studie zum Vergleich der Wirksamkeit von Betaferon und Avonex
KHAN-Studie (1999)	Vergleichsstudie der drei Beta-Interferone Rebif, Avonex und Betaferon
MIMS-II-Studie (2006)	Studie zur Wirksamkeit, Verträglichkeit und Sicherheit dreier Dosierungen von Mitoxantron in der Behandlung von Patienten mit sekundär progredienter MS.
OPTIMS-Studie Optimization of Interferon for MS (2005)	Studie zur optimalen Dosierung von Betaferon
PRECISe-Studie (2005)	Studie zur Behandlung von MS-Patienten nach dem ersten Schub mit Glatirameracetat
PRISMS-Studie Prevention of Relapses and disability by Interferon beta 1a Subcutaneously in Multiple Sclerosis	Zulassungsstudie für Rebif
PROMISE-Studie (2002)	Studie zur Behandlung von MS-Patienten mit primär progredientem Verlauf mit Glatirameracetat
QUASIMS-Studie Qualitätssicherung in der MS-Therapie (2003)	Vergleichsstudie zur Wirksamkeit und Sicherheit von Rebif, Avonex und Betaferon
REFLEX-Studie Rebif FLEXible dosing in early MS (2007)	Studie zur Bewertung der Auswirkung von zwei unterschiedlichen Dosierungen der neuen Rebif-Formulierung (44 mg dreimal bzw. einmal wöchentlich) auf die Konversion zur klinisch definitiven MS
REGARD-Studie (2007)	Studie zum Vergleich von Rebif und Copaxone
REMAIN-Studie Rebif-MAINtenance-Therapie zur Stabilitätserhaltung nach Mitoxantron (2006)	Deeskalationsstudie zur Weiterbehandlung von MS-Patienten mit Rebif nach Mitoxantron
RETURN-Studie (2006)	Parallel-Studie zur REMAIN-Studie, um ergänzende Daten zur REMAIN-Studie zu gewinnen
SPECTRIMS-Studie Secondary Progressive Efficacy Clinical Trial of Recombinant Interferon beta-1a in Multiple Sclerosis – Rebif (2003)	Studie zur Behandlung von MS-Patienten mit sekundär progredientem Verlauf mit Rebif

SENTINEL-Studie Safety and Efficacy of Natalizumab in Combination with Avonex (2005)	Studie zur Behandlung von MS-Patienten mit Natalizumab und Avonex als Kombinationstherapie

Das MS-Register in Deutschland

Im Jahr 2001 initiierte der Bundesverband der Deutschen Multiplen Sklerose Gesellschaft (DMSG) die Einrichtung eines flächendeckenden MS-Registers für Deutschland. Erstmals werden verlässliche Daten zur Häufigkeit der Erkrankung und deren Unterformen, zur Verteilung innerhalb der einzelnen Schweregrade, zum Einfluss der Erkrankung auf die Berufs- und Arbeitsfähigkeit und zur Versorgungssituation von MS-Patienten gesammelt und ausgewertet. Zusätzlich werden auch Daten zur Anwendung immunmodulierender, symptomatischer und nicht-medikamentöser Therapiemaßnahmen erhoben.

Die systematische Sammlung und Auswertung gibt Aufschlüsse darüber, ob MS-Erkrankte nach neuesten Erkenntnissen behandelt und versorgt werden, ob sie in Beruf und Gesellschaft integriert bleiben und ausreichend Hilfe und Unterstützung erhalten, um das Leben mit MS bewältigen zu können. Die Sammlung medizinischer Daten trägt zu effizienteren Forschungsergebnissen bei. Auch gesundheitsökonomischen Aspekten, beispielsweise um den zielgerichteten Einsatz begrenzter Ressourcen steuern zu können, trägt das flächendeckende MS-Register Rechnung. Die Daten bieten darüber hinaus auch eine wichtige Argumentationshilfe, um die notwendige Verbesserung der Situation MS-Erkrankter bei gesundheitspolitischen und administrativen Entscheidungsträgern durchzusetzen.

Während der zweijährigen Pilotphase (2002/2003) wurden zunächst in fünf Zentren Patientendaten dokumentiert. Mit dem Ziel einer breiten und repräsentativen Erfassung von MS-Erkrankten in Deutschland wird das Projekt seit 2005 ausgeweitet und es werden neue Zentren rekrutiert. Seit Juli 2007 dokumentieren bereits über 80 Akut- und Rehabilitationskliniken, MS-Schwerpunktpraxen sowie regionale MS-Zentren. In diesen Zentren werden alle MS-Patienten in das Register eingeschlossen, die nach ausführlicher Aufklärung ihr schriftliches Einverständnis zur zentralen Auswertung des erhobenen Basisdatensatzes geben. Die Art der Datenerhebung, -speicherung und -auswertung wird gemäß den aktuell gültigen Datenschutzbestimmungen der Bundesländer durchgeführt.

Die bisher gewonnenen Basisdaten zeigen, dass die Ergebnisse des MS-Registers für die Gesamtheit der MS-Population repräsentativ sind. Dennoch ist die vollständige Erfassung aller an der Versorgung beteiligten Zentren wünschenswert. Interessierte können sich bei der DMSG, Bundesverband e. V. informieren.

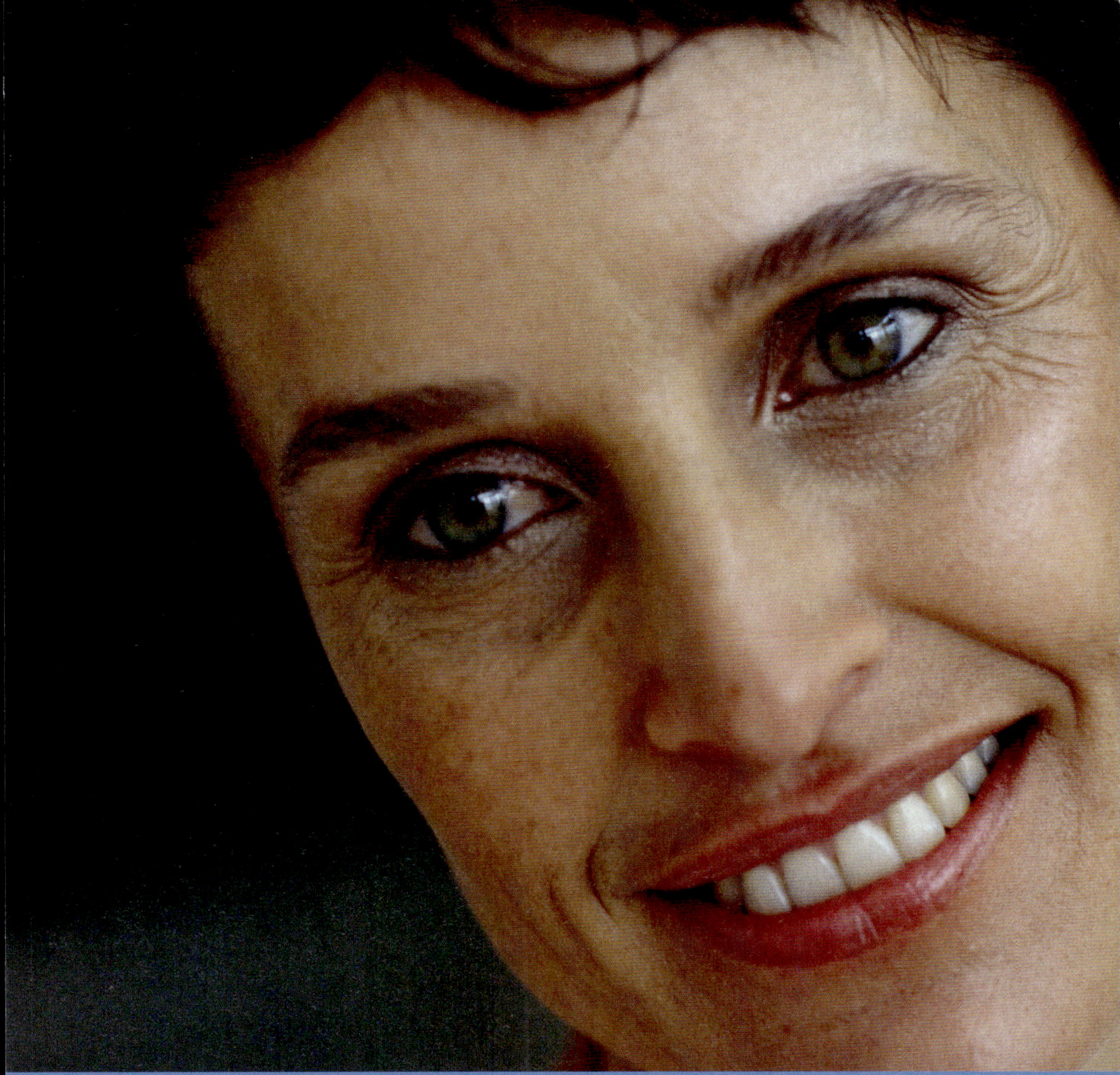

Weiterführende Informationen

Weiterführende Informationen

Internetadressen und Newsletter

Erhebt keinen Anspruch auf Vollständigkeit. Internetadressen und Newsletter, die die Autorin liest und die ihr als Grundlage für dieses Buch dienten.

- AMSEL-Newsletter (erscheint 14-tägig), **www.amsel.de**
- Newsletter der DMSG, Bundesverband (erscheint monatlich), **www.dmsg.de**
- Newsletter MS des e-med-forum (erscheint wöchentlich), **www.emed-ms.de**
- MS-life-Newsletter (erscheint monatlich), **www.ms-service-center.de**
- Leben mit MS, Newsletter von Merck-Serono (14-tägig), **www.leben-mit-ms.de**
- MS-College-Newsletter (erscheint monatlich), **www.mscollege.de**
- Curado-Newsletter vom Chronikerportal (erscheint monatlich), **www.curado.de**
- **www.ms-gateway.de** (Bayer Healthcare)
- **www.biogenidec.de** (Biogen Idec)
- **www.ms-lexikon.de** (Schering/Thieme)
- **www.msif.org** (Unabhängige Information von MS-Experten aus der ganzen Welt)

Patientenbroschüren

Erhebt keinen Anspruch auf Vollständigkeit. Broschüren, die die Autorin gelesen hat und die ihr als Grundlage für dieses Buch dienten.

Patientenbroschüren der DMSG

Diagnose MS – Seelische Probleme & Krankheitsbewältigung (B.-Nr. B-01)

Orientierungshilfen zur Behandlung und Versorgung von MS-Kranken (B.-Nr. B-02)

Mit MS leben – ein praktischer Führer (B.-Nr. B-03)

Multiple Sklerose von A-Z (B.-Nr. B-04)

Immunmodulatorische Stufentherapie der MS (B.-Nr. T-01)

Mehr Lebensqualität – Symptomatische Therapie der MS (B.-Nr. T-02)

Fit für den Alltag – Rehabilitation bei MS (B.-Nr. T-03)

Krankengymnastik für Menschen mit MS (B.-Nr. T-04)

Die Ergotherapie in der Neurologie (B.-Nr. T-05)

Hippotherapie – Ihre Bedeutung für die Behandlung MS-Kranker (B.-Nr. T-06)

Fatigue Energie Manager (B.-Nr. S-01)

Konzentriert denken, planen, handeln – Kognitive Probleme der MS (B.-Nr. S-02)

Sexualität und MS (B.-Nr. S-03)

Schwangerschaft (B.-Nr. S-04)

Erbfaktoren bei MS (B.-Nr. S-05)

Störungen des autonomen Systems (B.-Nr. S-06)

Sprech- und Schluckstörungen (B.-Nr. S-07)

Die Geschichte der MS (B.-Nr. S-08)

Mut braucht Sicherheit (B.-Nr. H-01)

Xistence – Job und MS? Aber sicher! (B.-Nr. H-02)

Ernährungsratschläge bei MS (B.-Nr. H-03)
Die Feldenkraismethode (B.-Nr. H-04)
Autogenes Training (B.-Nr. H-05)
Das Badezimmer (B.-Nr. H-06)
Hilfsmittel – Um- und Übersetzen Lifter und Treppenhilfen (B.-Nr. H-07)
Der Rollstuhl (B.-Nr. H-08)
Kleine Alltagshilfen – Tipps zum Selbsthilfetraining (B.-Nr. H-09)
Pflegeanleitung – Tipps für Schwerpflegebedürftige (B.-Nr. H-10)
Jemand, den du kennst, hat MS (B.-Nr. H-11)
Leben im Gleichgewicht – Erfolgsstrategien für den Alltag mit MS)
aktiv – Zeitschrift der Deutschen Multiple Sklerose Gesellschaft Bundesverband e.V. (DMSG Hannover)
dabei – Zeitschrift der Deutschen Multiple Sklerose Gesellschaft Landesverband Hessen e.V. (DMSG LV Hessen, Frankfurt/Main)
Together – Das Nachrichtenmagazin der AMSEL Baden-Württemberg (Landesverband der Deutschen Multiple Sklerose Gesellschaft)

Weitere Broschüren

MS Welt – Leben mit Multipler Sklerose (Herausgeber: Floriani Apotheke, Cranach Apotheke und Oster-Apotheke, Hamburg)
ms dialog – Das Magazin von MerckSerono (Herausgeber: MerckSerono)
lidwina – Magazin für Menschen mit und ohne MS (Herausgegeben mit Unterstützung von Bayer Healthcare)
MS Life & News – Multiple Sklerose Informationen für Patienten (Herausgeber: BSMO, Business Solutions Medicine Online GmbH, Berlin; mit Unterstützung von Biogen Idec GmbH, Ismaning)
Befund MS – Für ein besseres Leben mit MS (Herausgeber: gfmk KG Verlagsgesellschaft Leverkusen)
Referenzreihe Multiple Sklerose (Bayer Healthcare)

- Nr. 1: Multiple Sklerose – Eine Einführung
- Nr. 2: Diagnose Multiple Sklerose und was dann?
- Nr. 3: Eine Einführung in die moderne MS-Therapie
- Nr. 4: Symptomatische Behandlung bei MS

Was ist was bei Multipler Sklerose? – Mehr wissen und mehr verstehen (Bayer Healthcare)
ACT Jobguide – Aktiv im Beruf mit Multipler Sklerose (Bayer Healthcare)
Freude am Reisen – Ein Reiseführer für an MS Erkrankte (Bayer Healthcare)
Informationsbroschüren zur Multiplen Sklerose (MS) für Patienten und deren Angehörige (Biogen Idec)

- Band 1: Leben mit MS
- Band 2: Therapien bei MS

Biogen-Informationsserie (Biogen Idec)

- Band 1: Was ist MS
- Band 2: MS und die Psyche
- Band 3: Leben mit MS

Mit Multipler Sklerose leben lernen – Informationen zum Leben und zur Therapie bei Multipler Sklerose für Patienten, deren Familien und Freunde (Biogen Idec)
Aktiv leben mit MS (TEVA/Sanofi-Aventis)

- Wissenswertes zum Thema Reisen
- Wissenswertes zum Thema Haut

Übungen mit dem Thera-Band (TEVA/Sanofi-Aventis)

Weiterführende Informationen

Bücher, Videos, CDs, DVDs

Erhebt keinen Anspruch auf Vollständigkeit. Bücher, Videos, CDs, DVDs, die die Autorin gelesen, gehört und gesehen hat und die als Grundlage für dieses Buch dienten.

Erfahrungsberichte von MS-Betroffenen

Multiple Sklerose – Schock und Chance. Eine Dokumentation des Literaturwettbewerbs »Krankheitsbewältigung durch Schreiben«, herausgegeben von der DMSG und dem Frieling-Verlag, Berlin, ISBN: 3-8280-2333-9

Aufrecht leben – eine unglaubliche Weltreise. Jean-Pierre Moreau, Synergie-Verlag, ISBN 3-9810894-0-5

Runter vom Sofa und Leinen los … Eine abenteuerliche Bootstour auf dem Rhein bis zur Donau – Mit Multipler Sklerose undenkbar? – Reisetagebuch, Petra Orben, Book on Demand GmbH, ISBN 3-8334-1419-7

Traumschritte. Brigitte Blobel, Carlsen-Verlag, ISBN 3-551-37173-3

Schritte voller Hoffnung – Mein Kampf gegen die Multiple Sklerose. Erfahrungen – Richard M. Cohen, Bastei-Lübbe, ISBN 3-404-61581-6

In Bewegung kommen – Erfahrungsbericht einer Multiple-Sklerose-Patientin. Renate Frommhold, pala-Verlag, ISBN 3-89566-214-3

Diagnose MS – Wie ich meine Hoffnung wiederfand. Barbara Zaruba, Nymphenburger Verlag, ISBN 3-485-00841-9

Medizinische Fachliteratur für Patienten

Kognitives Training – Teil 1. Ein zweiwöchiges Übungsprogramm zur Verbesserung der Hirnleistung. Gisela Baller, Hippocampus Verlag, ISBN 3-936817-05-7

Kognitives Training – Teil 2. Ein zweiwöchiges Übungsprogramm zur Verbesserung der Hirnleistung. Gisela Baller, Hippocampus Verlag, ISBN 3-936817-06-5

Kognitives Training – Teil 3. Ein zweiwöchiges Übungsprogramm zur Verbesserung der Hirnleistung. Gisela Baller, Hippocampus Verlag, ISBN 3-936817-07-3

GAP – Ein GedächtnisAktivierungsProgramm für Multiple Sklerose Erkrankte. PD Dr. Pasquale Calabrese, PD Dr. Elke Kalbe, Prof. Dr. Josef Kessler. Verlag: Pabst Science Publishers (Biogen Idec), ISBN 3-89967-155-4

Familie, Partnerschaft und Sexualität bei Multipler Sklerose. Dr. Tatjana Jasper, Deutscher Medizin Verlag (MerckSerono), ISBN 3-936525-097-2

Multiple Sklerose und Familie. Psychosoziale Situation und Krankheitsbewältigung. Barbara Steck, KARGER-Verlag, ISBN 3-8055-7453-3

Benjamin – Meine Mama ist besonders. Stefanie Lazai, Stephan Pohl, Baumhaus-Verlag (Bayer Healthcare), ISBN 3-8339-0459-3

Der Stuhl des Manitou – Behinderte Cartoons. Phil Hubbe, Lappan Verlag GmbH, ISBN 3-8303-3097-9

Ernährungsrichtlinien bei Multipler Sklerose. Prof. Dr. med. Olaf Adam, Deutscher Medizin Verlag (MerckSerono), ISBN 3-936525-03-X

Das MS-Kochbuch – Richtig essen bei Multipler Sklerose. Dr. Katharina Leeners, Deutscher Medizin Verlag (MerckSerono), ISBN 3-936525-10-2

Gesund und bewusst essen bei Multipler Sklerose. Dr. med. Dieter Pöhlau/Gudrun Werner, TRIAS-Verlag, ISBN 3-8304-3070-1

Bewegungstraining bei Multipler Sklerose – Übungen für Zuhause. Gudrun Warnecke/Diana Braasch, Deutscher Medizin Verlag (MerckSerono), ISBN 3-936525-02-1

Feinmotorik – Übungen zur Verbesserung der Handfunktion. Beate Fohrmann/Barbara Zombat, Hippocampus-Verlag, ISBN 3-936817-01-4

Natürliche MS-Therapien – Sanfte und wirksame Behandlung von Multipler Sklerose. Christine Wagner-Thiele, Ullstein-Taschenbuch, ISBN3-548-36715-1

Diagnose MS? – Die starke Antwort. (Bayer Healthcare)

Multiple Sklerose. Informationen über Erkrankung und Therapie – Ein Ratgeber für Patienten und Angehörige, Judith Haas, Arcis-Verlag, ISBN 3-89075-152-0

Multiple Sklerose – Antworten auf die 111 wichtigsten Fragen. Dr. med. Günter Krämer/Prof. Dr. med. Roland Besser, TRIAS-Verlag, ISBN 3-8304-3333-6

Der große TRIAS-Ratgeber Multiple Sklerose. Univ.-Prof. Dr. med. Eva Maida, TRIAS-Verlag, ISBN 3-8304-3236-4

Multiple Sklerose von A–Z. Medizinische Fachwörter verstehen, Dr. med. Günter Krämer, TRIAS-Verlag, ISBN 3-8304-3228-3

Multiple Sklerose – Ein Leitfaden für Betroffene. Ulrike Schäfer/Bernd Kitze/Sigrid Poser, TRIAS-Verlag, ISBN 3-8304-3235-6

MS-Tagebuch – Aktiv mit der Erkrankung umgehen. Ulrike Schäfer/Bernd Kitze, Vandenhoeck & Ruprecht, ISBN 3-525-46255-7

Medizinische Fachliteratur

BETA-INTERFERON – Schwerpunkt Multiple Sklerose. Hans-Joachim Obert/Dieter Pöhlau, Springer-Verlag, ISBN 3-540-67210-9

Multiple Sklerose – Kausalorientierte, symptomatische und rehabilitative Therapie. U. K. Zettl/E. Mix, Springer-Verlag, ISBN 3-540-41121-7

Multiple Sklerose. Rudolf M. Schmidt/Frank A. Hoffmann, ELSEVIER Urban & Fischer-Verlag, ISBN 3-437-22081-0

Symptomatische Therapie der Multiplen Sklerose. Thomas Henze, THIEME-Verlag, ISBN 3-13-133471-1

Multiple Sklerose. Jürg Kesselring, Kohlhammer-Verlag, ISBN 3-17-015954-2

Pathogenese und Therapie der Multiplen Sklerose. Prof. Dr. Ralf Gold/Prof. Dr. Peter Rieckmann, UNI-MED Verlag, ISBN 3-89599-785-4

Multiple Sklerose – Taschenatlas spezial. Volker Limmroth/Eckhard Sindern, Thieme-Verlag, ISBN 3-13-133281-6

Therapieleitfaden Multiple Sklerose. Pathophysiologie, Diagnostik, Akuttherapie und Dauerbehandlung. Volker Limmroth/Oliver Kastrup, Thieme-Verlag, ISBN 3-13-105682-7

Therapietabellen Neurologie/Psychiatrie – Therapie der Multiplen Sklerose. Ralf Gold, Ines Siglienti, Westermayer Verlag, Nr. 30/Juni 2006/1. Auflage, ISSN 1434-3975

Leitlinie Diagnostik und Therapie der Multiplen Sklerose. Herausgegeben von der

Kommission der Deutschen Gesellschaft für Neurologie (DGN), der Deutschen Multiple Sklerose Gesellschaft (DMSG) und der Multiple Sklerose Therapie Konsensusgruppe (MSTKG), unter Federführung von P. Rieckmann und K. Toyka, 3. Auflage 2005, Thieme Verlag

MS in Focus. (Kostenloser Download unter http./www.msif.org, Multiple Sclerosis International Federation.)

- Heft 1: Spezialthema Müdigkeit
- Heft 2: Spezialthema Behandlung von Blasenstörungen
- Heft 3: Spezialthema: Schwerpunkt Familie
- Heft 4: Spezialthema: Emotionen und Kognition
- Heft 5: Spezialthema: Gesund leben
- Heft 6: Intimität und Sexualität
- Heft 7: Rehabilitation
- Heft 8: Genetik und Vererbungsaspekte

Multiple Sklerose. Krankheitsbewältigung, Therapiemotivation, Lebensqualität. Erste Ergebnisse zum Coping-Training MS-COPE, Springer-Verlag, ISBN-978-3-540-72285-4

Videos/DVDs/CDs

Nina – Ein Leben mit MS, Multiple Sklerose verstehen, Perspektiven erkennen, Chancen ergreifen, DVD und CD, DMSG.

Informations-DVD Multiple Sklerose, Rebi-STAR-Service-DVD (MerckSerono)

Informations-Video Multiple Sklerose, MS – Lernen mit der Krankheit zu leben, Patienteninformation zu MS und zur Therapie mit Interferon-ß-1a (MerckSerono)

Informations-Video Multiple Sklerose, Multiple Sklerose – was tun? Perspektiven für MS-Patienten (MerckSerono)

Leben mit Multipler Sklerose, Hinweise zur Betaferon-Therapie und Anleitung der Selbstinjektion, Video (Bayer Healthcare)

COPAXONE® - Multiple Sklerose Informationen zur Erkrankung und zur Selbstinjektion von COPAXONE®, Video (TEVA/Sanofi-Aventis)

MS – Lernen mit der Krankheit zu leben, CD (MerckSerono)

Die Rebiject-Injektionshilfe, Anleitungsfilm, CD (MerckSerono)

Multiple Sklerose – Pathogenese und Wege zur Therapie, CD (Bayer Healthcare)

COPAXONE®, CD (TEVA/Sanofi-Aventis)

AVONEX® Fertigspritze – Anwendung der intramuskulären Injektion, Ein Leitfaden, DVD 1 (Biogen Idec)

Ein MS-Schub – Das Leben geht weiter, MS-Filmkollektion 2, Ein Informationsfilm für Patienten und Angehörige, DVD (Biogen Idec)

Stichwortverzeichnis

Weiterführende Informationen

Bibliografische Information
der Deutschen Nationalbibliothek
Die Deutsche Nationalbibliothek verzeichnet diese Publikation in der Deutschen Nationalbibliografie; detaillierte bibliografische Daten sind im Internet
über http://dnb.d-nb.de abrufbar.

Programmplanung: Carmen Alt

Projektmanagement: Uli Ellwanger
Bildredaktion: Christoph Frick

Umschlaggestaltung: Cyclus · Visuelle Kommunikation, Stuttgart

Bildnachweis:
Umschlagfoto: Pixland
Abbildungen im Innenteil: Prof. Dr. V. Fiedler: 37, 81; Dr. K.F. Masuhr: 76; Thomas Möller: 172; Sigrid Olsson/Photo Alto: 139; Pixland: 16, 25, 32, 52, 69, 86, 126, 186, 189, 195, 199; alle Übrigen: Archiv der Thieme Verlagsgruppe
Die abgebildeten Personen haben in keiner Weise etwas mit der Krankheit zu tun.

Zeichnungen: Karin Baum, Paphos, Zypern; Martin Koch, Stuttgart

Printed in Germany

Satz: Fotosatz Buck, Kumhausen
gesetzt in: InDesign CS3
Druck: Grafisches Centrum Cuno, 39240 Calbe

Gedruckt auf chlorfrei gebleichtem Papier

ISBN 978-3-8304-3409-2 2 3 4 5 6

Liebe Leserin, lieber Leser,
hat Ihnen dieses Buch weitergeholfen? Für Anregungen, Kritik, aber auch für Lob sind wir offen. So können wir in Zukunft noch besser auf Ihre Wünsche eingehen. Schreiben Sie uns, denn Ihre Meinung zählt!

Ihr TRIAS Verlag
E-Mail Leserservice: heike.bacher@medizinverlage.de

Adresse:
Lektorat TRIAS Verlag, Postfach 30 05 04,
70445 Stuttgart
Fax: 07 11/89 31-7 48

Wichtiger Hinweis: Wie jede Wissenschaft ist die Medizin ständigen Entwicklungen unterworfen. Forschung und klinische Erfahrung erweitern unsere Erkenntnisse, insbesondere was Behandlung und medikamentöse Therapie anbelangt. Soweit in diesem Werk eine Dosierung oder eine Applikation erwähnt wird, darf der Leser zwar darauf vertrauen, dass Autoren, Herausgeber und Verlag große Sorgfalt darauf verwandt haben, dass diese Angabe dem **Wissensstand bei Fertigstellung des Werkes** entspricht.

Die Ratschläge und Empfehlungen dieses Buches wurden vom Autor und Verlag nach bestem Wissen und Gewissen erarbeitet und sorgfältig geprüft. Dennoch kann eine Garantie nicht übernommen werden. Eine Haftung des Autors, des Verlages oder seiner Beauftragten für Personen-, Sach- oder Vermögensschäden ist ausgeschlossen.